津沽名医

谯凤英
耳鼻喉科
临证感悟

谯凤英·主编

牵引法　　通窍聪耳法　　止晕法　　化浊法　　八种治疗方法

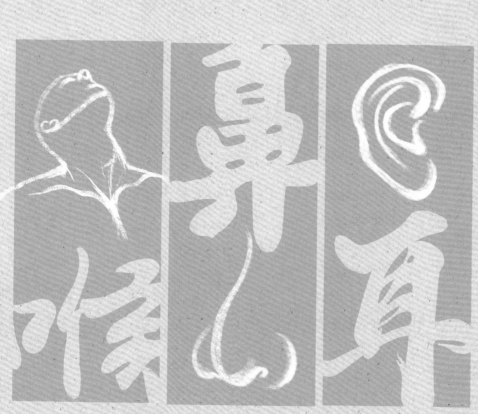

中医古籍出版社

## 图书在版编目（CIP）数据

津沽名医谯凤英耳鼻喉科临证感悟 / 谯凤英主编 . — 北京：中医古籍出版社，2024.6

ISBN 978-7-5152-2798-6

Ⅰ.①津… Ⅱ.①谯… Ⅲ.①耳鼻咽喉病—中医临床—经验—中国—现代 Ⅳ.① R276.1

中国国家版本馆 CIP 数据核字（2024）第 009121 号

### 津沽名医谯凤英耳鼻喉科临证感悟

谯凤英　主编

策划编辑　郑　蓉
责任编辑　郑　蓉　牛梦静
封面设计　蔡　慧
出版发行　中医古籍出版社
社　　址　北京市东城区东直门内南小街16号（100700）
电　　话　010-64089446（总编室）010-64002949（发行部）
网　　址　www.zhongyiguji.com.cn
印　　刷　北京市泰锐印刷有限责任公司
开　　本　710mm×1000mm　1/16
印　　张　19.75　彩插16面
字　　数　319千字
版　　次　2024年6月第1版　2024年6月第1次印刷
书　　号　ISBN 978-7-5152-2798-6
定　　价　78.00元

# 编委会

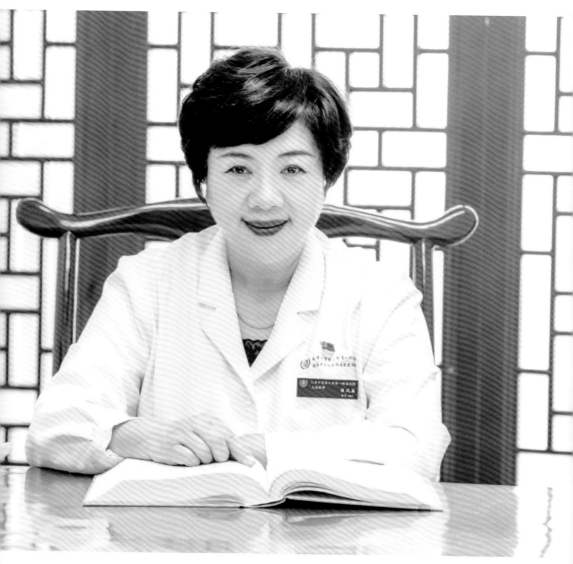

▲ 津沽名医谯凤英

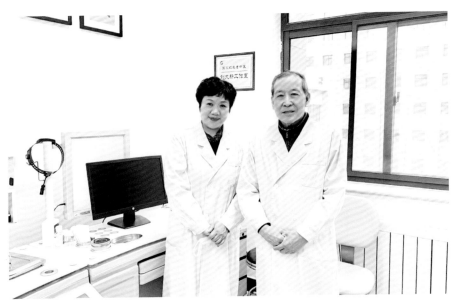

▲ 谯凤英（左一）与中华中医药学会耳鼻喉科分会名誉主任委员刘大新教授合影

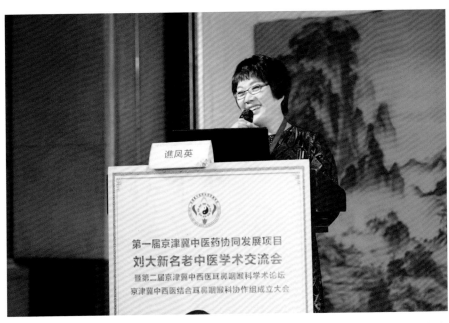

▲ 2018年谯凤英在第一届京津冀中医药协同发展项目刘大新名老中医学术交流会暨第二届京津冀中西医耳鼻咽喉科学术论坛上进行学术讲座

2021 年谯凤英在天津市耳鼻咽喉头颈外科学术年会上做精彩学术报告 ▶

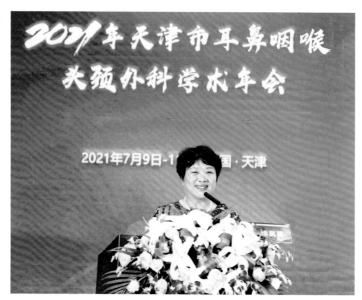

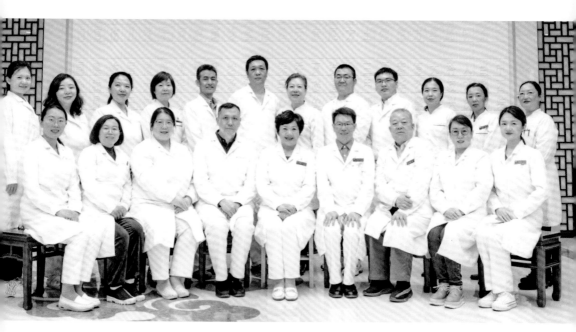

▲ 2023 年谯凤英（前排中）与天津中医药大学第一附属医院耳鼻喉科医护合影

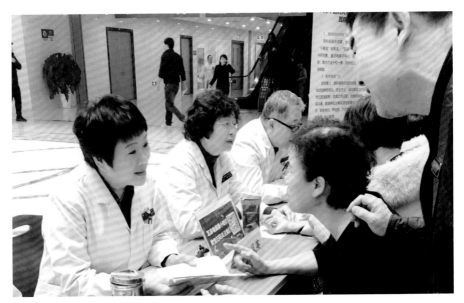

▲ 2019 年谯凤英（左一）参加天津中医药大学第一附属医院耳鼻喉科"爱耳日"
健康咨询活动

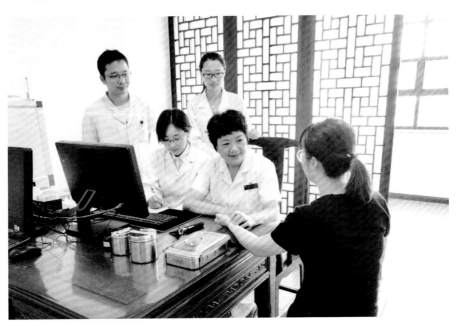

▲ 谯凤英在国医堂为患者诊治

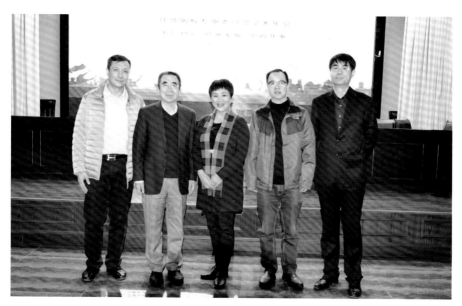

▲ 天津市中医药学会耳鼻咽喉专业委员会主任委员谯凤英（中）与名誉主任委员
及副主任委员合影

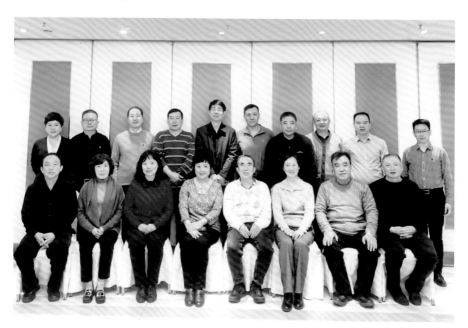

▲ 天津市中西医结合学会耳鼻咽喉专业委员会主任委员谯凤英（前排左四）
与副主任委员、常委合影

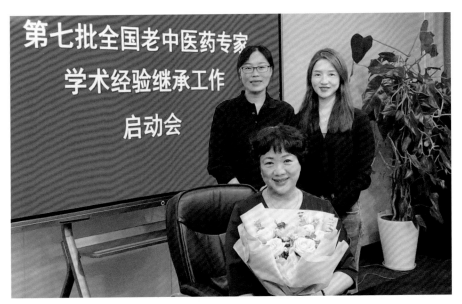

▲ 谯凤英在第七批全国老中医药专家学术经验继承工作启动会上与继承人合影

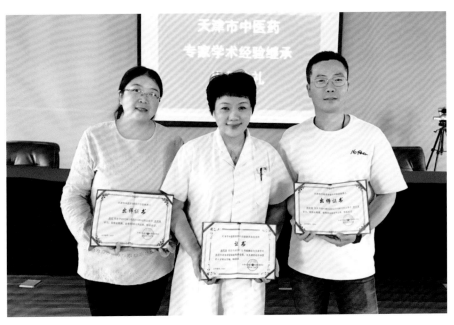

▲ 谯凤英与第一批天津市中医药专家学术经验继承人合影

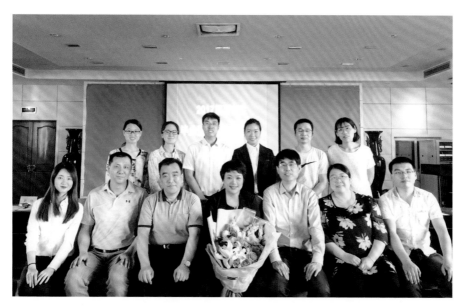

▲ 谯凤英（前排中）参加 2017 届硕士研究生毕业答辩会

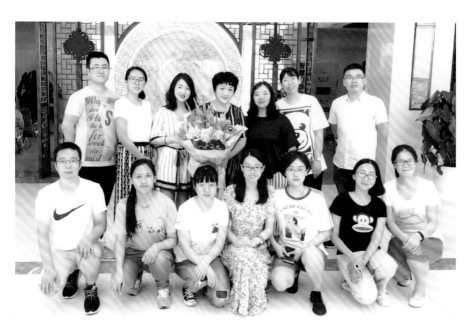

▲ 2018 年教师节谯凤英（后排中）与部分学生合影

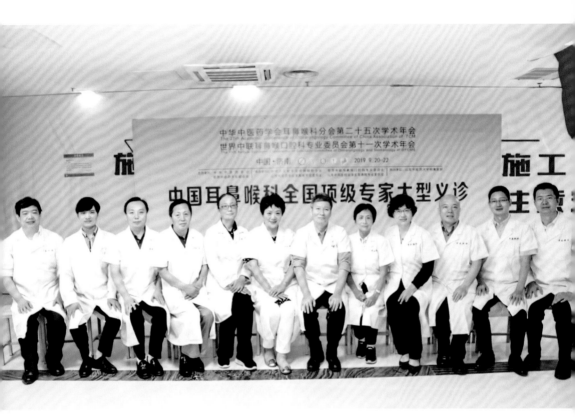

▲ 中华中医药学会耳鼻喉科分会副主任委员
谯凤英（左六）与主任委员阮岩及专家学
者参加义诊活动合影

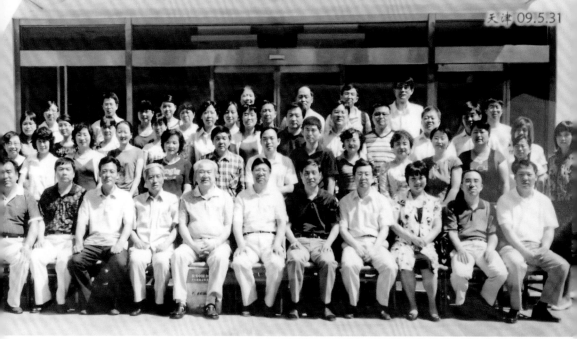

▲ 2009 年天津市中医药学会耳鼻喉科专业委员会成立暨第一届学术交流会合影（前排右三为谯凤英）

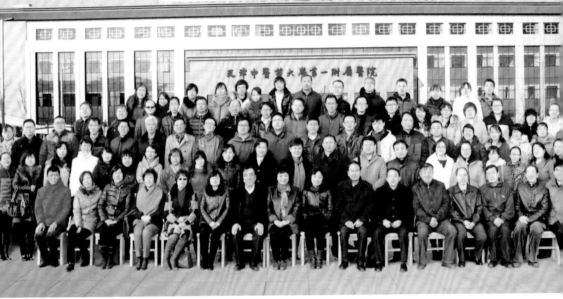

▲ 2014 年天津市中医药学会、中西医结合学

会耳鼻咽喉专业委员会学术研讨会合影

（前排左八为谯凤英）

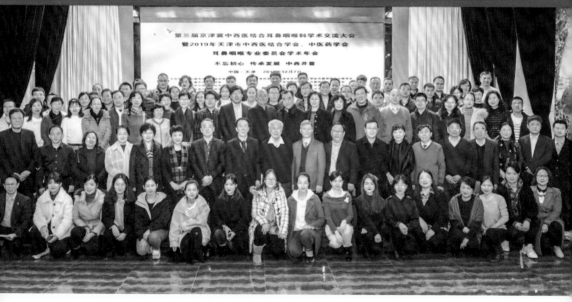

▲ 第三届京津冀中西医结合耳鼻咽喉科学术
交流大会暨2019年天津市中西医结合学会、
中医药学会耳鼻咽喉专业委员会学术年会
合影（第二排左七为谯凤英）

　　谯凤英主任是我国中医耳鼻咽喉科著名专家，从事专业工作 40 余载，积累了丰富的临床经验。她在继承中医专科学术基础上，博采众长，勤于实践，将自己积累多年的心得体会编写成册。这些宝贵的经验对后辈晚学继承中医，发挥专科特色定大有裨益。

　　《津沽名医谯凤英耳鼻喉科临证感悟》一书秉承"疗效是检验辨证论治的唯一标准"，科学客观评价临床效果，形成了其独特治疗耳鼻咽喉疾病的诊疗思路，总结了一系列中医专科特色的"消鸣复聪单元疗法""止衄单元疗法""小醒脑"针刺法等，以及独具特色的八种中医治法，体现出她在临证时"审病求因，标本兼顾，急则治其标，缓则治其本"的中医思维理念，以及她勤于实践，善于总结，勇于创新的可贵精神。

　　本书以疾病为纲，以辨证论治为法，以疗效为本，从疾病概念、病因病机、诊断辨证分型等方面系统地归纳总结了多种中医特色治疗方法在耳鼻咽喉科临床的应用，不仅包括特色内治法、外治法，更将针法、灸法、拔罐法、刺血法、耳针、贴敷等一并详述，集古今治法于一书，内容丰富翔实，有较强的可读性。

　　由于历史原因，中医不少传统技法面临失传。《津沽名医谯凤英耳鼻喉科临证感悟》继承中医技法，发挥专科特色，撷取现代医学技术，系统论述操作要领、适应证等，具有突出的实用价值。

本书不仅对中医耳鼻咽喉科专科治疗方面有重要意义，更为中医专科技法继承与发扬提供了翔实的临床依据。本人与谯凤英主任相识多年，她对中医事业的热爱与执着，对专科技术的继承与创新，对专业工作的奉献与坚守都给我留下深刻的印象，故为此而序。

刘大新谨识

2023 年 5 月

　　编者从事中医、中西医结合耳鼻咽喉医、教、研工作 40 多年，运用中医、中西医结合理念，将中医辨证与西医辨病相结合，将西医先进检查手段转化为中医辨证的客观指标，丰富了中医的临床辨证依据，使中医辨证更客观、更准确。在临床辨证遣方施治中，始终坚持"尊古不泥古，创新不离宗"，广采众家之长，守正创新。秉承"疗效是检验治疗的唯一标准"的理念，逐渐形成自己独特的治疗耳鼻咽喉疾病的诊疗思路，总结了一系列施之有效的以"消鸣复聪单元疗法""止齁单元疗法"等为代表的临床特色疗法，为耳鸣耳聋及过敏性鼻炎等临床耳鼻喉科难治病患者带来福音。

　　中医药学的振兴、发展和壮大都离不开传承。编者怀着对中医药事业的热爱，与弟子及学生齐心协力，经过长达 5 年的编撰和修订，将 40 多年的临证经验及体会编成《津沽名医谯凤英耳鼻喉科临证感悟》一书。

　　本书适合耳鼻喉科、中医科及其相关专业的医务人员参考，也可帮助医学生、规培生将课堂理论与临床实际相结合，对疾病的认识更加深入立体。

　　本书的编写，得到了天津中医药大学第一附属医院耳鼻喉科同道和学生的支持与关注，他们在繁忙的医疗、教学和科研工作之余帮助总结经验并参与撰写，在此表示由衷的感谢。

由于编者水平有限，难免存在疏漏和不足之处，敬请各位读者、同道批评指正。

谯凤英

2023 年 5 月

# 目　录

## 医家小传 01

## 第一章
## 内治法则——望闻问切细辨治 11

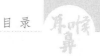
第二章

# 内治遣方——经方验方显功效

**41**

## 第三章
## 内治用药——对药运用彰特色 119

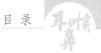

## 第四章

# 外治之法——针熏拔贴施技能

## 第五章

### 特色之法——杂合以治效桴鼓

## 第六章

### 典型医案——术精岐黄惠民众

## 弟子感悟——桃李芬芳念师恩　　251

## 薪火相传——赓续传承育杏林　　291

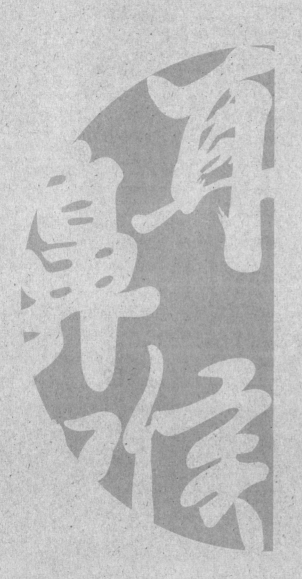

医家小传

津沽名医谯凤英耳鼻喉科临证感悟

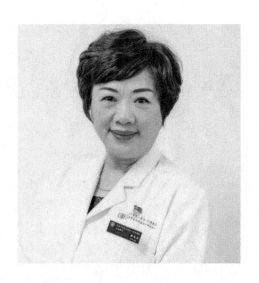

## 一、耳濡目染承杏林，悬壶济世医苍生

谯凤英，1960 年出生于天津，籍贯山东。她与中医的缘分最早源于家庭的氛围。她父亲年轻时在济南一家中药铺当学徒，在老师傅的教导下学习中药的习性、炮制和功用。经过多年的学习，她父亲对中药的四气五味、功效主治非常熟悉，普通的头疼脑热，用几味中草药就可以解除病痛。她母亲体弱多病，常年通过中药和针灸进行调理治疗。谯凤英年少时常随母亲回山东老家探亲，她舅舅是当地小有名气的中医郎中，开设中药铺坐堂应诊，擅长诊治各种内科杂症，舅舅给乡亲们诊脉治病，她好奇地在一旁观看，多年以后，她仍然能回想起，在舅舅的悉心治疗下，乡亲们病愈后高兴的样子。为了更好地照顾母亲，也为了继承家族的中医传统，谯凤英在年少时就立下走中医之路，治病救人的志向。

谯凤英高中毕业后，于 1978 年进入中医学校进行中医理论学习。1981 年分配在天津中医学院第一附属医院眼科工作，在辛勤的工作之余她不断努力提升自己，于 1984 年考取天津职工医学院中医五官专业，跟随天津市中西医结合耳鼻咽喉学科开创者林文森主任进行理论及临床跟诊学习，自此开启中医耳鼻喉专业的学习和从医历程。她虚心向前辈请教，学以致用，广泛开展耳鼻喉科中医内治外治特色诊疗技术。耳鼻喉科为中西医结合科室，既要熟练运用中医辨证论治，又要掌握西医操作手术技能，谯凤英为进一步提高西医耳鼻喉科诊疗水平，于1991至1993年间，先后前往天津医学院附属医院耳鼻喉科及天津第二中心医院脑外科进修学习。其间，她积极主动跟随带教老师完成各类常见手术。当时天津中医学院第一附属医院未开展"气管切开"技术，所以谯凤英紧紧抓住每一次此类手术的实践机会，刻苦钻研，术后对手术过程进行复盘演练，对照书本加深记忆，进修结束后已能独立且熟练地完成气管切开术，自此填补该院此项技术的空白，累计完成数百台气管切开术，成功抢救了诸多危急重症患者的生命。谯凤英作为耳鼻喉科和脑外科病房的主要负责人，除了收治耳鸣、耳聋、眩晕等患者进行保守治疗外，并能独立开展部分常见耳鼻咽喉手术。1996至2021年，谯凤英担任耳鼻喉科主任，她励精图治，砥砺奋进，经过不懈的努力，使天津中医药大学第一附属医院耳鼻喉科发展为天津市中医耳鼻喉专业规模最大的科室，成为广大患者中医治疗耳鼻喉疾病的首选。

为了提高中医耳鼻喉专业水平，使中医耳鼻喉学科不断发扬光大。谯凤英主任积极组织专家同道搭建学术交流平台，于2009年成立了天津市中医药学会第一届耳鼻咽喉专业委员会，担任主任委员，成为天津市中医耳鼻喉专业的领头人。

谯凤英主任在天津中医药大学第一附属医院工作40多年，她见证了医院的一步步发展壮大，从天津市和平区多伦道河北路的一栋门诊小楼，到多伦道甘肃路的住院部；从南开区鞍山西道的门诊住院大楼、康复中心大厦，到现在西青区昌凌路壮观的新院区。医院规模由小变大，医疗设备越来越先进，医疗水平越来越高，成为华北地区最大的中医医院。随着医院的发展，谯凤英主任自己也一步步成长，临床经验更加丰富，诊疗水平逐渐提升。她于2022年当选第七批全国老中医药专家学术经验继承工作指导老师，2023年当选为天津市名中医。谯凤英主任始终秉承"大医精诚"的理念，不忘初心，满怀仁心大爱。她对待工作兢兢业业，想患者之所想、急患者之所急、解患者之所忧，坚持因病施治、对症治疗。她绞尽脑汁提高临床疗效，竭尽全力解除患者病痛。

## 二、博采众长研医术，妙手回春解疾痛

谯凤英主任从事中医、中西医结合耳鼻喉医、教、研工作 40 余年，始终坚持在医疗一线，为患者解疾痛、除沉疴，经她诊疗的患者达 40 余万人。通过与无数患者的接触，她对耳鼻喉科各种疾病的症状了然于心，对各类患者的精神状态了如指掌，由此积累了丰富的临床实践经验，把同病异治、异病同治、身心同治运用到诊治中，取得了较好的疗效。

谯凤英主任在临床诊疗中博采众家之长，融汇各派之术，勤研医术，独悟其道，注重理论与临床实践相结合。在继承传统医学的同时，开拓创新，运用中医、西医及中西医结合理论，对耳鸣、耳聋、耳眩晕、小儿分泌性中耳炎、过敏性鼻炎、小儿腺样体肥大、急慢性扁桃体炎、急慢性咽喉炎及嗓音疾病等进行深入研究，形成了一套辨证治疗耳鼻咽喉科疾病的完整思路。

谯凤英主任认为中医耳鼻喉科学既有中医学的共同特点，又有独特的专科特色。临证中始终以中医整体观念为指导、以脏腑经络学说为理论基础，吸取先进的现代诊疗技术与方法，强调辨病与辨证相结合、局部辨证与全身辨证相结合、内治与外治相结合、预防与调养相结合。做到尊古不泥古，创新不离宗。在继承前人诊疗经验的基础上，不断探索，发展创新。临证中善于运用针药结合，在诊疗耳鼻喉科常见病、多发病和部分疑难病方面创立了独特的中医诊疗技术和方法。

耳鸣耳聋是耳鼻喉临床常见病、多发病，多数医家认为其发病与内耳缺血相关，因此谯凤英主任尝试在耳周选取耳门、听宫、听会、翳风针刺，收到一定效果。当时恰逢石学敏院士"醒脑开窍"针刺法治疗中风病享誉海内外，成功治疗诸多脑中风病人，"醒脑开窍"针刺法中选取头部的百会、四神聪等穴位，经大量科学研究证明能够改善脑缺血、缺氧状态。受此启发，谯凤英主任结合耳部特点，因耳为七窍之一，位于头部，耳鸣的发病与脑缺血相关，因此在原耳周针刺选穴的基础上加入百

会、四神聪、风池、完骨、天柱穴位，创立"小醒脑"针刺法，以疏通经络、聪耳开窍，治疗耳鸣耳聋取得较好的临床疗效。现代研究证明，针刺这些穴位可以改善耳周血液循环，保护内耳毛细胞功能。谯凤英主任同时进一步总结中草药的优效治疗，依据取象比类法，基于藤类药物具有较强的活血通络功效，将其应用到耳鸣耳聋的治疗中，运用"四藤龙牡汤"活血通络、重镇潜阳、宁心安神，临证加减，提高了临床疗效。在学习《素问·异法方宜论》"故圣人杂合以治，各得其所宜，故治所以异而病皆愈者，得病之情，知治之大体也"时，领悟到"杂合以治"的理念自古就为医家所重视。通过认真研习，运用针刺、药物、导引等多种治疗方法，根据天时地域之宜，五方之人的不同体质及个体病情差异，进行综合治疗，从而获得比较理想的治疗效果。此后又加入耳穴贴压、声信息治疗、拔罐贴敷、推拿按摩、穴位敷贴、直流电药物离子导入、穴位注射、情志疗法等方法，逐步形成较为成熟的十位一体"消鸣复聪单元疗法"，在治疗耳鸣耳聋方面独具特色。目前本疗法在加拿大和我国天津、北京、上海、广州、河北、山东、湖北、甘肃、江西等多家医院广泛开展，经数十万病例验证，临床疗效可靠，吸引了很多国内外患者前来就诊。

治疗儿童分泌性中耳炎，谯凤英主任主张"从肺论治，肺脾并重"，自拟"宣肺健脾通窍汤"加减，以达宣肺化痰、健脾利湿、化浊行气、活血通窍之功。现代医学认为咽鼓管功能障碍是引起分泌性中耳炎关键因素，为此谯凤英主任在中药中运用苍耳子散通利鼻窍，从根本上改善咽鼓管通气障碍。鼓室内积液相当于中医的痰饮，在治疗中加入四苓散利湿化浊、三子养亲汤宣肺化痰，以清除中耳积液，临床疗效显著提高。

谯凤英主任治疗过敏性鼻炎，创立了内服中药、针刺治疗、耳针穴位治疗、直流电药物离子导入、伏九贴组成的"止鼽单元疗法"。创新研发中药口罩治疗过敏性鼻炎，佩戴口罩可避免接触花粉、柳絮等过敏原，在口罩夹层中加入祛风通窍、止痒敛涕功效的中药，通过中药挥发成分刺激局部穴位和经鼻黏膜吸收两种途径发挥作用，能迅速改善、治疗过敏性鼻炎的症状，本法已获国家发明专利。率先在天津市创新引入针刺蝶腭神经节治疗鼻炎，此法是将中医针灸传统疗法与现代医学的解剖部位相结合，使用 55mm 长针，刺激隐藏在面颊深部的蝶腭神经节，调节紊乱的交感与副交感神经，使过盛或过衰的阴与阳趋于平衡，缓解鼻部腺体分泌旺盛或不足而引起的各种鼻炎症状。

对于儿童常见耳鼻喉疾病，如小儿鼻炎、鼻窦炎、腺样体肥大、鼾症，由于小儿服药困难，谯凤英主任改变给药途径，运用"中药熏蒸法"，以具有芳香通窍、化痰祛瘀功效的中药熏鼻，使药物含有的挥发油性成分直接作用于鼻黏膜，促进炎症消退，达到治疗作用。

在治疗急性化脓性扁桃体炎方面，谯凤英主任在临床治疗中体会到，扁桃体化脓犹如外科疖肿，切开排脓是最直接有效的方法，因此根据扁桃体的解剖特征，运用割治法直接在扁桃体表面及隐窝内放血排脓，疏导瘀阻，使脓血去则炎症消，大大提高了急性化脓性扁桃体炎的治愈率，使治疗疗程缩短，减少药物毒副作用，并可避免慢性扁桃体炎反复发作。此项目审定为 2016 年天津市引进应用新技术填补空白项目、2018 年中国中医药研究促进会科学技术进步三等奖。治疗慢性扁桃体炎，谯凤英主任开展"扁桃体烙治法"，通过烙治使肥大的扁桃体组织缩小，既能消除扁桃体的炎症，又能保留扁桃体的免疫功能。

谯凤英主任治疗慢性咽炎，认为多与阴虚肺热密切相关，立滋阴润肺、清热利咽为治则，自拟"养阴清金利咽汤"；治疗嗓音疾病，如声带小结、息肉、白斑等，认为"血瘀痰凝"为主要致病因素，以行气活血、化痰散结为治则，予"化痰开音散结方"随证加减；治疗耳眩晕，在前庭功能检查和耳石复位技术的同时，针对后期残余头晕不适等症状，认为多因痰湿阻滞日久，或由肝血不足，脑失所养，阴不制阳所致，难以骤除，故以中药健脾化痰、滋补肝肾，能有效缓解眩晕，减少复发。

治疗过敏性鼻炎、急慢性鼻窦炎、急慢性咽炎、梅核气等，谯凤英主任研制了"鼻敏康汤剂""鼻渊汤剂""鼻炎滴鼻液""咽必舒汤剂"等多种院内制剂，临床收效良好。

### 三、传道授业解疑惑，学术引领驻前沿

谯凤英主任承担天津中医药大学研究生培养及临床带教工作，培养硕士研究生 29 名，每年临床带教本科生、研究生、住院医师规范化培训生及留学生百余名。作为第七批全国老中医药专家学术经验继承工作指导老师，培养继承人 2 名；作为第一批、第二批天津市中医药专家学术经验继承工作指导老师，培养继承人 4 名。其积极传播中医耳鼻喉知识、传承学术思想，为学科长远发展添砖加瓦。迄今发表论文 100 余篇。

著作出版情况：

主编专著 1 部：《常见病中成药合理使用耳鼻喉分册》；

副主编 2 部：《石学敏针灸全集》《中医耳鼻咽喉科医师处方手册》；

参编 3 部：《五官科疾病诊断与治疗》《中成药临床应用指南耳鼻咽喉疾病分册》《亲献民间验方特色疗法》；

副主编教材 1 部：全国中医药行业高等教育"十四五"规划教材《中医耳鼻咽喉科学》；

参编教材 1 部：全国中医药行业高等教育"十三五"规划教材《中医耳鼻咽喉科学》。

承担课题及获奖等情况：

2019 年，荣获中国中医药研究促进会科学技术进步三等奖 1 项；

2018 年，取得"一种中药雾化吸入器"实用新型专利 1 项；

2016 年，取得"一种治疗过敏性鼻炎的中药组合物"国家发明专利 1 项；

2015 年，承担"割治法治疗急性化脓性扁桃体炎"课题，被天津市卫生局审定为年度天津市卫生系统引进应用新技术填补空白项目；

2008 年，承担"针刺治疗常年性变应性鼻炎的临床疗效评价及机制研究"课题，被教育部审定为教育部科技成果，2009 年经天津市科学技术委员会审定为市级科技成果；

2000 年，承担"中医耳科学多媒体临床教学系统"项目，获天津市人民政府高等教育天津市级教学成果二等奖；承担"泽泻合剂试验在梅尼

埃病诊断中的临床应用""早期喉癌的微创手术治疗"项目，被天津市卫生局审定为年度天津市卫生系统引进应用新技术填补空白项目。

参加"全国中医临床诊疗指南"制定工作 2 项："鼻窒""耳面瘫"。

牵头由中华中医药学会标准化办公室立项的《眩晕宁片／颗粒治疗耳源性眩晕临床应用专家共识》制定工作。

参加《玉叶金花清热片标准化研究》工作。

参加由中华中医药学会标准化办公室立项的专家共识 5 项：《鼻渊通窍颗粒临床应用专家共识》《甘桔冰梅片临床应用专家共识》《开喉剑喷雾剂临床应用专家共识》《鼻渊舒口服液（胶囊）治疗鼻炎和鼻窦炎临床应用专家共识》《金嗓开音胶囊／片／颗粒临床应用专家共识》。

参加《中国中西医结合耳鸣治疗专家共识》制定工作。

参加制定"临床应用指南"2 项：《中西医联合防治急性咽炎临床应用指南》《中成药治疗优势病种临床应用指南》。

牵头及作为主要研究者完成中药新药、上市后再评价及中药保护临床研究等 61 项。主研医疗器械临床试验 2 项。

## 四、搭建平台促交流，科普宣传践医心

谯凤英主任现任中华中医药学会耳鼻喉科分会副主任委员；中国中药协会耳鼻咽喉药物研究专业委员会副主任委员；中华中医药学会中医耳鼻喉国际论坛专家委员会副主任委员；天津市中医药学会耳鼻咽喉专业委员会主任委员；天津市中西医结合学会耳鼻咽喉专业委员会主任委员；天津市中西医结合学会理事会理事；中国中医药研究促进会耳鼻咽喉科专业委员会副会长；世界中医药学会联合会耳鼻喉口腔科专业委员会理事会常务理事；中国中西医结合耳鼻咽喉专业委员会中医药研究专家委员会常委；北京中西医结合学会耳鼻咽喉专业委员会副主任委员；天津市中西医结合学会嗓音医学专业委员会副主任委员；天津市整合医学学会耳鼻喉科专业委员会副主任委员；天津市睡眠研究会耳鼻喉头颈外科专业委会常务委员；天津市康复医学会听力语言康复专业委员会顾问。被天津市科学技术

协会授予"为学会服务 30 年"荣誉证书。《中国中西医结合耳鼻咽喉科杂志》《中医眼耳鼻喉杂志》《中医耳鼻喉科学研究》《中国中医药信息杂志》编委。

作为天津市中医药学会、中西医结合学会耳鼻咽喉专业委员会主任委员，她积极搭建各级学术交流平台，每年举办天津市中医、中西医结合学会耳鼻咽喉专业委员会学术年会及多场学术交流会，主办第三届京津冀中西医结合耳鼻咽喉科学术交流大会；联合举办第一届、第二届、第三届、第四届京津冀中西医结合耳鼻咽喉科学术交流大会；协办天津市耳鼻咽喉头颈外科学术年会；每年积极组织天津地区中医、中西医结合医生投稿及参会，并多次带队参加中华中医药学会耳鼻喉科分会学术年会，促进新技术、新理论、新方法的相互学习交流。注重人才培养，向上级组织举荐优秀人才，促进耳鼻喉科事业长远发展。

她每年举办"爱耳日""爱鼻日""嗓音日"健康咨询及义诊活动，通过电视台、电台、公众号等各类媒体向大众科普耳鼻喉健康知识，树立健康行为习惯，以减少疾病发生。

白驹过隙，时光荏苒，谯凤英主任怀抱对中医耳鼻喉学科的热爱踏入这个行业，转眼已经 40 余载，为了将自己宝贵的临床经验传播给广大的耳鼻喉科医师，充分发挥中医药在治疗耳鼻喉科疾病中的优势，将具有自身特色的诊疗思维、临床疗法、经典医案、学术思想整理成书，以飨同道。

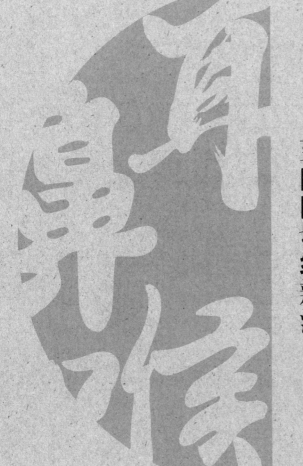

第一章

内治法则

望闻问切细辨治

津沽名医谯凤英耳鼻喉科临证感悟

中医耳鼻咽喉科学是运用中医基本理论和中医思维方法研究人体耳、鼻、咽喉的生理、病理及疾病防治规律的一门临床学科。中医耳鼻咽喉科学既有中医学的共同特点，又具有自己的专科特点。它是以中医整体观念为指导、以脏腑经络学说为理论基础，吸取先进的现代诊疗技术与方法，临床强调辨病与辨证相结合、局部辨证与全身辨证相结合、内治与外治相结合、预防与调养相结合。

编者临证中谨遵整体观念、辨证论治之旨，针灸与中药、内治与外治并用，在治疗耳鼻喉科常见病、多发病和部分疑难病方面创立了独特的中医诊疗思维，现将治疗法则总结如下。

## 第一节 疏风法

《素问·风论》指出："风者，百病之长也。"风为六淫致病的主要因素，凡寒、湿、燥、热邪多依附于风侵犯人体，如外感风寒、外感风热、风夹湿热等。

**常见症状：** 恶风发热，汗出头痛。或鼻塞流涕，喷嚏，鼻出血；或耳周、鼻周皮肤瘙痒，耳内渗液或流脓；或咽喉痒痛，干咳音哑。舌淡红，苔薄白，脉浮。

**常见病：** 鼻疔、伤风鼻塞、鼻渊、鼻衄、急喉痹、急喉瘖、急乳蛾、耳带疮、耳疖、耳疮、旋耳疮、脓耳、耳胀。

**证候分析：** 风为阳邪，其性轻扬、开泄，善行数变。风邪侵袭肌表，肺卫失和，腠理疏松，卫气不固，故见恶风发热，汗出，头痛，舌淡，苔薄白，脉浮之象。偏于风寒者，恶寒重，发热轻，鼻流清涕，痰稀；偏于风热者，发热重，恶寒轻，鼻流浊涕，痰黏或黄；风邪袭肺，肺气失宣，则见干咳，咽喉痒痛；风邪客于肌腠，营卫郁滞不畅，则引起皮肤瘙痒。

**治则：** 疏风散邪。

## 一、风夹寒邪

**主方：** 三拗汤加减。方中麻黄辛温，发散风寒，宣肺平喘；杏仁苦温，专入肺经，助麻黄温肺散寒，下气定喘；甘草合麻黄，辛甘发散而解表，合杏仁，止嗽化痰而利肺。三药合用具有发散风寒、止嗽平喘的作用。

**经验用药：** 鼻塞加苍耳子、辛夷、白芷宣通鼻窍；咽痛，咳嗽痰稀加僵蚕、桔梗祛风化痰，利咽止痛，加前胡、紫苏叶止咳化痰；声音嘶哑加蝉蜕、射干利咽开音；耳堵闷加路路通、石菖蒲通利耳窍；皮肤瘙痒加地肤子、紫草、凌霄花燥湿止痒。

## 二、风夹热邪

**主方：** 银翘散加减。方中君药为金银花、连翘，疏散风热，清热解毒。臣药为薄荷、牛蒡子、荆芥穗、淡豆豉。薄荷、牛蒡子辛而性凉，疏散风热，清利头目，且可解毒利咽；荆芥穗、淡豆豉辛而微温，解表散邪，二者虽辛温，但辛而不烈，温而不燥，增加辛散透表之力，是为去性取用之法。佐药为芦根、竹叶、桔梗。芦根、竹叶可清热生津；桔梗开宣肺气而利咽。使药为炙甘草，可调和药性，护胃安中。诸药合用，共奏疏散风热、清热解表之功。

**经验用药：** 鼻塞加辛夷、苍耳子、白芷宣通鼻窍；鼻部疼痛加当归尾、赤芍、牡丹皮活血止痛；鼻涕色黄量多加鱼腥草、败酱草、鹅不食草清热排脓；鼻出血加藕节、白茅根凉血止血；咽痛、咳痰黄稠加天竺黄、半夏、瓜蒌清肺化痰；喉核红肿加白花蛇舌草解毒消肿；声音嘶哑加蝉蜕、木蝴蝶利喉开音；耳部皮肤疱疹加龙胆、栀子、黄芩清热解毒；外耳道红肿加紫花地丁、蒲公英解毒消肿。

## 三、风夹湿热

**主方：** 消风散加减。方中君药为荆芥、防风、牛蒡子、蝉蜕。四药疏风止痒，以祛除在表之风邪。臣药为苍术、苦参、木通、石膏、知母。苍术祛风燥湿，苦参清热燥湿，木通渗利湿热，石膏配知母，以清阳明之热。佐药为当归、生地黄、胡麻仁，养血活血，滋阴润燥。使药为甘草，清热解毒，调和诸药。诸药合用，共奏疏风养血、清热除湿之功。

**经验用药：** 外耳道弥漫性红肿加紫花地丁、蒲公英、野菊花清热解毒，消肿止痛；耳部皮肤潮红渗液加地肤子、白鲜皮、紫草清热凉血、燥湿止痒；耳内流脓加败酱草、鱼腥草、薏苡仁利湿排脓。

## 第二节 攻 下 法

火为阳邪，其性炎上，易耗气伤津，生风动血，扰动心神，热灼肌肤易生肿疡，根据其病变位置的不同，分为心火上炎、肝火上扰、肺经蕴热、胃热炽盛，治疗宜以攻下法清泄脏腑实热。

攻下法常用于鼻疔、鼻窒、鼻衄、鼻渊、鼻鼽、喉痹、喉瘖、乳蛾、口疮、耳疖、耳疮、耳带疮、脓耳、耳胀、耳鸣、耳聋、耳眩晕等疾病。

### 一、心火上炎

**常见症状：** 心烦失眠，面赤口渴，小便短赤。或口舌生疮，或鼻衄鲜红。舌尖红绛，苔黄，脉数。

**常见病：** 鼻衄、口疮。

**证候分析：** 本证多因气郁化火、内炽于心或心火亢盛所致。因心藏神，心火炽盛，内扰于心，心神不宁，则致心烦失眠；心在体合脉，其华在面，心火亢盛于上，则面赤；火邪伤津，故口渴；心与小肠相为表里，心热下移小肠，泌别失职，则小便短赤；心开窍于舌，心火上炎则口舌生疮；心主血，火热之邪迫血妄行，上溢鼻窍，则鼻衄鲜红；舌尖红绛，苔黄，脉数均为心火亢盛之象。

**治则：**清心泻火。

**方药：**导赤散合泻心汤。心火上炎多伴有阴液不足，故清心与养阴兼顾，利水以导热下行，使蕴热从小便而泻。导赤散中君药为木通，入心、小肠经，上清心经之火，下导小肠之热。臣药为生地黄清热凉血养阴，以制心火，与木通相配，滋阴制火而不恋邪，利水通淋而不伤阴。佐药为竹叶，清心除烦，淡渗利湿。使药为甘草，既清热泻火，又能调和诸药。此方有清心养阴、利水导热之效。泻心汤以黄连、黄芩苦寒泻心火、清邪热，尤妙在大黄之苦寒通降以止其血，使血止而不留瘀。此方为火热旺盛，迫血妄行所致吐血、衄血之良方。

**经验用药：**口疮红肿加赤芍、牡丹皮清热凉血；鼻衄加荆芥炭、栀子炭、侧柏叶凉血止血。

## 二、肝火上扰

**常见症状：**头晕目眩，口苦咽干，胁肋胀痛，急躁易怒，失眠多梦。或见鼻流浊涕，鼻塞头痛；或见暴发鼻衄，鲜红量多；或见耳部红肿灼痛，出现疱疹；或见耳部流脓黄稠或带血色，耳内胀闷堵塞；或见耳鸣如潮，甚则突发耳聋。舌红，苔黄，脉弦数。

**常见病：**鼻渊、鼻衄、耳眩晕、耳疖、耳疮、耳带疮、脓耳、耳胀、耳鸣、耳聋。

**证候分析：**本证多由于情志不遂，肝气郁结，久而化火或暴怒伤肝，肝经气火上逆所致。肝火炽盛，循经上攻头目，上扰清窍，故头晕目眩；肝火挟胆气上逆，则口苦；热灼津液，则咽干；肝脉布胸胁，肝火内炽，热灼气阻，则胁肋灼痛；肝失条达，疏泄失职，则急躁易怒；肝藏魂，心藏神，热扰神魂，心神不宁，则见失眠多梦；肝胆邪热，循经上犯鼻窍，燔灼气血，熏腐黏膜，阻于鼻腔则鼻流浊涕，鼻塞；火热上攻头目，清窍不利，则头痛剧烈；热盛迫血妄行，则暴发鼻衄，肝经多气多血，故出血量多鲜红；热蒸耳窍肌肤，壅遏营血，脉络闭阻，气滞血瘀，不通则痛，故耳部红肿灼痛；湿热郁结肌肤，故生疱疹，甚则溃破，黄水浸淫；邪毒炽盛，血腐肉败，化腐成脓，则耳部流脓黄稠，耳内闷胀堵塞；热伤血分，则脓中带血；足少阳胆经入耳中，肝热移胆，胆热循经上冲，则耳鸣如潮，甚则突发耳聋；舌红，苔黄，脉弦数均为肝经实火内炽之象。

**治则：**清肝泻火。

**方药：**龙胆泻肝汤。方中君药为龙胆，味苦性寒，既泻肝胆实火，又清肝胆湿热。臣药为黄芩、栀子。黄芩性寒以泻热，味苦以燥湿；栀子苦寒，泻三焦之火；二药合用有助龙胆泻火除湿之功。佐药为泽泻、木通、车前子、当归、生地黄、柴胡。泽泻、木通性味甘淡，可利水渗湿，泻热通淋；车前子利水渗湿、清泻湿热，与泽泻、木通合用，使肝胆湿热从水道而去；方中苦燥淡渗伤阴之品较多，故以当归、生地黄养血补肝，使邪去而不伤阴；柴胡疏肝解郁，并引诸药入肝、胆之经，且与黄芩配伍，解表退热效佳。肝体阴用阳，柴胡与生地黄、当归配伍，养肝体而助肝用。使药为炙甘草，调和诸药，护胃安中。诸药合用，使火降热清，湿浊得消，共奏清胆利湿之功。

**经验用药：**鼻流浊涕加鱼腥草、败酱草清热排脓；鼻塞加路路通、石菖蒲通络开窍；头痛加藁本、吴茱萸清利头目；鼻衄加白茅根、仙鹤草、茜草根凉血止血；耳部局限性红肿疼痛，脓已成者加皂角刺、穿山甲通行经络，透脓溃坚；火热炽盛、流脓不畅者加蒲公英、连翘、紫花地丁加强清热解毒之力，痛剧加延胡索活血行气止痛；耳内胀闷堵塞加香附、川芎理气活血，加路路通、石菖蒲通利耳窍；耳鸣耳聋加钩藤、首乌藤、络石藤、鸡血藤活血通络，加龙骨、牡蛎重镇息鸣。

### 三、肺经蕴热

**常见症状：**咽痛口渴，咳嗽痰黄，大便秘结。或见声音嘶哑，甚则失声；或见鼻前庭及周围皮肤起粟粒样丘疹，灼热干燥；或见鼻塞、流黄涕；或见鼻痒、打喷嚏、流清涕，常在闷热天气发作。舌红，苔黄，脉数。

**常见病：** 喉痹、喉痈、鼻疔、鼻窒、鼻衄、鼻疳。

**证候分析：** 本证多由风热之邪侵袭或风寒入里化热，肺热壅盛所致。喉上连颃颡、鼻腔，下连气道通于肺，属肺系。喉为肺之门户，肺热循经上蒸咽喉则咽痛；热盛伤津故口渴；肺失清肃，气逆于上，故见咳嗽；津液宣降失常，停聚于肺，热炼成痰，痰随气逆，则咳吐黄痰；肺与大肠相表里，肺热移于大肠致大便秘结；肺热炽盛，炼津为痰，痰热阻于喉，声门开合不利，致声音嘶哑，甚则失声；肺热上灼鼻窍，熏蒸鼻前庭肌肤，则出现粟粒样丘疹，灼热干燥；肺开窍于鼻，肺热壅结鼻窍，壅阻脉络，则鼻塞；热灼津液，则流黄涕；肺经伏热，外邪上犯于鼻，正邪相争则鼻痒、打喷嚏；肺失宣降，津液停聚则流清涕；舌红，苔黄，脉数均为肺经蕴热之证。

**治则：** 清肺泻热。

**方药：** 辛夷清肺饮。方中辛夷辛香温散，宣肺通窍；升麻凉散，以助辛夷疏散表邪；石膏、知母、栀子清肺泻热；黄芩清肺燥湿；枇杷叶宣肺通络；甘草调和诸药。全方共奏清肺泻热、通利鼻窍之功。

**经验用药：** 黄痰量多加胆南星、竹茹清热化痰；声音嘶哑者加蝉蜕、木蝴蝶利喉开音；鼻部皮肤灼热干燥加赤芍、牡丹皮清热凉血止痛；鼻塞加苍耳子、辛夷、白芷宣肺通窍；黄涕量多加龙胆、芦根、桑白皮清热排脓；鼻痒、打喷嚏加僵蚕、蝉蜕通络止痒；流清涕加诃子肉、细辛、鱼脑石、石榴皮收敛止涕。

### 四、胃热炽盛

**常见症状：** 口干口臭，腹胀便秘，小便短赤。或见鼻中出血，色红量多；或见咽喉疼痛，甚者吞咽困难；或见咽部有黄白脓点。舌质红，苔黄，脉数。

**常见病：** 鼻衄、喉痹、乳蛾。

**证候分析：** 本证多因过食辛辣、肥甘之品，化热生火或因情志不遂，肝郁化火犯胃所致。胃热炽盛，灼伤津液，则口干；胃中浊气上升则口臭；火热内盛，壅塞胃气，肠胃气机阻塞，则腹胀便秘；热结于小肠，则小便短赤；胃热循经上炎，火热内燔，损伤阳络，迫血妄行，故鼻中出血，色红量多；咽为胃之系，火热上攻咽喉，则见咽喉疼痛，甚者吞咽困难；热邪化腐成脓，则咽部有黄白脓点；舌质红，苔黄，脉数均为胃热炽盛之象。

**治则：**清胃泻火。

**方药：**凉膈散。本证热在中焦，症在上焦，故治宜同时清上、中二焦热邪。方中君药为连翘，轻清散邪，长于清热解毒，透散上焦之邪。臣药为黄芩、栀子、大黄、芒硝。黄芩清胸膈郁热；栀子清泻三焦，引火下行；大黄、芒硝泻火通便，荡涤中焦燥热内结。佐药为薄荷、竹叶。薄荷疏解外邪；竹叶清热利尿，引热下行。使药为炙甘草，缓和硝黄峻泻之力，存胃津，润燥结，和诸药。全方共奏泻火通便、清上泻下之功。

**经验用药：**热甚伤津耗液，口干者加麦冬、玄参、芦根养阴清热，生津止渴；鼻出血量多加白茅根、芦根、藕节凉血止血；咽部有黄白脓点加马勃、蒲公英清热祛腐，解毒利咽。

# 第三节 补益法

补益法适用于脏腑气血阴阳亏虚，官窍失养所致的耳鼻咽喉疾病，以肺、脾、肾、心脏虚损为多见。多由先天禀赋不足，或后天失养、饮食不节、七情所伤、久病体弱、失治误治等损伤正气，致使气血阴阳亏虚，耳鼻咽喉诸窍失养。

补益法常用于耳胀、耳闭、脓耳、耳鸣、耳聋、耳眩晕、鼻槁、鼻窒、鼻衄、鼻渊、乳蛾、喉痹、喉瘖、鼾眠等疾病。

## 一、肺气亏虚

**常见症状：**气短懒言，倦怠乏力，恶风自汗。或见鼻塞，鼻痒，喷嚏频频，清涕如水，遇冷加重。舌淡，苔白，脉弱。

**常见病：** 鼻渊、鼻鼽。

**证候分析：** 本证多由久病体弱，损伤肺气所致。肺气亏虚，宗气衰少，发声无力，则气短懒言、倦怠乏力；肺气亏虚，不能宣发卫气于肌表，腠理失密，卫表不固，故见恶风自汗；肺开窍于鼻，肺气虚弱，卫外不固，邪滞鼻窍，则鼻塞；卫表不固，风寒乘虚而入，邪正相争，正不胜邪，则鼻痒、喷嚏频频；肺失清肃，气不摄津，津液外溢，则清涕如水；肺卫不固，腠理疏松，故遇冷则鼻塞加重；舌淡，苔白，脉弱均为气虚之象。

**治则：** 温肺散寒，益气固表。

**方药：** 温肺止流丹加减。方中君药为人参，大补肺气，固体之本。臣药诃子、鱼脑石。诃子味苦性平而酸涩，能降能收，可敛肺止咳，降火利咽，为治疗肺气虚的良药；鱼脑石止涕。佐药为细辛、荆芥、桔梗。细辛气味浓郁而味烈，疏散之力更强，既能驱逐寒气，又能使上下之风得到疏散、消除；荆芥疏风解表；桔梗载药上行。三者合用，温肺化饮，疏风散寒，通窍止涕。使药为甘草，调和诸药。诸药合用，共奏补益肺气、驱邪散寒之功。

**经验用药：** 遇冷鼻塞加重、鼻流清涕、畏寒肢冷者加桂枝、干姜、肉桂、鹿角霜温阳化气、散寒通窍；清涕量多加五味子、乌梅收敛止涕。

## 二、肺阴亏虚

**常见症状：** 干咳少痰，痰少而黏，不易咳出，午后潮热，盗汗，五心烦热。或见咽部干燥，灼热疼痛；或见声音嘶哑，言多则喉干声嘶加重；或见鼻干、涕痂积留、鼻出血。舌红，少苔乏津，脉细数。

**常见病：** 喉痹、喉瘖、鼻槁、鼻衄。

**证候分析：** 本证多由热病耗伤肺阴，或久病体弱，或素嗜烟酒，暗耗肺阴所致。肺阴不足，失于滋润，或虚火灼肺，肺失清肃，气逆于上，故干咳少痰，痰少而黏，不易咳出；阴虚阳无以制，虚热内炽，故见午后潮热，盗汗，五心烦热；肺阴虚，津液无以上承咽喉，则咽部干燥，灼热疼痛；肺主声，肺阴不足，声户失养，则声音嘶哑，讲话发声耗气伤阴，故言多则喉干声嘶加重；肺主涕，润养鼻窍，肺阴不足，津不上承，鼻失滋养，则鼻干，涕痂积留；虚火灼伤肺络，络伤血溢，则鼻衄；舌红，少苔乏津，脉细数均为阴虚内热之象。

**治则：** 养阴润肺生津。

**方药：** 养阴清肺汤加减。方中君药为生地黄，重用生地黄以养阴清热。臣药为玄参、麦冬。玄参养阴生津，泻火解毒；麦冬养阴清肺。佐药为牡丹皮、白芍、贝母、薄荷。牡丹皮清热凉血消肿；白芍益阴养血；贝母润肺化痰，清热散结；少量薄荷辛凉而散，疏表利咽。使药为甘草泻火解毒，调和诸药。合而成方，具有养阴清肺、解毒利咽之功。

**经验用药：** 咽干较重加石斛、玉竹滋养肺阴，生津润燥；潮热盗汗加地骨皮、青蒿、银柴胡、浮小麦除热敛汗；涕中带血加白茅根、墨旱莲、藕节凉血止血；喉底颗粒增生加香附、郁金、山慈菇行气活血，解郁散结；喉核肥大暗红加海藻、昆布、三棱、莪术活血化瘀、软坚散结；音哑加木蝴蝶、凤凰衣利喉开音。

### 三、脾气虚弱

**常见症状：** 面色萎黄，神疲乏力，食少纳呆，腹胀便溏。或见耳鸣耳聋久而不愈，遇劳则甚；或见耳内胀闷堵塞感；或见耳内流脓缠绵日久，脓液清稀；或见鼻塞、鼻痒，打喷嚏，鼻流清涕或流大量白黏涕或流浊涕；或见鼻干，鼻腔宽大。舌质淡，舌体胖，舌边有齿痕，苔白，脉弱。

**常见病：** 耳鸣、耳胀、耳闭、脓耳、鼻窒、鼻鼽、鼻渊、鼻槁。

**证候分析：** 本证多因过用寒凉之品，或素体虚弱，或劳倦过度，或饮食不节，损伤脾胃所致。因脾主运化，脾气虚弱，气血化生不足，水谷精微不能上输于面及布达四肢，故面色萎黄，神疲乏力；脾胃虚弱，受纳、腐熟、输布之功失职则食少纳呆，腹胀便溏；脾气虚弱，清阳不升，耳窍失养，故耳鸣耳聋；劳则伤脾，故耳鸣耳聋遇劳加重；脾主升清，脾虚致清阳不升，浊邪不降，故耳内胀闷堵塞；脾虚湿困，侵蚀肌膜，腐而成脓，则耳内流脓缠绵日久，脓液清稀；脾气虚弱，水湿不运，停聚鼻窍，故鼻塞清涕；外感风寒、异气乘虚而袭，正气驱邪外出，正邪相争，争而不胜，则鼻痒喷嚏；脾虚失运，湿浊上犯于鼻，则鼻流白黏涕或浊涕；鼻窍失养，则鼻内干燥，日久黏膜萎缩则鼻腔宽大；舌质淡，舌体胖，舌边有齿痕，苔白，脉弱均为脾气虚之征象。

**治则**：健脾益气。

**方药**：参苓白术散加减。方中君药为人参、白术、茯苓。三药平补脾胃之气，具有补气健脾利湿之功。臣药为莲子、山药、薏苡仁、扁豆。莲子之甘涩，助人参益气健脾，兼能止泻；山药、薏苡仁、扁豆之甘淡，助白术、茯苓健脾渗湿止泻。佐药为砂仁、桔梗。砂仁辛温芳香醒脾，促中焦运化，使上下气机调畅；桔梗为手太阴肺经引经药，配入本方，如舟楫载药上行，达于上焦以润肺。使药为炙甘草，益气和中，调和诸药。诸药配伍，补其虚、除其湿、行其滞、调其气，脾胃调和，诸症自解。

**经验用药**：鼻塞甚加黄芪、升麻、苍耳子加强健脾益气、升阳通窍之功；清涕如水加干姜、五味子、五倍子温中化湿、收敛止涕；喷嚏连连加防风、桂枝升阳固表；浊涕量多加鱼腥草、冬瓜子清热排脓；鼻内干燥，黏膜萎缩加石斛、玉竹养阴润燥；耳内胀闷堵塞加柴胡、香附、川芎、路路通、石菖蒲通利耳窍；耳内溢脓清稀日久加猪苓、泽泻以利水渗湿排脓。


## 四、肾阴不足

**常见症状**：腰膝酸软，心烦失眠，潮热盗汗。或耳渐鸣渐聋，耳鸣如蝉，日轻夜甚；或眩晕常作；或咽干咽痒，入夜尤甚。舌红，少津，脉沉细。

**常见病**：耳鸣、耳聋、耳眩晕、喉痹。

**证候分析**：本证多由素体阴虚，劳累过度，损伤肾阴所致。腰为肾之府，肾阴亏虚，腰膝失养，则腰膝酸软；肾阴不足，虚火内扰心神，故心烦失眠；肾开窍于耳，阴亏精少，不能上奉耳窍，则耳鸣耳聋；肾阴不足，阴虚火旺，则潮热盗汗，入夜鸣甚；肾主骨生髓通于脑，脑为髓之海，髓海空虚则眩晕；肾中阴津不能上输咽喉，虚火内生，咽喉失养，故咽干咽痒，入夜尤甚；舌红，少津，脉沉细均为阴虚之象。

**治则：** 滋阴补肾。

**方药：** 六味地黄丸加减。方中君药为熟地黄，味甘微温，入肾经，善填精益髓，滋补阴精。臣药为山萸肉、山药。山萸肉，具有补养肝肾、涩精之功效；山药，既补肾固精，又补脾以资后天之本。三药合用，补肝脾肾，即"三阴并补"。佐药为茯苓、泽泻、牡丹皮。茯苓淡渗脾湿，助山药之益脾，且防山药敛邪；泽泻清泻肾浊，防熟地黄之滋腻敛邪，且可清降肾中虚火；牡丹皮清泻肝火，制山萸肉之温，且防酸涩敛邪。三药合用，即"三泻"。诸药合用，使滋补而不留邪，降泻而不伤正，乃补中有泻，寓泻于补，相辅相成之剂。

**经验用药：** 腰膝酸痛加杜仲、续断补益肾精，强壮腰膝；头晕昏沉加升麻、葛根升提一身之阳气，现代研究证明葛根能够改善脑基底动脉供血；干咳少痰加白前、前胡润肺止咳，桔梗、甘草化痰利咽；口干加生地黄、麦冬、玄参生津止渴。

### 五、肾阳亏虚

**常见症状：** 腰膝酸软冷痛，畏寒肢冷，面色苍白，夜尿频多，遗精早泄。或见久鸣久聋；或眩晕久作；或耳内流脓呈灰白色或豆腐渣样，有恶臭气味，日久不愈；或见鼻塞鼻痒，喷嚏频频，清涕长流。舌淡，苔白，脉沉迟。

**常见病：** 耳鸣、耳聋、耳眩晕、脓耳、鼻鼽。

**证候分析：** 本证多由病久不愈，或年老体弱，或素体阳虚，或房劳伤肾，损及肾阳所致。腰为肾之府，肾阳亏虚，筋脉、腰膝失养，则腰膝酸软冷痛；肾居下焦，肾阳虚衰，不能温煦肌肤，故见畏寒肢冷；阳虚不能温运气血上荣于面，面部血络失充，故面色苍白；肾主水，司二便，肾气不足，气化无权，故夜尿频多；肾阳虚，固摄失职，故遗精早泄；肾气通于耳，肾和则耳能闻五音，肾阳不足，耳失充养，故耳鸣、耳聋；肾主骨生髓通于脑，肾阳不足，髓海失养则眩晕；耳窍失养，邪毒滞留，日久蚀骨，化腐成脓，则耳内流脓呈灰白色或豆腐渣样，有恶臭气味，日久不愈；肾阳不足，外邪异气从鼻窍、肌表入侵，正邪相争，则鼻塞鼻痒，喷嚏频频；水湿失于温化，寒水上泛清窍，故清涕长流不止；舌淡，苔白，脉沉细均为肾阳不足之象。

**治则：** 温补肾阳。

**方药：** 肾气丸加减。方中君药为附子、肉桂。二药助命门以温阳化气，意在微微生火，即生肾气也。臣药为熟地黄、山茱萸、山药，三药滋补肝肾。君臣相伍，一阳一阴，阳得阴生则温而不燥，阴得阳化则滋而不腻，即所谓"善补阳者，必于阴中求阳"。佐药为泽泻、茯苓、牡丹皮。泽泻、茯苓利水渗湿泻浊；牡丹皮清泻肝火，于补中寓泻，使邪去则补乃得力，并防滋阴药之腻滞。诸药合用，肾阳振奋，气化复常。

**经验用药：** 眩晕加猪苓、桂枝温阳利水以止眩；遇风打喷嚏加黄芪、防风、白术益气固表；清涕长流不止加乌梅、五味子、石榴皮酸敛止涕，寒甚加淫羊藿、巴戟天增强温阳散寒之功。

## 六、心阴不足

**常见症状：** 心悸心烦，失眠多梦，五心烦热。或见耳鸣夜甚，久聋不复，或劳累过度后卒发耳鸣耳聋。舌红，苔少乏津，脉细数。

**常见病：** 耳鸣、耳聋。

**证候分析：** 本证多由思虑劳神过度，七情内伤；或久病体弱，气血生化乏源，耗及心阴所致。阴液亏少，心失濡养，故见心悸；心神失养，虚火扰神，则见心烦，失眠多梦；心阴不足，虚火内扰，故五心烦热；心阴不足，耳失濡养，则耳鸣夜甚，久聋不复；若素体亏虚，复因思虑劳神耗伤心阴，阴不制阳，扰乱清窍，则卒发耳鸣耳聋；舌红，苔少乏津，脉细数均为阴虚内热之象。

**治则：**滋阴养心安神。

**方药：**天王补心丹加减。方中君药为生地黄，滋心肾之阴而清热，使水盛能伏火。臣药为天冬、麦冬、玄参，三药皆性寒之品，助君药养阴清热。佐药为酸枣仁、柏子仁、当归、丹参、人参、远志、茯苓、朱砂、五味子。酸枣仁、柏子仁养心安神；当归、丹参补血活血，使补而不滞；人参补气生血，宁心益智；远志、茯苓养心安神，交通心肾；朱砂镇心安神，引药入心；五味子益气敛阴以安神。使药为桔梗，载药上行。诸药相伍，共奏滋阴清热、养心安神之效。

**经验用药：**耳堵闷加香附、川芎、柴胡通利耳窍。

## ━ 第四节 理气法 ━

理气法是用具有理气作用的中药疏通气机，以利清阳上达、浊阴下降。适用于气机不畅所致升降失调、清窍闭塞的耳鼻喉疾病，如梅核气等。

**常见症状：**心烦郁怒，胸胁胀痛，嗳气太息。咽部异物感，吐之不出，吞之不下，不碍饮食。舌淡红，苔薄白或薄黄，脉弦。

**常见病：**梅核气。

**证候分析：**本证多因情志不遂，阻遏肝脉，导致肝气失于疏泄所致。肝性喜条达而恶抑郁，肝失疏泄，气机郁滞，经气不利，故心烦郁怒，胸胁胀痛，嗳气太息；肝经循行于咽喉，肝气郁结，气机上逆，阻于咽喉，故咽部异物感；无形气结，吐之不出，吞之不下，不碍饮食；舌淡红，苔薄白或薄黄，脉弦均为肝郁之象。

**治则：**疏肝解郁。

**方药：**逍遥散加减。解析详见本书第二章第一节中"逍遥散"。

**经验用药：** 烦躁易怒、口苦咽干加牡丹皮、栀子清心除烦；失眠加百合、茯神解郁宁心安神；多梦加龙骨、牡蛎重镇潜阳安神；食欲不振加神曲、山楂、麦芽理气和胃，健脾消滞。

# 第五节　化痰法

　　痰为阴性，易阻遏阳气，以致清阳不展，而体倦乏力，畏寒；痰性黏滞，阻碍气机，致咳痰黏稠，或口黏口腻，或咽中有黏痰梗塞，吞吐不利，或大便黏腻；痰易流动、变幻多端，有"百病皆由痰作祟"之说，其病位广泛，证候复杂多变，易合它邪为患，如临床上常见的气痰、热痰、痰瘀等。化痰法是在调理脏腑的基础上，选用化痰的药物组方，治疗痰浊困结耳鼻咽喉诸窍所致病证。

　　化痰法常用于梅核气、鼻渊、喉痹、耳鸣、耳聋、耳眩晕、喉痹、乳蛾、喉瘤等疾病。

### 一、痰气互结

　　**常见症状：** 咳嗽痰白，肢倦纳呆，腹胀嗳气。咽异物感，自觉喉间痰多，咳吐不爽，时轻时重。舌淡，苔白腻，脉弦滑。

　　**常见病：** 梅核气。

　　**证候分析：** 脾为生痰之源，肺为储痰之器，忧思伤脾，以致脾失健运，聚湿为痰，则咳嗽痰白；痰为阴性，阻遏阳气，肢体清阳不展，则肢倦；痰湿困脾，水谷运化失司，则纳呆；痰湿停聚胃脘，阻滞气机，则腹胀；肝气犯胃，胃失和降，胃气上逆，则嗳气；情志不遂，肝气郁结，痰气互结上逆咽喉，故见咽异物感，自觉喉间痰多，咳吐不爽；舌淡，苔白腻，脉弦滑均为内有痰湿之候。

　　**治则：** 行气化痰。

**方药**：半夏厚朴汤加减。方中君药为半夏、厚朴，二者均为苦辛温燥之品。半夏功善化痰散结，降逆和胃；厚朴长于行气开郁、下气除满，二者相配痰气并治。臣药为茯苓、紫苏梗。茯苓渗湿健脾；紫苏梗芳香行气，理肺疏肝，助厚朴行气宽胸、宣通郁结之气。佐药为生姜，辛温散结，和胃止呕，且制半夏之毒。全方辛苦合用，共奏行气散结、降逆化痰之功。

**经验用药**：气郁较甚加香附、郁金、佛手助行气解郁之功；胸闷痰多加瓜蒌、薤白宽胸理气化痰；纳呆食少加木香、砂仁健脾消食，行气开胃；大便溏泄加白术、人参健脾利湿，五味子、诃子肉涩肠止泻；胁肋疼痛加川楝子、延胡索疏肝理气止痛；咽痛加牛蒡子、桔梗解毒散结，利咽止痛。

## 二、痰热郁结

**常见症状**：头重头昏，胸脘满闷，咳嗽痰多，口苦。或见浊涕鼻塞，咽部红肿疼痛，异物感，耳鸣，耳聋，耳中胀闷，头晕目眩。舌红，苔黄腻，脉滑数。

**常见病**：鼻渊、喉痹、耳鸣、耳聋、耳眩晕。

**证候分析**：痰火郁结，蒙蔽清窍，故头重头昏；痰浊阻胸，气机不利，则胸脘满闷；痰火犯肺，肃降失常，则咳嗽痰多；痰火内蕴，熏蒸于上则口苦；痰热秽浊，腐化津液，则浊涕不止，浊涕蕴鼻故鼻塞；痰热上蒸咽喉，气血壅盛，痹阻不通，则咽部红肿疼痛，有异物梗阻感；痰火郁结，蒙蔽耳窍，故耳鸣耳聋，耳中胀闷，头晕目眩；舌红，苔黄腻，脉滑数均为痰热内蕴之象。

**治则**：清热化痰。

**方药**：清气化痰丸加减。方中君药为胆南星，清热化痰，治痰热之壅闭。臣药为瓜蒌仁、黄芩。瓜蒌仁长于清肺化痰，黄芩善于清泻肺火。佐药为制半夏、苦杏仁、陈皮、枳实、茯苓。制半夏燥湿化痰，苦杏仁宣肺化痰，陈皮理气化痰，枳实破气化痰，茯苓利水渗湿，五味药合用理气化痰。使药以生姜汁为丸，一则可解半夏之毒，二则可助半夏降逆化痰。诸药合用，共奏清热化痰之效。

**经验用药:** 浊涕加鱼腥草、败酱草以清热排脓;咽部红肿疼痛加山豆根、射干以清热消肿利咽;耳中胀闷加石菖蒲、路路通以豁痰开窍。

### 三、痰凝血瘀

**常见症状:** 局部肿块刺痛,胸闷不舒。或见咽异物感;或咽干刺痛,痰黏难咳;或见声嘶。舌紫暗或有斑点,苔腻,脉弦涩。

**常见病:** 喉痹、乳蛾、喉瘤。

**证候分析:** 痰瘀交阻,气机不畅,肺气不宣,则局部肿块刺痛,胸闷不舒;痰凝血瘀,结于咽喉,则咽异物感、咽干刺痛;气滞血瘀痰凝,结聚咽喉、声带,声门开合不利,故声嘶;舌紫暗或有斑点,苔腻,脉弦涩均为内有痰瘀之象。

**治则:** 行气活血,化痰利咽。

**方药:** 会厌逐瘀汤加减。方中君药为桃仁、红花,二者共奏活血散瘀止痛之功。臣药为赤芍、当归、柴胡、枳壳。赤芍、当归以助君药活血化瘀;柴胡疏肝解郁,与枳壳合用理气行滞,使气行则血行。佐药为生地黄、玄参、桔梗。生地黄、玄参清热凉血,养阴生津;桔梗善于宣肺祛痰,利咽排脓。桔梗又为使药,与炙甘草为伍载药上行,直抵会厌,兼能发挥祛痰开音的作用。诸药合用,共奏行气活血、利咽开音之功。

**经验用药:** 喉核暗红,质硬不消加昆布、山慈菇、三棱、莪术软坚散结,活血化瘀;声嘶痰多加贝母、瓜蒌、海浮石化痰散结。

## 第六节 止晕法

耳眩晕,其病位在耳,多由痰浊中阻、肝风内动、阳虚水泛,扰动清窍而发病,以头晕目眩、耳鸣、耳聋、恶心、呕吐等为主要临床表现,与肝、脾、心、肾关系密切。

## 一、痰浊中阻

**常见症状：**突发眩晕，耳鸣耳聋。头重如裹，胸闷不舒，呕恶纳呆，身重体倦。舌苔白腻，脉濡或滑。

**证候分析：**多因脾失健运，不能运化水湿，聚湿生痰，痰浊中阻，清阳不升，浊阴不降，清窍蒙蔽，则发眩晕、耳鸣、耳聋；痰浊内盛，清阳不升，则头重如裹；痰阻中焦，阻滞气机，则胸闷不舒；痰湿困脾，脾胃升降失常，故呕恶纳呆；脾主肌肉四肢，脾虚湿困则身重体倦；舌苔白腻，脉濡或滑均为痰湿内盛之象。

**治则：**健脾燥湿，涤痰止眩。

**方药：**四皮泽泻定眩汤。方中君药为冬瓜皮、大腹皮、地骨皮、生桑白皮、泽泻。冬瓜皮可清热利水消肿；大腹皮行气宽中、利水消肿；地骨皮为"走表又走里之药，消其浮游之邪"；生桑白皮通利水道，利水消肿；泽泻善利水导滞，利水而不伤阴。四皮与泽泻合用，可加强全方利湿行水之力。臣药为半夏、天麻、白术、茯苓、陈皮、竹茹。半夏燥湿化痰，降逆止呕，意在治痰；天麻平肝息风而止眩，意在治风。二者合用，共奏化痰息风之效。白术健脾燥湿，以治生痰之本，标本同治，健脾祛湿，化痰止眩；茯苓健脾渗湿；陈皮理气化痰，治痰须理气，气利痰自愈；竹茹清热化痰，除烦止呕。祛痰、健脾、理气、止呕各彰其效，也是温胆汤配伍之精髓。佐药为旋覆花、龙骨、牡蛎、大枣。旋覆花善于降气化痰，降胃气止呕；龙骨、牡蛎平肝潜阳、重镇安神，三味药合用，既能降上逆之痰气，又能止呕、安神；大枣味甘、性温，补中益气、养血生津。使药为炙甘草，补中益气、调和诸药。

**经验用药：**纳呆加木香、砂仁醒脾开胃；痰湿化热，加黄芩、胆南星清热化痰。

## 二、肝风内动

**常见症状：**眩晕，每遇恼怒发作加重。耳鸣耳聋，头昏脑涨，口苦咽干，胸胁苦满，急躁易怒，多梦易惊。舌红苔黄，脉弦数。

**证候分析：** 肝主风主动，肝阳上亢，阴不制阳，阳亢化风，风阳上扰清窍，则眩晕每遇恼怒发作加重；情志不遂，致肝气郁结，化火生风，风火上扰清窍，故耳鸣耳聋，头昏脑涨；肝火灼伤津液，则口苦咽干；肝喜条达而恶抑郁，肝气郁滞则急躁易怒，气机郁滞则胸胁苦满；肝藏魂，魂不守舍则多梦易惊；舌红苔黄，脉弦数均为肝阳内盛之象。

**治则：** 平肝息风，育阴潜阳。

**方药：** 天麻钩藤饮加减。方中君药为天麻、钩藤，二药平肝息风。臣药为石决明，咸寒质重，平肝潜阳，加强平肝息风之力。佐药为川牛膝、杜仲、桑寄生、栀子、黄芩、益母草。川牛膝引血下行，并能活血利水；杜仲、桑寄生补益肝肾以治本；栀子、黄芩清肝降火，以折其亢阳；益母草活血利水，入心、肝二经，与牛膝配伍可引血下行。诸药合用，共奏平肝息风、育阴潜阳之功。

眩晕发作缓解后，应以滋补肝肾为主，以治其本，故以杞菊地黄丸服之。方中熟地黄、枸杞子益肾阴，养精髓；泽泻，泻肾降浊；牡丹皮泻肝火；山茱萸酸甘微温，善补益肝肾、收敛固涩；山药性平，甘补涩敛，既养阴益气、补脾益肾，又固精缩尿；茯苓健脾利湿；菊花清肝明目。全方配伍，可滋肾养肝，防止眩晕发作。

**经验用药：** 肝气郁结较甚可加川楝子、郁金疏肝理气；肝风较甚，摇摇欲扑者可加珍珠母、龙骨、牡蛎镇肝息风。

### 三、阳虚水泛

**常见症状：** 眩晕、耳鸣、耳聋，时心下悸动，寒气自少腹冲心，四肢不温，小便清长。舌质淡胖，苔白滑，脉沉迟缓或沉细弱。

**证候分析：** 肾阳亏虚，气不化水，寒水上泛清窍，积于耳内，耳司平衡失职，故眩晕、耳鸣、耳聋；寒水上凌于心，故心下悸动，寒气自少腹冲心；肾阳不足，寒水内盛，不能温养四肢则四肢不温；肾阳虚弱，气不化水则小便清长；舌质淡胖，苔白滑，脉沉迟缓或沉细弱均为阳虚阴寒内盛之象。

**治则：**温补心肾，散寒利水。

**方药：**真武汤加减。方中君药为附子，辛甘性热，温补心肾，以化气行水，兼暖脾土，温运水湿。臣药为白术、茯苓。白术味苦而甘，既能燥湿实脾，又能缓脾生津；茯苓甘淡性平，健脾利水渗湿。二者相伍，益气健脾祛湿。佐药为生姜、白芍。生姜辛而微温，降逆散寒利水，既助附子温阳散寒，又合苓、术宣散水湿；白芍和血益阴，以防附子辛热劫阴之弊，以利于久服缓治，并可利小便、行水气，助苓、术祛除水湿。诸药合用，共奏温阳利水之功。

**经验用药：**四肢厥冷加淫羊藿、巴戟天温阳散寒；水饮较盛，下肢肿胀加桂枝、猪苓、泽泻加强温阳利水之用。

# 第七节 通窍聪耳法

通窍聪耳法用于治疗耳鸣耳聋。本病的发生有虚实之分，实证多因风邪外袭、肝气郁结、肝火上扰、痰火郁结、气滞血瘀，实邪阻滞耳窍，气血瘀阻，发为耳鸣耳聋；虚证多因心神失养、肾阴亏虚、肾阳不足、脾气虚弱、气血亏虚，耳窍失养，因虚致瘀，发为本病。因此在治疗上以活血通窍为基本原则，以经验方"四藤龙牡汤"为基础方剂，辨证配合疏风散邪、疏肝解郁、清肝泻火、化痰清热、行气活血、养血宁心、滋阴补肾、温阳补肾、健脾升阳、气血双补加减治疗耳鸣耳聋。

## 一、疏风散邪通窍聪耳法

**理论依据：**"耳者，肾之窍。若经脉虚损，气血不足，为风邪所乘，入于耳脉，则正气痞塞，不能宣通，邪正相击，故令耳虚鸣也。"（《太平圣惠方·卷第七》）

**病因病机：**寒热失调，机体抗邪能力下降，风邪乘虚而入，循经上犯清窍，与气相搏，引发耳鸣。或风邪犯肺，结而化火，循经上扰，致耳鸣不止。

**常见症状：**多有受风病史，耳鸣或耳聋骤起，可伴耳内堵塞感，或伴有鼻塞流涕、头疼、咳嗽等。舌淡红，苔薄白或薄黄，脉浮。

**证候分析：**风邪侵袭，肺失宣降，风邪循经上犯清窍，发为耳鸣、耳聋；风邪阻络，经气痞塞，则耳内堵塞；肺开窍于鼻，肺失宣降，清窍失养，故鼻塞流涕、头痛、咳嗽；舌质淡红，苔薄白，脉浮均为风邪袭表之象。

**治则：**疏风散邪，宣肺通窍。

**方药：**风热外袭者，予桑菊饮合四藤龙牡汤加减。解析详见本书第二章第一节中"桑菊饮"和第二章第二节中"四藤龙牡汤"。

风寒外袭者，予麻黄汤合四藤龙牡汤加减。方中麻黄发汗解表以散寒通窍，驱散在表之风邪；辅以桂枝温通经络、助阳化气；杏仁宣畅肺气，助麻黄平喘；四藤龙牡可达活血通络、重镇潜阳、养血安神之功；炙甘草调和诸药。诸药配伍，共奏解表散寒、活血通窍之效。

**经验用药：**耳闷加石菖蒲、路路通通利耳窍；鼻塞加苍耳子、辛夷宣肺通窍。

## 二、疏肝解郁通窍聪耳法

**理论依据：**"木郁之发……甚则耳鸣旋转。"（《素问·六元正纪大论》）

**病因病机：**肝脏喜条达恶抑郁，情志长期不舒，导致肝气郁结，失于疏泄，气机阻滞，升降失调，浊气上扰清窍，则病发耳鸣。

**常见症状：**耳鸣、耳聋起病或加重与情志抑郁或恼怒有关。胸胁胀痛，夜寐不宁，头痛眩晕。舌红，苔白或黄，脉弦。

**证候分析：**常因情志不畅，肝失疏泄条达，肝气郁结，气机逆乱，耳窍功能失常，发为耳鸣、耳聋；肝郁气滞，气机不利，则胸胁胀痛；肝郁化火，内扰心神，则夜寐不宁；情志抑郁致肝气郁结，气机阻滞，升降失调，浊气上犯清窍，故头痛眩晕。

治则：疏肝解郁，通窍聪耳。

方药：逍遥散合四藤龙牡汤加减。解析详见本书第二章第一节中"逍遥散"和第二章第二节中"四藤龙牡汤"。

经验用药：头痛加川芎、黄芩疏肝解郁，行气止痛；失眠加珍珠母、磁石镇惊安神；眩晕加天麻、川芎疏肝息风止眩。

### 三、清肝泻火通窍聪耳法

理论依据："肝胆火盛，耳内蝉鸣，渐致耳聋。"（《杂病源流犀烛·卷二十三》）

病因病机：手足少阳经均入耳中，若外邪由表及里，侵犯少阳；或情志抑郁、暴怒伤肝等致肝失调达，气郁化火，均可致肝胆火热循经上扰耳窍，导致耳鸣。

常见症状：耳聋，耳鸣如闻潮声或风雷声，时轻时重，多在情志抑郁或恼怒之后加重。面红目赤，头晕目眩，胁肋灼痛，急躁易怒，失眠多梦，口苦咽干。舌红，苔薄黄，脉弦数。

证候分析：足少阳胆经入耳中，因郁怒伤肝，肝胆之气循经上逆，犯于耳窍，阻滞脉络，发为耳鸣、耳聋；肝火循经上攻头目，气血壅滞脉络，故目赤面红，头晕目眩；肝火内炽，热灼气阻，则胁肋灼痛；肝藏魂，心藏神，热扰心神，则心神不宁，见急躁易怒，失眠多梦；肝火挟胆气上溢，则口苦；热灼津液，则咽干；舌红，苔薄黄，脉弦数均为肝胆火盛之象。

治则：清肝泻火，开郁通窍。

方药：龙胆泻肝汤合四藤龙牡汤加减。解析详见本书第二章第一节中"龙胆泻肝汤"和第二章第二节中"四藤龙牡汤"。

经验用药：目赤肿痛加密蒙花、青葙子清肝明目；失眠多梦加珍珠母、磁石平肝潜阳，镇惊安神；咽干加芦根、麦冬生津止渴；大便秘结加大黄、枳实、厚朴通腑泻热。

### 四、化痰清热通窍聪耳法

**理论依据:** "痰火,因膏粱胃热上升,两耳蝉鸣。热郁甚,则气闭渐聋。"(《医学入门》)

**病因病机:** 饮食不节、过食肥甘,或思虑过度等,伤及脾胃,致运化失司,水湿聚而生痰,久郁化火,痰火上炎,郁于耳中,壅闭清窍,从而导致耳鸣。

**常见症状:** 耳鸣耳聋,耳中胀闷,头重如裹或见头晕目眩,胸脘满闷,咳嗽痰多,口中黏腻,大便黏滞。舌红,苔黄腻,脉滑数。

**证候分析:** 饮食不节,过食肥甘厚味,痰火内生,上壅于耳,蒙蔽清窍,则耳鸣耳聋,耳中胀闷;上蒙于头,则头重如裹或头晕目眩;痰阻中焦,气机不利,故胸脘满闷;痰火犯肺,肃降失常,则咳嗽痰多;痰浊阻滞脾胃,则口中黏腻;痰湿下注大肠,则大便黏滞;舌红,苔黄腻,脉弦滑均为痰火蕴结之象。

**治则:** 化痰清热,通窍聪耳。

**方药:** 清气化痰丸合四藤龙牡汤加减。解析详见本书第二章第一节中"清气化痰丸"和第二章第二节中"四藤龙牡汤"。

**经验用药:** 胸闷痞满加厚朴、瓜蒌、薤白宽胸理气;湿热重加广藿香、佩兰醒脾化湿;口苦反酸加黄连、吴茱萸、瓦楞子降逆止呕。

### 五、行气活血通窍聪耳法

**理论依据:** "十二经脉,三百六十五络,其血气皆上于面而走空窍……其别气走于耳而为听。"(《灵枢·邪气脏腑病形》)

**病因病机:** 耳为宗脉聚所,脏腑气血通过宗脉皆灌注于耳,气血运行正常,耳窍得以濡养;若因外伤或外感邪毒直犯耳窍,结聚不散,耳部血行不畅,瘀血停滞,耳窍为之闭阻不通,发为耳鸣耳聋。

**常见症状:** 耳鸣或耳聋,伴耳堵闷,全身可无明显其他症状,或有爆震史或外伤史。舌质暗红或有瘀斑,脉细涩。

**证候分析:** 久病耳部气机阻滞,血行不畅,清窍闭塞。或情志抑郁,肝气郁结，气机不畅，气滞血瘀；或跌仆爆震，瘀血内停，耳窍功能失常，则耳鸣或耳聋，伴耳堵闷；舌质暗红或有瘀斑，脉细涩均为气滞血瘀之象。

**治则：**行气活血，通窍聪耳。

**方药：**通窍活血汤合四藤龙牡汤加减。解析详见本书第二章第一节中"通窍活血汤"和第二章第二节中"四藤龙牡汤"。

**经验用药：**耳堵闷加香附、柴胡行气活血，通利耳窍。

### 六、养血宁心通窍聪耳法

**理论依据：**"南方赤色，入通于心，开窍于耳。"（《素问·金匮真言论》）

"心者，五脏六腑之大主也，精神之所舍也。"（《灵枢·邪客》）

**病因病机：**五脏六腑皆听命于心，听觉同样受心主神明的影响，心主神明方能明辨五音。若忧思过度则伤心神、心神耗伤则心虚血亏，故心神失主，听神失司，致使耳窍失其正常听力及聪明之慧，包括耳鸣、耳聋、幻听等。

**常见症状：**耳鸣、耳聋的起病或加重，与精神紧张或压力过大有关。心烦失眠，惊悸不安，面色无华。舌质淡，苔薄白，脉细弱。

**证候分析：**因心主神明，长期精神紧张或压力过大，则心血暗耗，不能濡养清窍，引发耳鸣耳聋；心血属阴，阴血不足，虚阳独亢，阳不入阴，则心烦失眠；心神有赖心血的滋养，心血不足，神不守舍，则惊悸不安；心主血，其华在面，心血不足，则面色无华；舌质淡，苔薄白，脉细弱均为血虚之象。

**治则：**养血宁心，通窍聪耳。

**方药：**天王补心丹合四藤龙牡汤加减。解析详见本书第一章第三节中"心阴不足—天王补心丹"和第二章第二节中"四藤龙牡汤"。

**经验用药：**心烦失眠加栀子、淡豆豉清心除烦。

### 七、滋阴补肾通窍聪耳法

**理论依据:** "耳中哄哄然,是无阴也。"(《医贯·卷五·耳论》)

"耳鸣如风雨,如蝉鸣,如潮声者,是皆阴衰肾亏而然。"(《景岳全书》)

**病因病机:** 肾为先天之本,藏五脏六腑之精。肾开窍于耳,肾精充盈则髓海得养;反之,则肾阴虚衰,髓海失养,而致耳鸣。

**常见症状:** 耳聋或耳鸣如蝉,昼夜不息,安静时尤甚,或见头昏眼花,腰膝酸软,虚烦失眠,夜尿频多。舌红少苔,脉沉细。

**证候分析:** 肾开窍于耳,主骨生髓通于脑,肾精亏损则髓海空虚,耳窍失养,则耳鸣、耳聋;脑失血养,则头昏眼花;腰为肾之府,肾亏则腰膝酸软;肾阴不足,肾水不能上济于心,虚热内扰心神,则虚烦失眠;肾司二便,肾气不固,则夜尿频多;舌红少苔,脉沉细均为肾阴不足之象。

**治则:** 滋阴补肾,活血通窍。

**方药:** 六味地黄丸合四藤龙牡汤加减。解析详见本书第二章第一节中"六味地黄丸"和第二章第二节中"四藤龙牡汤"。

**经验用药:** 腰膝酸软加杜仲、桑寄生补肾阴,强腰膝;心烦失眠加黄连、肉桂交通心肾,清热安神;夜尿频多去茯苓、泽泻、牡丹皮,加乌药、益智仁补肾缩尿。

### 八、温阳补肾通窍聪耳法

**理论依据:** "耳者,肾之官也。"(《灵枢·五阅五使》)

"肾气通于耳,肾和则耳能闻五音矣。"(《灵枢·脉度》)

"肾虚耳中潮声蝉声无休止时,妨害听闻者,当坠气补肾。"(《医贯·卷五·耳论》)

**病因病机:** 肾主骨生髓,开窍于耳。肾藏精,精气在耳,肾阳气充足则耳得濡养;若气血耗伤,肾阳不足,耳窍失于温煦,致耳鸣。

**常见症状:** 耳鸣或耳聋日久,头晕眼花,腰膝酸软,发脱齿摇,夜尿频数,遗精早泄,畏寒肢冷。舌淡胖,苔白,脉沉细弱。

**证候分析：**肾开窍于耳，肾阳不足，阳气不能上腾，温煦失司，耳窍失于肾阳之温煦，故耳鸣耳聋；元阳衰惫，髓海不足，则头晕眼花；腰为肾之府，肾阳不足，府失所养，则腰膝酸软；肾藏精，其华在发，发为血之余，精血不足则发脱；肾主骨，齿为骨之余，肾虚则齿摇；肾主水及生殖，肾气不足，温煦失职则夜尿频数，遗精早泄；肾居下焦，肾阳虚衰，不能温煦肌肤四肢，则畏寒肢冷；舌淡胖，苔白，脉沉细弱均为肾阳不足之象。

**治则：**温阳补肾，通窍聪耳。

**方药：**肾气丸合四藤龙牡汤加减。解析详见本书第一章第三节中"肾阳亏虚—肾气丸"和第二章第二节中"四藤龙牡汤"。

**经验用药：**夜尿频数加益智仁、乌药固肾缩尿。

### 九、健脾升阳通窍聪耳法

**理论依据："**脾为孤脏……其不及，则令人九窍不通。"（《素问·玉机真脏论》）

**病因病机：**脾为后天之本，气血生化之源，若饮食不节或劳倦、思虑过度，致脾胃虚弱，气血生化之源不足，脏腑失润，经脉空虚，耳窍失养致耳鸣。

**常见症状：**耳鸣、耳聋的起病或加重，与劳累或思虑过度有关，常于下蹲站起时加重。倦怠乏力，面色无华，多梦易醒，纳呆腹胀，大便溏泄。舌淡红，苔薄白，脉弱。

**证候分析：**脾主升清，饮食入胃，经过脾气转输，形成水谷精微和津液，清阳部分经过脾气上升，内养五脏六腑，外养四肢百骸、皮毛筋肉。劳倦、思虑伤脾，清阳不升，耳窍失养，发为耳鸣耳聋；脾主运化，饮食入胃，脾气将其运化为精、气、血、津液，吸收并转输全身，脾虚运化失职，气血生化乏源，则倦怠乏力，面色无华；心藏神，神志活动离不开气血充养，脾虚则气血生化乏源，无以养神，神志不安，则多梦易醒；脾气不升，则浊气不降，浊气停滞中焦则纳呆腹胀；下注大肠则大便溏泄；舌淡红，苔薄白，脉弱均为清阳不升之象。

**治则：** 健脾益气，升阳通窍。

**方药：** 补中益气汤合四藤龙牡汤加减。解析详见本书第二章第一节中"补中益气汤"和第二章第二节中"四藤龙牡汤"。

**经验用药：** 失眠多梦加石菖蒲、远志、茯神养血安神；纳呆腹胀重加木香、砂仁行气除胀；大便溏泄重加肉豆蔻、补骨脂、吴茱萸健脾温中，涩肠止泻。

### 十、气血双补通窍聪耳法

**理论依据：** "丹溪曰：气血和，一疾不生"（《万病回春》）

"上气不足，脑为之不满，耳为之苦鸣"（《灵枢·口问》）

"阴阳俱虚者，皮为血气虚损，宗脉不足，病若耳鸣嘈嘈。"（《诸病源候论·耳鸣候》）

**病因病机：** 气血为标，五脏为本，气血是维护人体正常功能的物质基础，气助血行，血可载气，气血相互滋生，血充则气足，血少则气虚，久病耗伤气血，致气血亏虚。气虚推动血行无力，血虚则脉络空虚，耳窍失养，发为耳鸣。

**常见症状：** 耳鸣耳聋每于疲劳之后加重，或见倦怠乏力，面色无华，心悸失眠。舌淡红，苔薄白，脉细弱。

**证候分析：** 因饮食不节或劳累过度，起居失调致使脾胃虚弱，气血生化不足，清阳不升，耳窍失养发为耳鸣耳聋；气虚四肢失养则倦怠乏力，血虚不能上荣于面则面色无华；血虚心神失养，神不守舍，则心悸失眠；舌淡红，苔薄白，脉细弱均为气血不足之象。

**治则：** 益气养血，通窍聪耳。

**方药：** 八珍汤合四藤龙牡汤加减。方中人参与熟地黄相配，益气养血；白术、茯苓健脾渗湿，以助人参益气补脾；当归、白芍养血和营，以助熟地黄滋养心肝；川芎活血行气，使熟地黄、当归、白芍补而不滞；炙甘草为使，益气和中，调和诸药。"四藤龙牡汤"解析详见本书第二章第二节。

**经验用药：**倦怠乏力加黄芪、红景天以补气升阳；心悸失眠加酸枣仁、柏子仁养血安神。

# 第八节 牵正法

牵正法适用于风邪阻络或气虚血瘀所致的耳面瘫。耳为清窍，为手足三阳经脉循行所经之处，若风邪外袭，痹阻耳部三阳脉络；或是素体虚弱、久病迁延不愈，气血不足，气虚血运无力，血瘀滞于耳部脉络，筋脉失于荣养，导致面部筋脉弛缓失用，发为面瘫。

## 一、风邪阻络

**常见症状：**突发单侧口眼㖞斜，面部麻木，伴完骨处疼痛或压痛，头痛拘紧。舌淡红，舌苔薄，脉浮。

**证候分析：**风邪夹寒或夹热、夹痰，侵袭耳窍，痹阻耳部脉络，耳面部筋脉失于气血之濡润，故患侧面部麻木；筋脉弛缓，故口眼㖞斜；邪气痹阻，不通则痛，故完骨处疼痛或压痛，头痛拘紧；舌淡红，舌苔薄，脉浮均为风邪外袭之证。

**治则：**祛风散邪通络。

**方药：**牵正散加减。方中君药为白附子，辛散而热，祛风化痰，擅长治头面之风。臣药为全蝎、僵蚕。全蝎长于通络，僵蚕优于化痰，二者属虫类药，祛风搜风、通络止痉。三药合用，药少力专，使风散痰消，经络通畅。用热酒调服以为佐使，以助宣通血脉，并能引药入络，直达病所。

**经验用药：**偏风热可加金银花、连翘疏风清热；偏风寒加荆芥、防风解表散寒；肝经风热加天麻、钩藤、石决明平肝息风。

### 二、气虚血瘀

**常见症状：** 口眼㖞斜日久，表情呆滞，眼睛干涩，面色不华，倦怠乏力。舌质暗淡，或有瘀点，脉细涩。

**证候分析：** 瘀血痹阻耳窍脉络日久，耗伤气血，气为血之帅，气虚则血行乏力，经脉失于气血濡润，故口眼㖞斜、表情呆滞；气血亏虚，眼、头面及周身失养，则眼睛干涩、面色不华、倦怠乏力；舌质暗淡，或有瘀点，脉细涩均为气虚血瘀之证。

**治则：** 益气活血，化瘀通络。

**方药：** 补阳还五汤加减。方中君药为生黄芪，重用生黄芪以补益元气，意在气旺则血行，瘀去则络通。臣药为当归尾，活血通络而不伤血。佐药为赤芍、川芎、桃仁、红花，四药协同当归尾以活血祛瘀。使药为地龙通经活络，力专善走，周行全身，以行药力。诸药合用，共奏益气活血、化瘀通络之功。

**经验用药：** 肺气虚加党参补肺益气；脾气虚加黄精、山药益气补脾；日久及肾可加菟丝子、肉苁蓉以补肾填精。

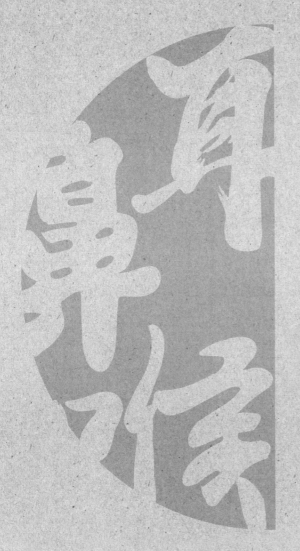

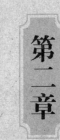

第二章

内治遣方

经方验方显功效

津沽名医谯凤英耳鼻喉科临证感悟

# 第一节 经典方临床应用举隅

## 一、苍耳子散（《济生方》）

**【方药组成】** 苍耳子，辛夷，白芷，薄荷。

**【功能主治】** 疏风止痛，通利鼻窍。治疗风邪外袭所致的鼻室、鼻渊及鼻齆等病。

**【组方分析】** 方中君药为苍耳子，味辛散风，苦燥湿浊，"独能上达巅顶，疏通脑户之风寒"，善通鼻窍以除鼻塞，止前额及鼻内胀痛。臣药为辛夷、白芷。辛夷性辛温，善散风寒，通鼻窍；白芷味辛微苦，可祛风散寒，宣肺燥湿，通鼻窍而止痛，消肿以排脓。佐药为薄荷，性辛凉，善疏散上焦风热，清利头目，既可助上三药祛风通窍，又能制其辛燥化热之弊，还可宣散壅遏之热邪。诸药合用，共奏祛风散邪、宣通鼻窍之功。

**【病案举隅】**

**病案一：急性鼻炎**

张某，男，27 岁，外卖员。

**初诊：** 2017 年 1 月 9 日。

**主诉：** 鼻塞，打喷嚏，流清涕 3 天。

**现病史：** 患者 3 天前遇冷后出现鼻塞，打喷嚏，流清涕，伴时干咳，恶寒发热，无汗，巅顶疼痛。纳可，寐安，二便调。

**检查：** 双鼻黏膜急性充血，双下甲肿大，鼻腔可见清水样分泌物。

**舌脉：** 舌淡红，苔薄白，脉浮紧。

**西医诊断：** 急性鼻炎。

**中医诊断：** 伤风鼻塞，证属风寒外袭。

**治则：** 辛温解表，散寒通窍。

**处方：**苍耳子散合通窍汤加减。

炒苍耳子 10 克 　　辛夷 10 克<sub>包煎</sub>　　白芷 10 克 　　薄荷 6 克<sub>后下</sub>

蜜麻黄 6 克 　　防风 10 克 　　荆芥 10 克 　　羌活 10 克

藁本 15 克 　　川芎 15 克 　　细辛 3 克 　　白芍 10 克

桂枝 10 克 　　炒苦杏仁 10 克 　　炙甘草 6 克

3 剂，每日 1 剂，水煎取汁 300 mL，早晚各 150 mL，温服。

**二诊：**2017 年 1 月 12 日。

**主诉：**鼻塞、打喷嚏、流清涕、时干咳、恶寒发热较前减轻，巅顶疼痛消失。纳可，寐安，二便调。

**检查：**双鼻黏膜稍充血，双下甲稍大，鼻腔可见少量清水样分泌物。

**舌脉：**舌淡红，苔薄白，脉浮紧。

**处方：**上方去藁本、川芎、细辛、炒苦杏仁，继服 3 剂，煎服法同上。

**三诊：**2017 年 1 月 15 日。

**主诉：**诸症消失。纳可，寐安，二便调。

**检查：**双鼻黏膜淡红，双下甲可见。

**舌脉：**舌淡红，苔薄白，脉弦。

**处方：**嘱其停药，慎起居，避风寒，畅情志。

**按语：**患者偶感风寒，外邪侵袭，首先犯肺，循经上犯，壅聚鼻窍，则鼻塞；肺气与邪抗争，驱邪外出则打喷嚏；肺主宣发肃降，将津液上输头面诸窍，外达皮毛腠理，下养五脏六腑，外邪侵袭，肺失肃降，水液停聚，上溢鼻窍，则鼻流清涕；肺气上逆，则时咳嗽；邪气伤卫，与卫阳抗争，则恶寒与发热并见；寒为阴邪主收引、凝滞，使腠理阖而不开，肺卫之气不能宣发津液外泄，致无汗之症；风寒之邪循足太阳之经上犯头窍，则巅顶疼痛；舌淡红，苔薄白，脉浮紧均为风寒外袭之象。故以苍耳子散合通窍汤加减。方中苍耳子散祛风散寒，通窍止痛；蜜麻黄善于宣肺气、开腠理而解表；防风甘缓微温不峻烈，长于辛散，祛风解表；荆芥微温不烈，药性温和，长于解表散风；羌活气味雄烈，善于升散发表；藁本、川芎、细辛散风寒，宣鼻窍，止头痛；白芍入肝、脾经，与温经通阳之桂枝合用可敛阴，调和营卫；炒苦杏仁入肺经，味苦泄降，肃降兼宣发肺气而止咳，为治咳之要药；炙甘草调和诸药。二诊时干咳、巅顶痛解，故原方去宣降肺气之炒苦杏仁及散寒通窍止痛之藁本、川芎、细辛，继服3剂，诸症消失，故中病即止。

**病案二：急性鼻窦炎**

于某，女，61岁，退休。

**初诊：** 2017年5月15日。

**主诉：** 鼻塞，流大量黄黏涕1周。

**现病史：** 鼻塞，流大量黄黏涕伴涕倒流，双侧眉棱骨胀痛，微恶风，时咳嗽。纳可，寐安，小便可，大便干，两日一行。

**检查：** 双鼻黏膜急性充血，双下甲肿大，双侧中鼻道及嗅裂可见大量黄色黏性分泌物。双侧额窦区压痛。鼻窦CT示双侧额窦炎。

**舌脉：** 舌红，苔薄黄，脉浮数。

**西医诊断：** 急性鼻窦炎。

**中医诊断：** 鼻渊，证属肺经风热。

**治则：** 疏风清热，宣肺通窍。

**处方：** 苍耳子散合银翘散加减。

| | | | |
|---|---|---|---|
| 炒苍耳子10克 | 辛夷10克包煎 | 白芷10克 | 薄荷6克后下 |
| 金银花20克 | 连翘20克 | 荆芥10克 | 淡豆豉10克 |
| 石菖蒲15克 | 路路通15克 | 桔梗6克 | 鱼腥草30克 |
| 冬瓜子30克 | 川芎10克 | 浙贝母10克 | 大黄6克后下 |
| 炙甘草6克 | | | |

5剂，每日1剂，水煎取汁300 mL，早晚各150 mL，温服。

**二诊：** 2017年5月20日。

**主诉：** 鼻塞、流黄黏涕、涕倒流、双侧眉棱骨胀痛较前明显减轻，恶风、咳嗽消失。纳可，寐安，二便调。

**检查：** 双鼻黏膜淡红，双下甲、双中甲正常，双侧下鼻道、中鼻道及嗅裂通畅。

**舌脉：** 舌淡红，苔薄白，脉浮数。

**处方：** 上方去浙贝母、大黄，继服 5 剂，煎服法同上。

**随访：** 1 周后电话随访，诸症消失。

**按语：** 风热袭肺，肺失宣降，邪热上壅于鼻窍，窍闭不通，故鼻塞；肺在液为涕，肺气通于鼻，肺热内蕴，宣发肃降失常，热壅鼻窍，涕液布散失常，热灼津液则流大量黄黏涕、涕倒流；风热内郁，气血壅滞，风热之邪循足阳明胃经上犯头面部，则双侧眉棱骨胀痛；风热外袭，肺气不宣，卫气壅滞则微恶风；肺气失宣，气机不利，肺气上逆则咳嗽；肺与大肠相表里，邪壅于肺，肺阴受损，津液枯少，不能下输大肠，无水行舟，传导失司，则肠枯便秘，排便困难；舌红，苔薄黄，脉浮数均为风热外袭之象。故以苍耳子散合银翘散加减。方中炒苍耳子、辛夷、白芷祛风止痛，通利鼻窍；薄荷味辛性凉，入肺经，辛以发散，凉以清热，疏散风热，宣散表邪，通利鼻窍；金银花、连翘入肺经，辛凉透邪，清热解毒以通鼻窍；荆芥、淡豆豉辛凉宣散，解表祛风热之邪，助宣通鼻窍；路路通、石菖蒲通利鼻窍；桔梗宣肺排脓；鱼腥草入肺经，清肺解毒排脓；冬瓜子入肺、大肠经，清肺化浊排脓；川芎行气活血，祛风止头痛；浙贝母偏于苦泄，长于治疗风热咳嗽；大黄苦寒沉降，入大肠经，通便以助泄肺热；炙甘草调和诸药。二诊时，鼻部症状均明显改善，可见用药切中病机，故原方随证加减，咳嗽解，大便调，去浙贝母、大黄，继服 5 剂，诸症皆除。

## 二、银翘散（《温病条辨》）

**【方药组成】** 金银花，连翘，薄荷，牛蒡子，荆芥穗，淡豆豉，芦根，竹叶，桔梗，甘草。

**【功能主治】** 辛凉透表，清热解毒。治疗风热外袭所致的耳疖、伤风鼻塞、急喉痹等病。

【组方分析】方中君药为金银花、连翘。二者气味芳香，既能疏散风热，清热解毒，又可辟秽化浊。臣药为薄荷、牛蒡子、荆芥穗、淡豆豉。薄荷、牛蒡子辛而性凉，疏散风热，清利头目，且可解毒利咽；荆芥穗、淡豆豉辛而微温，解表散邪，二者虽辛温，但辛而不烈，温而不燥，配入辛凉解表的方中，增加辛散透表之力，为去性取用之法。佐药为芦根、竹叶、桔梗。芦根、竹叶可清热生津；桔梗开宣肺气而利咽。使药为甘草，可调和药性，护胃安中。诸药合用，共奏疏散风热、清热解表之功。

【病案举隅】

**病案一：外耳道疖肿**

王某，男，42 岁，司机。

**初诊：** 2017 年 11 月 14 日。

**主诉：** 左耳痛 2 天。

**现病史：** 患者 2 天前挖耳后出现左耳痛，张口、咀嚼时加重。纳可，寐安，小便黄赤，大便调。

**检查：** 左侧外耳道前壁近外耳道口可见一局限性隆起，顶端膨隆、色黄，鼓膜完整，标志正常。

**舌脉：** 舌红，苔薄黄，脉浮数。

**西医诊断：** 外耳道疖肿（左侧）。

**中医诊断：** 耳疖，证属风热外袭。

**治则：** 疏风清热，解毒消肿。

**处方：** 银翘散合五味消毒饮加减。

| | | | |
|---|---|---|---|
| 金银花 30 克 | 连翘 30 克 | 薄荷 6 克 后下 | 牛蒡子 10 克 |
| 荆芥穗 10 克 | 淡豆豉 10 克 | 芦根 20 克 | 淡竹叶 20 克 |
| 桔梗 10 克 | 紫花地丁 15 克 | 蒲公英 15 克 | 野菊花 10 克 |
| 天葵子 10 克 | 甘草 6 克 | | |

3 剂，每日 1 剂，水煎取汁 300 mL，早晚各 150 mL，温服。

**随访：** 3 天后电话随访，耳疖消失。

**按语：** 外耳道疖肿属祖国医学之"耳疖"范畴。挖耳损伤肌肤，风热邪毒趁机侵犯耳窍，阻滞经脉，气血凝聚，故外耳道红肿疼痛；张口、咀嚼等动作易牵拉外耳道红肿部位，故疼痛加重；舌红，苔薄黄，脉浮数均为风热外袭之象。故以银翘散加减疏风清热、解毒消肿。配合清热解毒之五味消毒饮，紫花地丁、蒲公英、野菊花、天葵子均属清热解毒之药，增清热解毒、消肿散结之功。其中紫花地丁入心肝血分，善清热解毒凉血，以消耳部红肿，为治血热壅滞、痈肿疮毒、红肿热痛之常用药；蒲公英苦寒，可清解耳窍火热毒邪，为清热解毒之佳品；野菊花辛散苦降，其清热泻火、消肿止痛力胜，为外科疗痈之良药；天葵子味苦辛性寒，善于清热解毒，治头面疗疮疖肿；甘草调和诸药。诸药合用，共奏疏风清热、解毒消肿之功。

**病案二：急性鼻炎**

刘某，女，22岁，公司职员。

**初诊：** 2017年12月5日。

**主诉：** 鼻塞，打喷嚏，流黄涕3天。

**现病史：** 鼻塞，打喷嚏，流黄涕。纳可，寐安，二便调。

**检查：** 双鼻黏膜急性充血，鼻中隔无明显偏曲，双下甲肿大，双侧下鼻道可见黄黏性分泌物。

**舌脉：** 舌红，苔薄黄，脉浮数。

**西医诊断：** 急性鼻炎。

**中医诊断：** 伤风鼻塞，证属风热外袭。

**治则：** 疏风清热，宣肺通窍。

**处方：** 苍耳子散合银翘散加减。

| 金银花15克 | 连翘15克 | 薄荷6克后下 | 牛蒡子10克 |
| 荆芥10克 | 淡豆豉10克 | 桔梗6克 | 炒苍耳子10克 |
| 辛夷10克包煎 | 白芷10克 | 鱼腥草15克 | 甘草6克 |

3剂，每日1剂，水煎取汁300 mL，早晚各150 mL，温服。

**随访：** 3 天后电话随访，症状消失。

**按语：** 急性鼻炎属祖国医学之"伤风鼻塞"范畴。肺开窍于鼻，外合皮毛，风热之邪，从口鼻入，首先犯肺，致肺气不宣，上壅鼻窍而为病。风热外袭，肺失宣降，风热上扰，壅聚鼻窍，故见鼻塞；卫气与邪气抗争，驱邪外出则喷嚏频频；风热犯肺，津液失于布散，壅滞鼻窍，邪热灼津故流黄涕；舌红，苔薄黄，脉浮数均为风热外袭之象。故以苍耳子散合银翘散加减。苍耳子散祛风散邪，通利鼻窍；银翘散辛凉透表，清热解毒；鱼腥草味辛性寒，主入肺经，以清解肺热见长，又可排脓，以利黄涕排出；甘草调和药性。诸药合用，共奏疏风清热、宣肺通窍之功。

**病案三：急性咽炎**

郭某，女，18 岁，学生。

**初诊：** 2017 年 12 月 12 日。

**主诉：** 咽痛 1 天。

**现病史：** 咽痛，吞咽时明显。纳可，寐安，二便调。

**检查：** 咽黏膜急性充血，咽后壁淋巴滤泡增生。

**舌脉：** 舌红，苔薄黄，脉浮数。

**西医诊断：** 急性咽炎。

**中医诊断：** 急喉痹，证属风热外袭。

**治则：** 疏风清热，利咽消肿。

**处方：** 银翘散加减。

| | | | |
|---|---|---|---|
| 金银花 30 克 | 连翘 30 克 | 薄荷 6 克后下 | 炒牛蒡子 10 克 |
| 芦根 30 克 | 桔梗 10 克 | 生石膏 15 克先煎 | 板蓝根 15 克 |
| 大青叶 15 克 | 麦冬 10 克 | 赤芍 10 克 | 牡丹皮 10 克 |
| 甘草 6 克 | | | |

5 剂，每日 1 剂，水煎取汁 300 mL，早晚各 150 mL，温服。

**随访：** 5 天后电话随访，症状消失。

**按语：** 急性咽炎属祖国医学之"急喉痹"范畴。喉痹一词首见于长沙汉墓马王堆帛书《阴阳十一脉灸经》，咽喉是十二经脉循行交汇之要冲，宜空宜通。气候骤变，寒暖不调，风热之邪壅遏肺系，肺失宣降，邪热上壅咽喉致咽痛。故以银翘散加减疏风清热，利咽消肿。配合生石膏味辛甘寒，性寒可清咽喉之火，辛寒可解肌透热，甘寒可清肺热、解烦渴；板蓝根苦寒，善清解实热火毒，长于解毒利咽；大青叶苦寒，既可清心胃实火，又善解瘟疫时毒，有解毒利咽、凉血消肿之功；麦冬味甘柔润，性偏苦寒，长于滋养胃阴，生津止渴，防热病伤阴；赤芍苦寒，善清咽喉之火，清血分郁热而奏凉血之功；牡丹皮苦寒，功清热凉血，以消咽喉之热；甘草调和诸药。

### 三、桑菊饮（《温病条辨》）

【方药组成】桑叶，菊花，薄荷，炒苦杏仁，桔梗，连翘，芦根，甘草。

【功能主治】疏风清热，宣降肺气。治疗风热之邪侵犯卫表，气机不调所致的鼻衄、急喉痹等病。

【组方分析】方中君药为桑叶、菊花。桑叶甘苦性寒凉，入肺、肝经，疏散风热，清肺止咳；菊花辛甘性寒，入肺、肝经，疏散风热，清利头目，二药轻清，直走上焦，善疏散肺中风热。臣药为薄荷，其性辛凉，入肺、肝经，疏散风热，以助君药解表之力。佐药为杏仁、桔梗、连翘、芦根。杏仁苦降，入肺、大肠经，肃降肺气；桔梗辛散，入肺经，开宣肺气，与杏仁相合，一宣一降，以复肺之宣降功能；连翘苦凉，入心、肝、胆经，清热透邪，解毒消肿，以助清热之功；芦根甘寒，入肺、胃二经，清热泻火，生津止渴，防伤阴太过。使药为甘草，调和诸药。诸药相伍，使上焦风热得以疏散，肺气得以宣降。

### 【病案举隅】

### 病案一：鼻出血

马某，男，12岁，学生。

**初诊：** 2019 年 8 月 10 日。

**主诉：** 鼻出血反复发作半月。

**现病史：** 患者半月前擤鼻后出现双侧鼻腔出血，平均 1 周内出血 2 次，血量较少，可自止。偶有鼻塞，擤少量黄黏涕。纳可，寐安，二便调。

**检查：** 血常规检查大致正常。鼻内窥镜检查示双侧鼻黏膜充血，双侧黎氏区黏膜糜烂，双侧下鼻甲、中鼻甲肥大，中鼻道及嗅裂欠通畅。

**舌脉：** 舌红，苔薄黄，脉细数。

**西医诊断：** 鼻出血（双侧）。

**中医诊断：** 鼻衄，证属肺经风热。

**治则：** 疏风宣肺，清热止血。

**处方：** 桑菊饮合苍耳子散加减。

| | | | |
|---|---|---|---|
| 桑叶 10 克 | 菊花 10 克 | 桔梗 6 克 | 连翘 10 克 |
| 薄荷 6 克后下 | 炒苦杏仁 10 克 | 芦根 20 克 | 白茅根 20 克 |
| 炒苍耳子 6 克 | 辛夷 10 克包煎 | 白芷 10 克 | 鱼腥草 15 克 |
| 甘草 6 克 | | | |

3 剂，每日 1 剂，水煎取汁 300 mL，早晚各 150 mL，温服。

**二诊：** 2019 年 8 月 13 日。

**主诉：** 3 日未见鼻出血，鼻塞、擤黄黏涕较前均好转。纳可，寐安，二便调。

**检查：** 双鼻黏膜充血，双侧下鼻甲、中鼻甲可见，下鼻道、中鼻道及嗅裂欠通畅。

**舌脉：** 舌淡红，苔薄黄，脉细。

**处方：** 上方去白茅根、鱼腥草，继服 3 剂，煎服法同上。

**三诊：** 2019 年 8 月 16 日。

**主诉：** 诸症消失，无明显不适。纳可，寐安，二便调。

**检查：** 双鼻黏膜淡红，双侧下鼻甲、中鼻甲可见，下鼻道、中鼻道及嗅裂通畅。

**舌脉：** 舌淡红，苔薄白，脉细。

**处方：**嘱其停药，不适随诊。

**按语：**患者外感风热之邪，侵袭卫表，灼伤鼻之脉络而发为衄。肺失肃降，气机上逆，挟热上犯，壅塞于鼻，则鼻塞；热邪上犯清窍，耗伤津液，则流黄涕；舌红，苔薄黄，脉细数均为风热之象。方中桑菊饮可疏风清热，宣肺祛邪；苍耳子散可宣通鼻窍；白茅根清热解毒，凉血止血；鱼腥草清热排脓，以助通窍之效。首诊药尽时，鼻出血消失则原方去白茅根，黏涕好转则去鱼腥草，但查患者仍有风热余象，故继服3剂，以清余热。三诊时诸症消失，中病即止。


**病案二：急性咽炎**

陈某，女，55岁，退休。

**初诊：**2019年12月3日。

**主诉：**咽痛3天。

**现病史：**患者3天前无明显诱因出现咽痛，咳嗽痰黄，咽部症状均夜间加重。纳可，寐欠安，二便调。

**检查：**喉内窥镜检查示咽黏膜急性充血，舌根淋巴滤泡增生，会厌形态良好。余大致正常。

**舌脉：**舌红，苔薄黄微腻，脉浮数。

**西医诊断：**急性咽炎。

**中医诊断：**急喉痹，证属风热犯肺。

**治则：**疏风清热，化痰利咽。

**处方：**桑菊饮合二陈汤加减。

| | | | |
|---|---|---|---|
| 桑叶10克 | 菊花10克 | 桔梗10克 | 连翘30克 |
| 炒苦杏仁10克 | 薄荷6克后下 | 芦根30克 | 清半夏10克 |
| 陈皮10克 | 茯苓10克 | 广藿香15克 | 甘草6克 |

3剂，每日1剂，水煎取汁300 mL，早晚各150 mL，温服。

**二诊：**2019年12月6日。

**主诉：**咽痛、咳嗽痰黄症状较前明显减轻。纳可，寐安，二便调。

**检查：** 咽黏膜充血。

**舌脉：** 舌淡红，苔薄黄微腻较前减轻，脉浮数。

**处方：** 上方加佩兰 15 克，继服 3 剂，煎服法同上。

**三诊：** 2019 年 12 月 9 日。

**主诉：** 咽痛、咳嗽痰黄症状均消失。纳可，寐安，二便调。

**检查：** 咽黏膜淡红。

**舌脉：** 舌淡红，苔薄白，脉弦。

**处方：** 嘱其停药，清淡饮食，不适随诊。

**按语：** 风热袭肺，肺热上攻咽喉则咽痛；肺失肃降，气机上逆则咳嗽；邪热伤津，炼液为痰，则痰黄。舌红，苔薄黄微腻，脉浮数均为风热之象。故治以疏风清热，化痰利咽。方中桑菊饮可疏风宣肺，利咽止咳。二陈汤中清半夏辛温性燥，燥湿化痰，和胃降逆；陈皮理气行滞，燥湿化痰；茯苓健脾宁心，渗湿化痰，以杜生痰之源；甘草健脾和中，调和诸药。广藿香既可行发表之效，又可强化浊之力。诸药合用共奏疏风清热、化痰利咽之功。

## 四、温胆汤（《三因极一病证方论》）

**【方药组成】** 半夏，竹茹，陈皮，枳实，茯苓，炙甘草。

**【功能主治】** 清热化痰，理气通窍。治疗胆郁痰扰所致的耳鸣耳聋、鼻渊等病。

**【组方分析】** 方中君药为半夏，辛温，燥湿化痰，和胃止呕。臣药为竹茹，清热化痰，止呕。竹茹与半夏相伍，一温一凉，化痰和胃，止呕除烦之功倍增。佐药为陈皮、枳实、茯苓。陈皮辛苦温，理气行滞，燥湿化痰；枳实辛苦微寒，降气导滞，消痰除痞，陈皮与枳实相合，亦为一温一凉，可增理气化痰之力；茯苓健脾渗湿，以杜生痰之源。使药为炙甘草，益脾和中，调和诸药。诸药合用，共奏理气化痰、清胆和胃之功。

**【病案举隅】**

**病案一：耳鸣耳聋**

陈某，男，50岁，工人。

**初诊：** 2017年11月14日。

**主诉：** 左耳鸣，听力下降2个月。

**现病史：** 左耳鸣如蝉，持续性发作，听力下降伴有耳堵闷，口苦、心烦。纳可，寐差，二便调。

**检查：** 左外耳道畅，鼓膜完整，标志正常。纯音听阈检查示左耳中度感音神经性聋，平均听阈为50 dB。声导抗示双耳A型图。

**舌脉：** 舌红，苔黄微腻，脉弦。

**西医诊断：** 耳鸣（左侧），感音神经性聋（左侧）。

**中医诊断：** 耳鸣，耳聋，证属痰热郁结。

**治则：** 清热化痰，通窍息鸣。

**处方：** 温胆汤加减。

| | | | |
|---|---|---|---|
| 姜半夏15克 | 竹茹15克 | 陈皮10克 | 枳实10克 |
| 茯苓10克 | 柴胡10克 | 川芎10克 | 香附10克 |
| 路路通20克 | 石菖蒲20克 | 胆南星12克 | 广藿香20克 |
| 佩兰20克 | 钩藤20克 | 鸡血藤20克 | 络石藤20克 |
| 首乌藤20克 | 龙骨30克先煎 | 牡蛎30克先煎 | 炙甘草6克 |

7剂，每日1剂，水煎取汁300 mL，早晚各150 mL，温服。

**二诊：** 2017年11月21日。

**主诉：** 左耳鸣较前减轻，听力略有恢复，耳堵闷、口苦、心烦基本消失。纳可，寐安，二便调。

**检查：** 左外耳道畅，鼓膜完整，标志正常。

**舌脉：** 舌红，苔黄，脉弦。

**处方：** 上方去石菖蒲、路路通，继服14剂，煎服法同上。

**三诊：** 2017年12月5日。

**主诉：** 左耳鸣基本消失，听力恢复正常。纳可，寐安，二便调。

**检查：** 左外耳道畅，鼓膜完整，标志正常。

**舌脉：** 舌红，苔薄黄，脉弦。

**处方：** 上方继服 7 剂以巩固疗效。

**按语：** 痰火郁结，循经上扰，蒙蔽清窍，故耳鸣、耳聋、耳堵闷；痰热之邪郁于肝胆，胆液被扰，循经上逆则口苦；胆经上入耳窍，痰热循经上扰心神，故心烦失眠；舌红、苔黄微腻，脉弦均为内有痰热之象。故以温胆汤加味清热化痰，理气通窍。方中温胆汤清热化痰，理气通窍。柴胡可疏肝解郁；川芎为血中之气药，可行气中血滞，血中气滞；香附可行气解郁，三者合为通气散，以行气活血、调畅气机。路路通善通行十二经，祛风通络，利水除湿；石菖蒲辛温，其气芳香，宣化湿浊，二药伍用，化湿通窍之力益彰。胆南星、广藿香、佩兰清热化湿；钩藤、鸡血藤、络石藤、首乌藤活血通络；龙骨、牡蛎镇惊安神、聪耳通窍；炙甘草调和诸药。全方共奏清热化痰、通窍息鸣之功。气顺则火自降，热清则痰自消，痰消则火无所附，故诸症皆除。二诊耳堵闷消失，故去路路通、石菖蒲。

**病案二：急性鼻窦炎**

安某，女，29 岁，销售人员。

**初诊：** 2015 年 9 月 16 日。

**主诉：** 鼻塞，流黄浊涕 3 月余，加重 1 周。

**现病史：** 鼻塞，黄浊涕量多，巅顶头痛间歇发作。纳可，寐安，二便调。

**检查：** 双侧上颌窦、额窦区压痛，双鼻黏膜充血，下鼻甲肿大，鼻腔可见大量黄色黏脓性分泌物。

**舌脉：** 舌红，苔黄腻，脉弦。

**西医诊断：** 急性鼻窦炎。

**中医诊断：** 鼻渊，证属胆腑郁热。

**治则：** 清泄胆热，芳香通窍。

**处方：** 苍耳子散合温胆汤加减。

| | | | |
|---|---|---|---|
| 炒苍耳子 10 克 | 辛夷 10 克<sub>包煎</sub> | 白芷 10 克 | 薄荷 6 克<sub>后下</sub> |

炒苍耳子 10 克　　辛夷 10 克 包煎　　　白芷 10 克　　　薄荷 6 克 后下

姜半夏 15 克　　　竹茹 15 克　　　　陈皮 10 克　　　枳实 10 克

茯苓 10 克　　　　细辛 3 克　　　　　川芎 10 克　　　藁本 10 克

广藿香 15 克　　　佩兰 15 克　　　　黄芩 10 克　　　生石膏 20 克 先煎

鱼腥草 30 克　　　炙甘草 6 克

7 剂，每日 1 剂，水煎取汁 300 mL，早晚各 150 mL，温服。

**二诊：** 2015 年 9 月 23 日。

**主诉：** 鼻塞、黄涕、头痛均较前减轻。纳可，寐安，二便调。

**检查：** 双侧上颌窦、额窦区压痛消失，双鼻黏膜充血，下鼻甲肿大，鼻腔黄色黏脓性分泌物较前减少。

**舌脉：** 舌淡红，苔黄微腻，脉弦。

**处方：** 上方广藿香减为 10 克、佩兰减为 10 克，继服 7 剂，煎服法同上。

**三诊：** 2015 年 9 月 30 日。

**主诉：** 鼻塞、黄涕、头痛消失。纳可，寐安，二便调。

**检查：** 双侧上颌窦、额窦区压痛消失，双鼻黏膜淡红，双下甲可见，鼻腔未见分泌物。

**舌脉：** 舌淡红，苔薄白，脉弦。

**处方：** 上方去细辛、川芎、藁本，继服 7 剂，以巩固疗效。

**按语：**《素问·气厥论》"胆移热于脑，则辛頞鼻渊"。胆腑郁热可循经直犯鼻窍，或循经移热于脑，下犯頞与鼻窍。胆腑郁热，循经上犯鼻窍，燔灼气血，则鼻塞不通；肝胆之火，循经蒸灼鼻窍，煎炼涕液，壅塞气血，化腐成脓，故鼻涕黄浊量多；胆经郁热上攻头目，故头痛；舌红，苔黄腻，脉弦均为胆经郁热之象。方中苍耳子散疏风止痛，通利鼻窍；温胆汤清热化痰，理气通窍；细辛、川芎、藁本通络止痛，三者合用善于止巅顶部头痛；广藿香、佩兰清热化湿；黄芩入胆经，善于清热燥湿、泻火解毒；生石膏清热泻火；鱼腥草功善清热解毒排脓，以消脓涕；炙甘草作为使药，调和诸药。全方共奏清泻胆热、芳香通窍之功。清胆腑湿热，湿热一祛，则鼻窍通利，症状自除。二诊黄涕减少，苔黄腻减轻，湿热好转，故减少广藿香、佩兰剂量。三诊头痛消失，去通络止痛之细辛、川芎、藁本。

## 五、清咽利膈汤（《外科正宗》）

【方药组成】金银花，连翘，荆芥，防风，薄荷，黄芩，黄连，栀子，牛蒡子，桔梗，玄参，大黄，玄明粉，甘草。

【功能主治】清热解毒，消肿利咽。治疗肺胃积热，复感外邪所导致的急乳蛾、急喉痹等病。

【组方分析】方中君药为金银花、连翘。金银花芳香疏散，善于透热达表；连翘长于散上焦风热，二者合用清热解毒。臣药为荆芥、防风、薄荷、黄芩、黄连、栀子。荆芥、防风、薄荷祛风解表，配合君药疏风清热；黄芩、黄连、栀子合用清泻三焦之火。佐药为牛蒡子、桔梗、玄参、大黄、玄明粉、甘草。牛蒡子、桔梗、甘草解毒利咽，玄参养阴清热，大黄、玄明粉泻下攻积，涤荡胃肠，引热下行。诸药合用，共奏清热解毒、消肿利咽之功。

**【病案举隅】**

**病案：急性扁桃体炎**

李某，男，38岁，工人。

**初诊：**2019年10月18日。

**主诉：**咽痛3天。

**现病史：**患者3天前进食辛辣食物后出现咽痛，咳嗽，咳吐黄痰。纳差，寐欠安，大便干燥。

**检查：**喉内窥镜检查示咽黏膜急性充血，双侧扁桃体Ⅱ度急性充血肿大，余大致正常。

**舌脉：**舌红，苔黄，脉数。

**西医诊断：**急性扁桃体炎（双侧）。

**中医诊断：**急乳蛾，证属肺胃热盛。

**治则：**清热解毒，消肿利咽。

**处方：**清咽利膈汤加减。

| | | | |
|---|---|---|---|
| 金银花 15 克 | 连翘 15 克 | 荆芥 10 克 | 防风 10 克 |
| 薄荷 6 克后下 | 黄芩 10 克 | 黄连 10 克 | 栀子 10 克 |
| 牛蒡子 15 克 | 桔梗 6 克 | 玄参 15 克 | 大黄 6 克后下 |
| 瓜蒌仁 30 克 | 甘草 6 克 | | |

3 剂，每日 1 剂，水煎取汁 300 mL，早晚各 150 mL，温服。

**二诊：**2019 年 10 月 21 日。

**主诉：**咽痛、咳嗽、咳痰较前减轻。纳可，寐安，二便调。

**检查：**咽黏膜稍充血，双侧扁桃体充血，Ⅰ度肿大。

**舌脉：**舌红，苔薄黄，脉弦。

**处方：**上方去大黄、黄连，继服 3 剂，煎服法同上。

**三诊：**2019 年 10 月 24 日。

**主诉：**咽部无明显不适。纳可，寐安，二便调。

**检查：**咽黏膜淡红，扁桃体无肿大。

**舌脉：**舌淡红，苔薄白，脉弦。

**处方：**嘱其停药，清淡饮食。

**按语：**患者嗜食肥甘厚味，肺胃蕴热，上灼喉核，发为乳蛾。火热蒸灼喉核则咽痛、扁桃体肿大；肺热壅盛，肺失宣降，肺气上逆，则见咳嗽；津液输布失司，停聚于肺，热灼津液，则咳吐黄痰；邪热伤阴，则小便黄，大便干燥；舌红，苔黄，脉数皆为肺胃热盛之象。治以清咽利膈汤清热解毒，消肿利咽，患者痰多则加瓜蒌仁增强清肺化痰之效。

### 六、清气化痰丸（《医方考》）

**【方药组成】**胆南星，瓜蒌仁，黄芩，制半夏，苦杏仁，陈皮，枳实，茯苓。

**【功能主治】**清热泻火，化痰散结。治疗痰湿内结，久而化热所导致的喉痹、鼻渊、耳鸣、耳聋、眩晕等病。

【组方分析】方中君药为胆南星，性苦凉，具有清热化痰、消肿散结之效，治痰热之壅闭。臣药为瓜蒌仁、黄芩。瓜蒌仁长于清肺化痰；黄芩善能清泻肺火。佐药为制半夏、苦杏仁、陈皮、枳实、茯苓。制半夏燥湿化痰，既消已生之痰，又杜生痰之源；苦杏仁宣肺化痰；陈皮理气化痰；枳实破气化痰；茯苓利水渗湿；五味合用理气化痰。佐使药以生姜汁为丸，一则可解半夏之毒，二则可助半夏降逆化痰。诸药合用，使气顺则痰消，热清则痰自清，痰消则火无所附，主治热痰证，共奏清热泻火、化痰散结之效。

【病案举隅】

**病案一：咽炎**

张某，女，40 岁，职员。

**初诊：** 2019 年 5 月 3 日。

**主诉：** 咳嗽，黄痰半月。

**现病史：** 患者平素嗜食肥甘厚味，半月前饮酒后出现咳嗽，咳吐黄痰，咳嗽剧烈时恶心呕吐。纳可，寐欠安，大便干，小便黄。

**检查：** 喉内窥镜检查示咽黏膜充血，舌根淋巴组织增生，会厌、双侧室带、喉室、双侧声带、双侧披裂及披裂会厌皱襞黏膜、双侧梨状窝黏膜均正常。

**舌脉：** 舌淡红，苔黄腻，脉弦滑。

**西医诊断：** 咽炎。

**中医诊断：** 喉痹，证属痰火郁结。

**治则：** 清热化痰，利咽散结。

**处方：** 清气化痰丸加减。

| | | | |
|---|---|---|---|
| 胆南星 15 克 | 瓜蒌仁 30 克 | 法半夏 12 克 | 黄芩 12 克 |
| 苦杏仁 10 克 | 陈皮 10 克 | 枳实 10 克 | 茯苓 10 克 |
| 桔梗 6 克 | 炙甘草 6 克 | | |

5 剂，每日 1 剂，水煎取汁 300 mL，早晚各 150 mL，温服。

**二诊：** 2019 年 5 月 7 日。

**主诉：** 咳嗽缓解，咳痰消失。

**检查：** 咽黏膜慢性充血。

**舌脉：** 舌淡红，苔薄黄微腻，脉滑。

**处方：** 上方加广藿香、佩兰、炒白扁豆各 20 克，继服 7 剂，煎服法同上。

**三诊：** 2019 年 5 月 14 日。

**主诉：** 诸症消失，无明显不适。

**检查：** 咽黏膜淡红。

**舌脉：** 舌淡红，苔薄白，脉平缓。

**处方：** 嘱其停药，调饮食，畅情志。

**按语：** 因患者平素嗜食肥甘厚味，痰湿内结，久而化热，痰热上蒸咽喉，痹阻不通，发为喉痹。痰热阻肺，肺气不宣，肺气上逆则咳嗽；痰热上犯则咳吐黄痰；气机不畅，胃气上逆，则恶心、呕吐；痰热扰心，心神不安则寐欠安；热灼津液则大便干，小便黄；苔黄腻，脉弦滑均为痰湿化热之象。方以清气化痰丸清热化痰，桔梗、甘草利咽散结。此外，因脾为生痰之源，肺为贮痰之器，复诊时原方加广藿香、佩兰、白扁豆，健脾利湿以杜生痰之源。

**病案二：鼻窦炎**

田某，女，40 岁，职员。

**初诊：** 2019 年 6 月 20 日。

**主诉：** 鼻塞，流黄涕 20 余天。

**现病史：** 患者 20 天前进食辛辣后突然出现持续性鼻塞，流黄脓涕，头痛，胃痛，胃胀，反酸。纳差，寐差，便秘。

**检查：** 鼻内窥镜检查示双侧鼻黏膜充血，双侧下鼻甲、中鼻甲肥大，中鼻道及嗅裂可见黄脓涕。鼻窦 CT 示全组鼻窦炎。

**舌脉：**舌淡红，苔黄腻，脉弦数。

**西医诊断：**鼻窦炎。

**中医诊断：**鼻渊，证属痰火郁结。

**治则：**化痰清热，宣肺通窍。

**处方：**清气化痰丸合苍耳子散加减。

| | | | |
|---|---|---|---|
| 胆南星 15 克 | 瓜蒌仁 30 克 | 法半夏 12 克 | 黄芩 12 克 |
| 苦杏仁 10 克 | 陈皮 10 克 | 枳实 10 克 | 茯苓 10 克 |
| 炒苍耳子 10 克 | 辛夷 10 克包煎 | 白芷 10 克 | 薄荷 6 克后下 |
| 鱼腥草 15 克 | 败酱草 15 克 | 广藿香 20 克 | 细辛 3 克 |
| 制远志 20 克 | 大腹皮 15 克 | 炙甘草 6 克 | |

7 剂，每日 1 剂，水煎取汁 300 mL，早晚各 150 mL，温服。

**二诊：**2019 年 6 月 27 日。

**主诉：**鼻塞、流浊涕、头痛较前减轻。胃痛胃胀、反酸消失，食欲好转。纳尚可，寐欠安，大便干。

**检查：**前鼻镜检查示双侧鼻黏膜充血，双下鼻甲肿大，中鼻道及嗅裂黄涕减少。

**舌脉：**舌淡红，苔黄腻较前减轻，脉弦数。

**处方：**上方去大腹皮，继服 7 剂，煎服法同上。

**三诊：**2019 年 7 月 4 日。

**主诉：**头痛未发，鼻塞、流浊涕较前减轻。纳可，寐安，二便调。

**检查：**前鼻镜检查示双侧鼻黏膜略充血，双下甲稍大，中鼻道及嗅裂黄涕减少。

**舌脉：**舌淡红，苔薄黄，脉较前平缓。

**处方：**上方去细辛，制远志减为 10 克，继服 7 剂，煎服法同上。

**四诊：**2019 年 7 月 11 日。

**主诉：**鼻塞，流浊涕症状消失。纳可，寐安，二便调。

**检查：**前鼻镜检查示双鼻黏膜淡红，双下甲可见，中鼻道及嗅裂未见分泌物。

**舌脉：** 舌淡红，苔薄白，脉弦。

**处方：** 嘱其停药，避风寒，清淡饮食。

**按语：** 此患者鼻渊由过食肥甘厚味，日久酿热，湿热上蒸于肺所致。肺在液为涕，浊涕闭塞，壅滞鼻腔，故鼻塞；痰热秽浊，循经上灼鼻窍，气血壅聚，化腐成脓，则黄浊涕不止；痰火郁于中焦，和降失司，故胃痛胃胀、反酸、纳差；痰热扰心则寐差；热灼津液则便干；苔黄腻，脉弦数均为痰热郁闭之象。方中清气化痰丸清火化痰，行气宣肺；苍耳子散善通鼻窍，止头痛；鱼腥草、败酱草清热排脓；广藿香化湿止逆；细辛通窍止痛；制远志祛痰开窍，安神定志；大腹皮和胃健脾；炙甘草调和诸药。全方化痰清热、宣肺通窍。复诊时胃痛胃胀消失则去大腹皮。三诊时头痛症状消失，去细辛以防辛散太过而伤阴。寐安，则制远志减量。


**病案三：眩晕**

李某，女，42 岁，无业人员。

**初诊：** 2019 年 11 月 29 日。

**主诉：** 眩晕 1 个月。

**现病史：** 患者 1 个月前突然出现眩晕，天旋地转，反复发作，每次持续 2 小时，严重时不能转动身体，伴恶心，平卧后缓解。纳可，寐差，便秘。

**检查：** 耳镜检查示外耳道畅，鼓膜正常。纯音听阈检查示双耳听力正常。声导抗示双耳 A 型图。前庭功能检查示未见异常。

**舌脉：** 舌红，苔黄腻，脉滑数。

**西医诊断：** 眩晕。

**中医诊断：** 眩晕病，证属痰火郁结。

**治则：** 化痰清热，通窍止眩。

**处方：** 清气化痰丸合半夏白术天麻汤加减。

| 胆南星 15 克 | 瓜蒌仁 30 克 | 法半夏 12 克 | 黄芩 12 克 |
| 苦杏仁 10 克 | 陈皮 10 克 | 枳实 10 克 | 茯苓 10 克 |

| | | | |
|---|---|---|---|
| 白术 12 克 | 天麻 12 克 | 桑白皮 10 克 | 地骨皮 10 克 |
| 大腹皮 10 克 | 冬瓜皮 10 克 | 泽泻 10 克 | 制远志 20 克 |

7 剂，每日 1 剂，水煎取汁 300 mL，早晚各 150 mL，温服。

**二诊：**2019 年 12 月 6 日。

**主诉：**1 周内眩晕未发作。纳可，寐安，二便调。

**舌脉：**舌淡红，苔薄黄，脉弦。

**处方：**上方去制远志，继服 3 剂，煎服法同上。并嘱 3 剂后眩晕未发作可停药观察。

**按语：**《丹溪心法》中曰"无痰则不作眩"，患者平素嗜食肥甘厚味，痰湿内生，日久化热，上犯头目，蒙蔽清窍，故眩晕剧烈，天旋地转，发作突然；痰湿困脾，脾胃升降失常，胃气上逆则恶心；热结胃肠，壅滞不通则便秘；痰热扰心则寐差。方中清气化痰丸可清痰热，降逆气。半夏白术天麻汤，以半夏、陈皮燥湿祛痰；白术健脾；天麻息风定眩。桑白皮、地骨皮、大腹皮、冬瓜皮、泽泻为经验方四皮泽泻汤，临床用于利水通窍。加制远志豁痰开窍、安神定志。全方共奏化痰清热、通窍止眩之功。

### 七、半夏厚朴汤（《金匮要略》）

**【方药组成】**半夏，厚朴，茯苓，紫苏叶，生姜。

**【功能主治】**燥湿祛痰，行气散结。治疗肝气不舒、痰气互结所致的梅核气。

**【组方分析】**方中君药为半夏、厚朴。二药均为苦辛温燥之品，半夏功善化痰散结，降逆和胃；厚朴长于行气开郁，下气除满，亦有燥湿化痰之效，助半夏散结降逆，二药相配痰气并治。臣药为茯苓、紫苏叶。茯苓甘淡渗湿健脾，以助半夏化痰；紫苏叶行气宽中，助厚朴宣通郁结之气。佐药为生姜，辛温散结，和胃止呕，且制半夏之毒。全方辛苦合用，辛以行气散结，苦以燥湿降逆，使郁气得疏、痰浊得化，则痰气郁结自除。

【病案举隅】

**病案：咽异感症**

陈某，女，58 岁，退休。

**初诊：** 2019 年 7 月 14 日。

**主诉：** 咽异物感半年。

**现病史：** 患者半年前生气后出现咽异物感，咳之不出，咽之不下，不碍饮食，随情绪波动而加重。偶尔咳白黏痰，量少。胸部憋闷，乏力懒言，自汗。纳少，寐安，二便调。

**检查：** 咽黏膜慢性充血。

**舌脉：** 舌淡红，苔白腻，脉弦滑。

**西医诊断：** 咽异感症。

**中医诊断：** 梅核气，证属痰气互结。

**治则：** 行气导滞，散结除痰。

**处方：** 半夏厚朴汤加减。

| | | | |
|---|---|---|---|
| 清半夏 10 克 | 厚朴 15 克 | 茯苓 10 克 | 紫苏梗 15 克 |
| 生姜 3 片 | 瓜蒌 30 克 | 薤白 10 克 | 陈皮 10 克 |
| 党参 10 克 | 白术 10 克 | 浮小麦 10 克 | 炙甘草 6 克 |

7 剂，每日 1 剂，水煎取汁 300 mL，早晚各 150 mL，温服。

**二诊：** 2019 年 7 月 21 日。

**主诉：** 咳痰症状消失。咽异物感、胸部憋闷、乏力懒言、自汗较前明显减轻。纳可，寐安，二便调。

**检查：** 咽黏膜慢性充血。

**舌脉：** 舌淡红，苔白腻较前减轻，脉弦。

**处方：** 上方去陈皮，继服 7 剂，煎服法同上。

**三诊：** 2019 年 7 月 28 日。

**主诉：** 上述症状均消失。纳可，寐安，二便调。

**检查：** 咽黏膜淡红。

**舌脉：** 舌淡红，苔薄白，脉弦。

**处方：**嘱其停药，调畅情绪。

**按语：**梅核气的发病与情志因素密切相关，多见于女性。情志不遂，肝气郁结，气结于无形；肝郁乘克脾土，导致脾失健运，水湿不化，聚而生痰，痰气互结故见咽异物感、咳少量白黏痰；因痰气属无形之物，故咳之不出，咽之不下；肝喜调达而恶抑郁，故情绪波动则咽部症状加重；肝之经脉布于胁肋，肝气不舒，胸部气机不利，则见憋闷；脾主四肢肌肉，脾虚失养则乏力；脾气不足，肺气失充，则懒言少语；肺主皮毛，司开阖，肺气不足，开阖失司则自汗。在半夏厚朴汤的基础上加瓜蒌、薤白、陈皮以宽胸理气，祛痰散结；加党参、白术以补益脾气；浮小麦收敛止汗；炙甘草补脾益气，调和诸药。二诊时咳痰症状消失，故原方中去陈皮。综观全方，半夏厚朴汤行气化痰，配合二陈汤健脾祛痰，四君子汤补中益气，共奏行气导滞、散结除痰之功。

## 八、逍遥散（《太平惠民和剂局方》）

【方药组成】柴胡，当归，白芍，白术，茯苓，薄荷，烧生姜，炙甘草。

【功能主治】疏肝养血，调和肝脾。治疗肝失疏泄、脾失健运所导致的梅核气、急喉痹、耳鸣等病。

【组方分析】方中君药为柴胡，辛苦微寒，入肝、胆、肺经，疏肝解郁，使肝气得以调达。臣药为当归、白芍。当归甘辛苦温，养血和血；白芍酸苦微寒，养血敛阴，柔肝缓急。佐药为白术、茯苓、薄荷、烧生姜。白术苦甘温，入脾、胃经，健脾益气，燥湿利水；茯苓甘淡平，入心、肺、脾、肾经，利水渗湿，健脾宁心；白术、茯苓合用使运化有权，气血有源；薄荷助柴胡疏散肝经郁热；烧生姜降逆和中，且能辛散达郁，与归、芍相配以调和气血，与苓、术相配以调和脾胃。使药为炙甘草，益气补中，缓肝之急。诸药合用，使肝郁得解，血虚得养，脾虚得补。

【病案举隅】

**病案一：咽异感症**

杨某，女，62 岁，退休。

**初诊：** 2018 年 11 月 22 日。

**主诉：** 咽异物感 3 个月。

**现病史：** 患者 3 个月前与人争吵后自觉咽部异物感，咽之不下，吐之不出。伴情绪抑郁，口干口苦。偶自觉胸闷憋气，每于郁郁寡欢时，症状加重，善太息。纳少，夜寐易醒多梦，二便调。

**检查：** 喉内窥镜检查示双侧扁桃体无肿大，咽黏膜淡红，舌根淋巴滤泡增生，会厌形态良好。双侧室带黏膜光滑，喉室无膨隆，双侧声带黏膜活动好，闭合可。双侧披裂及披裂会厌皱襞黏膜光滑，双侧梨状窝黏膜光滑，无分泌物潴留。颈部彩超示颈部未见明显肿块及结节。

**舌脉：** 舌淡红，苔薄白，脉弦。

**西医诊断：** 咽异感症。

**中医诊断：** 梅核气，证属肝郁气滞。

**治则：** 疏肝解郁，理气化痰。

**处方：** 逍遥散加减。

| | | | |
|---|---|---|---|
| 当归 15 克 | 白芍 15 克 | 柴胡 10 克 | 茯苓 15 克 |
| 白术 15 克 | 薄荷 6 克后下 | 栀子 10 克 | 淡豆豉 10 克 |
| 香附 10 克 | 川楝子 10 克 | 紫苏梗 10 克 | 酸枣仁 30 克 |
| 合欢花 30 克 | 瓜蒌 30 克 | 薤白 10 克 | 芦根 30 克 |
| 炙甘草 6 克 | | | |

7 剂，每日 1 剂，水煎取汁 300 mL，早晚各 150 mL，温服。

辅以言语暗示，对患者进行心理治疗，嘱其放松心情。

**二诊：** 2018 年 11 月 29 日。

**主诉：** 自觉咽部异物感较前减轻，口干口苦、偶自觉胸闷憋气基本消失。纳可，寐尚安，二便调。

**检查：** 咽部无充血肿胀，扁桃体无肿大，颈部无肿块及结节。

**舌脉：**舌淡红，苔薄白，脉弦。

**处方：**上方去瓜蒌、薤白，继服 7 剂，煎服法同上。

**三诊：**2018 年 12 月 6 日。

**主诉：**咽部异物感较前明显减轻。纳可，寐尚安，二便调。

**检查：**咽部无充血肿胀，扁桃体无肿大，颈部无肿块及结节。

**舌脉：**舌淡红，苔薄白，脉弦。

**处方：**上方继服 7 剂以巩固疗效。

**四诊：**2018 年 12 月 13 日。

**主诉：**咽部异物感消失。纳可，寐尚安，二便调。

**检查：**咽部无充血肿胀，扁桃体无肿大，颈部无肿块及结节。

**舌脉：**舌淡红，苔薄白，脉弦。

**处方：**嘱其调畅情志，不适随诊。

**按语：**患者平素情志抑郁，肝失条达，肝气郁结，气机阻滞，阻结咽喉，故咽部异物感；气郁为无形之邪，故咽之不下，吐之不出；肝气郁结，失于疏泄，横逆犯胃，肝气协胆汁上逆，则口干口苦；胃失和降，则纳少；气机壅滞上焦，则胸闷憋气；肝喜条达而恶抑郁，肝气不舒，郁而不解，故郁郁寡欢时症状加重；情志不畅，肝失疏泄，气机升降失调，则善太息；肝气郁结，郁而化热，热扰心神，则夜寐易醒多梦；舌淡红，苔薄白，脉弦皆属肝郁之象。故予逍遥散为主方，疏肝解郁，理气化痰。栀子苦寒，泻火除烦，清热利湿；淡豆豉苦寒，解表除烦，宣郁解毒，二药合用以增清热除烦之功。香附疏肝解郁，理气宽中；川楝子苦寒，疏肝泻热，行气止痛，二药合用以增疏肝解郁之效。酸枣仁甘酸平，养心补肝，宁心安神；合欢花甘平，解郁安神，理气开胃，活络止痛，二药合用以加强解郁安神之功。紫苏梗理气宽中止痛；瓜蒌寒甘微苦，清热涤痰，宽胸散结，润燥滑肠；薤白通阳散结，行气导滞；芦根寒甘，入肺、胃二经，清热生津、除烦利尿。二诊时胸闷基本消失，故去瓜蒌、薤白。

**病案二：耳鸣**

胡某，女，58 岁，职员。

**初诊：** 2019 年 5 月 3 日。

**主诉：** 双耳鸣 20 天。

**现病史：** 患者 20 天前出现双耳鸣，持续性，滋滋音。胸胁胀闷，情绪抑郁，头晕。纳差，寐欠安多梦，二便可。

**检查：** 双外耳道畅，鼓膜完整，标志清。纯音听阈检查示双耳听力基本正常。声阻抗示双耳 A 型图。

**舌脉：** 舌淡红、边有齿痕，苔薄白，脉弦。

**西医诊断：** 耳鸣（双侧）。

**中医诊断：** 耳鸣，证属肝郁气滞。

**治则：** 疏肝解郁，活血通窍。

**处方：** 逍遥散合四藤龙牡汤加减。

| | | | |
|---|---|---|---|
| 当归 12 克 | 白芍 12 克 | 柴胡 15 克 | 茯苓 10 克 |
| 白术 10 克 | 烧生姜 6 克 | 薄荷 6 克<sub>后下</sub> | 鸡血藤 15 克 |
| 首乌藤 15 克 | 钩藤 15 克 | 络石藤 15 克 | 煅龙骨 20 克<sub>先煎</sub> |
| 煅牡蛎 20 克<sub>先煎</sub> | 炙甘草 6 克 | | |

7 剂，每日 1 剂，水煎取汁 300 mL，早晚各 150 mL，温服。

**二诊：** 2019 年 5 月 10 日。

**主诉：** 双耳鸣频率及音调均较前减轻，夜间安静时明显。寐差较前缓解，进食后胃胀，二便调。

**检查：** 双外耳道畅，鼓膜完整，标志清。

**舌脉：** 舌淡红，苔薄白，脉弦。

**处方：** 上方加槟榔、大腹皮各 10 克，继服 7 剂，煎服法同上。

**三诊：** 2019 年 5 月 17 日。

**主诉：** 双耳鸣消失。纳可，寐安，二便可。

**检查：** 双外耳道畅，鼓膜完整，标志清。

**舌脉：** 舌淡红，苔薄白，脉弦。

**处方：**嘱其停药，不适随诊。

**按语：**患者平素生活工作压力较大，情绪抑郁则肝气郁结，气机阻滞，升降失调，浊气上犯清窍，故耳鸣、头晕；肝气郁结，气机不利，郁滞上焦则胸胁胀闷；肝气郁滞，横逆犯胃，胃失和降，则纳差；肝气郁久化火，内扰心神，则寐欠安多梦；舌淡红，边有齿痕，苔薄白，脉弦皆属于肝郁气滞之象。故予逍遥散合四藤龙牡汤加减。在逍遥散疏肝养血、调和肝脾的基础上，加用四藤龙牡汤，其中首乌藤入心经养血安神；络石藤祛风通络、凉血；钩藤入肝经清热平肝；鸡血藤活血补血、舒经活络；龙骨与牡蛎相须为用，二者共为重镇安神、平肝潜阳之效。此六味药共奏养血安神、通利耳窍之功。患者二诊时进食后胃胀，故加槟榔、大腹皮以行气消胀。继服7剂后诸症消失。

## 九、龙胆泻肝汤（《医方集解》）

【方药组成】龙胆，黄芩，栀子，泽泻，木通，车前子，当归，生地黄，柴胡，甘草。

【功能主治】清泻肝胆实火，清利肝经湿热。治疗肝胆实火上炎或肝经湿热侵犯所致的耳疮、耳疖、耳面瘫、耳胀、耳鸣、耳聋、脓耳、鼻渊、鼻衄等病。

【组方分析】方中君药为龙胆，味苦性寒，入肝、胆经，既泻肝胆实火，又清肝胆湿热。臣药为黄芩、栀子。黄芩性寒以泻热，味苦以燥湿；栀子苦寒，泻三焦之火。二药合用有助龙胆泻火除湿之功。佐药为泽泻、木通、车前子、当归、生地黄、柴胡。泽泻、木通性味甘淡，可利水渗湿，泻热通淋。车前子甘微寒，利水渗湿，清泻湿热，与泽泻、木通合用，使肝胆湿热从水道而去。肝乃藏血之脏，若实火所伤，亦消耗阴血，且方中苦燥淡渗伤阴之品较多，故以当归、生地黄养血柔肝，使邪去而不伤阴。柴胡入肝、胆经，味苦微寒，气味辛散，因肝性喜调达恶抑郁，火邪内郁，肝气不舒，遂以柴胡疏肝解郁，并引诸药入肝、胆之经，且与黄芩配伍，解表退热效佳。肝体阴用阳，柴胡与生地黄、当归配伍，养肝体而柔肝用。使药为甘草，调和诸药，护胃安中。诸药合用，使火降热清、湿浊得消，共奏清胆利湿之功。

**【病案举隅】**

**病案一：外耳湿疹**

王某，男，45岁，工人。

**初诊：**2017年12月18日。

**主诉：**双耳痒，流黄水3天。

**现病史：**患者3天前无明显诱因出现双耳痒，流黄水。口苦，纳差，寐安，小便黄，大便正常。

**检查：**双耳耳甲腔、耳屏、外耳道口皮肤潮红、渗液，鼓膜正常。

**舌脉：**舌淡红，苔黄腻，脉弦数。

**西医诊断：**外耳湿疹（双侧）。

**中医诊断：**旋耳疮，证属肝胆湿热。

**治则：**清热解毒，祛湿止痒。

**处方：**龙胆泻肝汤加减。

| | | | |
|---|---|---|---|
| 龙胆12克 | 黄芩10克 | 栀子10克 | 泽泻15克 |
| 盐车前子15克<sub>包煎</sub> | 生地黄15克 | 当归10克 | 白鲜皮15克 |
| 地肤子15克 | 广藿香20克 | 佩兰20克 | 甘草6克 |

3剂，每日1剂，水煎取汁300 mL，早晚各150 mL，温服。

**二诊：**2017年12月21日。

**主诉：**双耳痒、流黄水较前减轻。口苦，纳可，寐安，小便黄，大便正常。

**检查：**双耳耳甲腔、耳屏、外耳道口皮肤潮红、渗液较前减轻。

**舌脉：**舌淡红，苔黄微腻，脉弦数。

**处方：**上方继服7剂。

**三诊：**2017年12月28日。

**主诉：**双耳流黄水、口苦消失，时双耳痒。纳尚可，寐安，二便调。

**检查：** 双耳耳甲腔、耳屏、外耳道口皮肤正常。

**舌脉：** 舌淡红，苔薄黄，脉弦数。

**处方：** 上方去泽泻、盐车前子、广藿香、佩兰，继服3剂，煎服法同上。

**随访：** 1周后电话随访，双耳痒、流黄水未再发。

**按语：** 足少阳胆经之脉循耳后，其支者从耳后入耳中，出走耳前。肝胆互为表里，胆经循耳，肝之络脉亦络于耳。肝胆湿热蒸灼耳窍，可见耳部皮肤潮红灼热，湿热壅于肌表而流大量黄水；热极生风，风盛则痒；湿热蕴结肝胆，胆气上逆则见口苦；肝木乘土，脾失健运，则纳差；热灼津液，故小便黄；舌淡红，苔黄腻，脉弦数均为肝胆湿热之象。故以龙胆泻肝汤清热解毒，祛湿止痒。加白鲜皮、地肤子燥湿止痒，其中白鲜皮苦寒，有清热燥湿、祛风止痒之功；地肤子辛苦寒，善清皮肤中湿热而止痒。广藿香味辛，为芳香化湿要药；佩兰性平，具有化湿和中之功。广藿香、佩兰相须为用，共奏祛湿和胃之功。首诊3剂尽服，双耳痒、流黄水较前减轻。继服7剂后，耳部皮肤恢复正常。饮食正常，胃气得振，遂去祛湿和胃的广藿香、佩兰。水道得利，去渗湿泻热之车前子、泽泻。嘱继服3剂巩固疗效。

**病案二：周围性面瘫**

王某，女，67岁，退休人员。

**初诊：** 2016年2月22日。

**主诉：** 左侧面瘫4天。

**现病史：** 患者平素性情急躁，4天前因生气出现左侧口眼㖞斜，左胁肋部胀痛，口干、口苦。纳可，寐尚安，二便调。

**检查：** 双外耳道畅，鼓膜正常。抬眉左侧额纹消失，闭目露睛约4 mm，鼻唇沟变浅，鼓腮漏气，口角歪斜。

**舌脉：** 舌红，苔薄黄，脉弦。

**西医诊断：** 周围性面瘫（左侧）。

**中医诊断：**面瘫，证属肝火上扰。

**治则：**清肝泻火，活血通络。

**处方：**龙胆泻肝汤合牵正散、四藤龙牡汤加减。

| | | | |
|---|---|---|---|
| 龙胆 10 克 | 栀子 10 克 | 黄芩 10 克 | 泽泻 10 克 |
| 当归 10 克 | 柴胡 10 克 | 醋香附 10 克 | 川芎 10 克 |
| 钩藤 15 克 | 鸡血藤 15 克 | 络石藤 15 克 | 首乌藤 15 克 |
| 龙骨 20 克先煎 | 牡蛎 20 克先煎 | 石菖蒲 15 克 | 制白附 6 克先煎 |
| 僵蚕 3 克 | 全蝎 3 克 | | |

4 剂，每日 1 剂，水煎取汁 300 mL，早晚各 150 mL，温服。

嘱其禁食辛辣炙煿之品及鱼虾等发物，避风寒，慎起居。

**二诊：**2016 年 2 月 26 日。

**主诉：**口干、口苦消失。左侧口眼㖞斜、左胁肋部胀痛均较前好转。纳可，寐尚安，二便调。

**检查：**双外耳道畅，鼓膜正常。抬眉左侧出现额纹，闭目露睛约 2 mm，鼻唇沟变浅、鼓腮漏气、口角歪斜均较前好转。

**舌脉：**舌淡红，苔薄黄，脉弦。

**处方：**上方去石菖蒲，加泽兰、木香各 10 克，继服 7 剂，煎服法同上。

**三诊：**2016 年 3 月 4 日。

**主诉：**左胁肋部胀痛消失，左侧口眼㖞斜较前恢复。纳可，寐安，二便调。

**检查：**双外耳道畅，鼓膜正常。抬眉左侧出现额纹，闭目露睛消失，鼻唇沟变浅、鼓腮漏气、口角歪斜均较前减轻。

**舌脉：**舌淡红，苔薄白，脉弦。

**处方：**上方去木香，倍用僵蚕、全蝎各 6 克，继服 7 剂，煎服法同上。

**四诊：**2016 年 3 月 11 日。

**主诉：**左侧面部恢复正常。

**舌脉：**舌淡红，苔薄白，脉弦。

**处方：**嘱其停药，不适随诊。

**随访：**2个月后对患者进行电话随访，面瘫症状消失，未遗留后遗症，且未复发。

**按语：**患者平素情志不舒，肝气郁结，气郁易化火生风，肝风易夹痰、夹瘀。患者发病前4天情绪波动，大怒使"血菀于上"，脉络痹阻，阻滞气血，出现口眼㖞斜；肝经布胁肋，肝气郁结，则胁肋部胀痛；肝火内炽，灼伤津液，致口干口苦；观其舌脉，患者属于肝火夹瘀之证。故以龙胆泻肝汤为主方以清肝泻火。配伍牵正散祛风通络止痉，其中白附子祛风化痰，长于治头面之风；炒僵蚕祛风化痰；全蝎通络止痉。配伍经验方四藤龙牡汤活血通络。配伍通气散以疏肝理气，其中柴胡疏肝解郁；香附理气调中；川芎活血行气。另加石菖蒲以化痰开窍。诸药合用，共奏清肝泻火、活血通络之功。二诊痰热减轻，去石菖蒲，加泽兰、木香增强行气止痛之力。三诊肝气条达，去木香，倍用僵蚕、全蝎以增强通络之功。全方通过泄肝热、护肝阴、养筋脉、逐瘀滞、通经脉之法，使火降气平，瘀去脉通，疾病向愈。

**病案三：耳鸣**

张某某，女，34岁，职员。

**初诊：**2018年1月12日。

**主诉：**左耳鸣1个月。

**现病史：**患者平素易心烦恼怒，1个月前无明显诱因出现左耳鸣，嗡嗡声，持续性发作，无明显听力下降。口苦，咽干，纳可，寐差，二便调。

**检查：**双外耳道畅，鼓膜完整，标志清。纯音听阈检查示双耳听力大致正常。声导抗示双耳A型图。

**舌脉：**舌红，苔黄，脉弦。

**西医诊断：**耳鸣（左侧）。

**中医诊断：**耳鸣，证属肝火上扰。

**治则：**清肝泻热，开郁通窍。

**处方：** 龙胆泻肝汤合四藤龙牡汤加减。

| | | | |
|---|---|---|---|
| 龙胆 10 克 | 黄芩 10 克 | 栀子 10 克 | 柴胡 10 克 |
| 生地黄 10 克 | 当归 10 克 | 钩藤 15 克 | 鸡血藤 15 克 |
| 络石藤 15 克 | 首乌藤 30 克 | 龙骨 20 克先煎 | 牡蛎 20 克先煎 |
| 合欢皮 30 克 | 甘草 6 克 | | |

7 剂，每日 1 剂，水煎取汁 300 mL，早晚各 150 mL，温服。

嘱其尽量转移注意力，清淡饮食，作息规律，调控情绪。

**二诊：** 2018 年 1 月 19 日。

**主诉：** 口苦咽干消失，左耳鸣时轻时重。纳可，寐尚安，便调。

**舌脉：** 舌淡红，苔薄黄，脉弦。

**处方：** 上方去黄芩、栀子，继服 7 剂，煎服法同上。

**三诊：** 2018 年 1 月 26 日。

**主诉：** 左耳鸣消失。

**舌脉：** 舌淡红，苔薄白，脉弦。

**处方：** 嘱其停药，不适随诊。

**按语：** 患者平素生活压力大，情绪失调，而致气机郁结。气郁化火，火性上炎，循经上犯清窍，则耳鸣；肝喜调达，郁怒伤肝，肝胆之气随经上逆，胆汁随气火上泛，则口苦咽干；火扰心神，则寐差；舌质红，苔黄主热，脉弦主肝病。以龙胆泻肝汤清泄肝热，舒畅肝气，配四藤龙牡汤以活血通络，开窍消鸣。佐合欢皮性味甘平，入心、肝经，一方面助柴胡疏肝解郁，另一方面与首乌藤相伍养心安神。甘草调和诸药。首诊 7 剂尽服，患者口苦咽干消失，肝火折其大半，去清肝泻热之黄芩、栀子。继服 7 剂后，左耳鸣消失。龙胆泻肝汤中大多苦寒药物，易伤脾胃阳气，故应注意中病则止。

## 十、补中益气汤（《内外伤辨惑论》）

**【方药组成】** 黄芪，人参（党参），白术，炙甘草，当归，陈皮，升麻，柴胡。

【功能主治】补中益气，升阳举陷。治疗因饮食劳倦，损伤脾胃，以致脾胃气虚，清阳下陷所致的鼻鼽、耳鸣等。

【组方分析】方中君药为黄芪，味甘微温，入脾、肺经，补中益气，升阳固表。臣药为人参、白术、炙甘草。人参甘微苦平，入脾、肺、心经，大补元气，复脉固脱，补脾益肺，生津安神；白术苦甘温，入脾、胃经，健脾益气，燥湿利水；炙甘草甘平，补脾和胃，益气复脉。三药合用，取甘温补气健脾之效，与黄芪相辅相成，补气健脾之功益著。佐药为当归、陈皮。血为气之母，故用当归养血和营；陈皮理气和胃，使诸药补而不滞。使药为升麻、柴胡。二药升阳举陷，协助君药以升提下陷之中气，又能透表退虚热，且引芪、参走外以固表。炙甘草调和诸药，亦兼作使药。全方补气与升提并用，使气虚得补、气陷得升，共奏补中益气、升阳举陷之功，为治脾虚气陷之要方。

【病案举隅】

**病案一：过敏性鼻炎**

侯某某，男，30岁，自由职业。

**初诊：**2017年3月1日。

**主诉：**鼻塞，鼻痒，打喷嚏，流清涕1个月。

**现病史：**患者2年前出现鼻塞，鼻痒，打喷嚏，流清涕，时作时止，近1个月发作，伴咽痒，眼痒，自汗，时干咳，畏寒怕冷。纳可，寐安，小便尚可，大便溏稀。

**检查：**双鼻黏膜淡白，下甲肿大，可见水样分泌物。过敏原点刺实验示粉尘螨（++），屋尘螨（++），霉菌（+++），桃（+）。

**舌脉：**舌淡红、边有齿痕，苔薄白，脉细缓。

**西医诊断：**过敏性鼻炎。

**中医诊断：**鼻鼽，证属肺脾气虚。

**治则：**补益肺脾，升阳通窍。

**处方：**苍耳子散合补中益气汤加减。

| 炒苍耳子 10 克 | 辛夷 10 克 包煎 | 白芷 10 克 | 薄荷 6 克 后下 |
| --- | --- | --- | --- |
| 炙黄芪 15 克 | 党参 10 克 | 炒白术 10 克 | 当归 10 克 |
| 陈皮 10 克 | 升麻 6 克 | 柴胡 6 克 | 乌梅 10 克 |
| 五味子 10 克 | 蝉蜕 6 克 | 密蒙花 10 克 | 青葙子 10 克 |
| 炙甘草 6 克 | | | |

14 剂，每日 1 剂，水煎取汁 300 mL，早晚各 150 mL，温服。

嘱其增强体育锻炼，尽量避免接触过敏原。

**二诊：**2017 年 3 月 15 日。

**主诉：**诸症消失。纳可，寐安，二便调。

**检查：**双鼻黏膜淡红，双下甲可见。

**舌脉：**舌淡红，苔薄白，脉缓。

**处方：**嘱其停药。

**随访：**1 年未见复发。

**按语：**鼻鼽多因正气不足，腠理疏松，风寒、异气乘虚而入致病。肺脾气虚，卫表不固，清阳不升，鼻窍失养，邪气入里，正邪相争，争而不胜，则鼻痒、喷嚏频频；脾气虚弱，水湿不运，停聚鼻窍，则鼻塞、流清涕；肺主皮毛，肺气虚寒，卫表不固，腠理疏松，则自汗、畏寒怕冷；肺与大肠相表里，肺气虚则大肠固摄之力虚弱，脾虚则受纳、腐熟、输布功能失司，故大便多溏稀。方选苍耳子散合补中益气汤加减，以补益肺脾，升阳通窍。加乌梅、五味子敛肺止涕，固表止汗；蝉蜕祛风利咽止咽痒；密蒙花、青葙子合用以疏风明目止痒。连服 14 剂，诸症尽除。随访 1 年未反复。

**病案二：耳鸣**

张某，女，46 岁，会计。

**初诊：**2019 年 7 月 2 日。

**主诉：**双耳鸣 1 年，加重 2 个月。

**现病史：**患者 1 年前无明显诱因出现双耳鸣，呈蝉鸣样，夜间明显，伴双耳堵闷感，近 2 个月诸症加重，平素乏力，少气懒言。食欲不振，寐欠安，大便溏泄。

**检查：** 耳镜示双外耳道畅，鼓膜完整，标志清。纯音听阈检查示双耳听力正常。声导抗示双耳 A 型图。

**舌脉：** 舌淡，苔薄白，脉细。

**西医诊断：** 耳鸣（双侧）。

**中医诊断：** 耳鸣，证属脾胃虚弱。

**治则：** 健脾益气，升阳通窍。

**处方：** 补中益气汤合通气散加减。

| | | | |
|---|---|---|---|
| 黄芪 30 克 | 白术 10 克 | 陈皮 10 克 | 升麻 6 克 |
| 柴胡 10 克 | 党参 15 克 | 当归 10 克 | 香附 10 克 |
| 川芎 10 克 | 路路通 10 克 | 石菖蒲 10 克 | 炙甘草 6 克 |

7 剂，每日 1 剂，水煎取汁 300 mL，早晚各 150 mL，温服。

**二诊：** 2019 年 7 月 9 日。

**主诉：** 患者耳鸣、耳堵闷感、乏力、少气懒言较前减轻。食欲好转，寐欠安，大便溏泄较前缓解。

**检查：** 双外耳道畅，鼓膜完整，标志清。

**舌脉：** 舌淡，苔薄白，脉缓。

**处方：** 上方加制远志、龙骨（先煎）、牡蛎（先煎）各 15 克，继服 7 剂，煎服法同上。

**三诊：** 2019 年 7 月 16 日。

**主诉：** 耳鸣、耳堵闷感、乏力、少气懒言消失。纳可，寐安，便调。

**检查：** 双外耳道畅，鼓膜完整，标志清。

**舌脉：** 舌淡，苔薄白，脉缓。

**处方：** 嘱其停药，避免噪音，不适随诊。

**按语：** 患者平素劳累过度致脾胃虚弱。脾胃为后天之本，气血生化之源。脾胃虚弱，清阳不升则耳窍失养，浊阴停聚则清窍受蒙，故耳鸣；气血推动无力则滞留耳窍，故耳堵闷感；脾主肌肉四肢，脾虚日久肢体失养，故乏力；脾虚则气血生化不足，故少气懒言；水谷运化失司，水湿不运，流注肠中，则大便溏泄；脾气虚弱，运化失职，水谷内停，受纳无力则食欲不振；舌淡，苔薄白，脉细均为脾胃虚弱之象。以补中益气汤合通气散加减，方中补中益气汤补中益气、升阳举陷。香附可疏肝理气，解郁宽中；川芎活血行气，祛风止痛；二药合柴胡为通气散，共奏疏肝开郁、活血通窍之功。路路通苦平，祛风活络，利水通经；石菖蒲辛苦温，化湿开胃，开窍豁痰，醒神益智。诸药合用共奏健脾益气、升阳通窍之功。二诊时，加制远志、龙骨、牡蛎。制远志安神益智，交通心肾以助眠；龙骨、牡蛎镇纳浮阳，安神息鸣，以加强重镇、潜阳、安神之功，使心神定、夜寐安、耳鸣消。

## 十一、六味地黄丸（《医方集解》）

【方药组成】熟地黄，山萸肉，山药，泽泻，牡丹皮，茯苓。

【功能主治】补肾填精。治疗肾精亏损所致的脓耳、耳鸣、耳聋、鼻窒、鼻渊、喉痹、喉瘖等病。

【组方分析】方中君药为熟地黄，味甘微温，入肾经，善填精益髓，滋补阴精。臣药为山萸肉、山药。山萸肉味酸涩，性微温，入肝、肾经，具有补养肝肾、涩精之功效；山药入脾、肺、肾经，既补肾固精，又补脾以资后天之本。三药合用，补肝脾肾，即"三阴并补"。肾为水火之宅，肾虚则水泛，阴虚而火动。佐药为泽泻、牡丹皮、茯苓。茯苓淡渗脾湿，助山药之益脾，且防山药敛邪；泽泻清泻肾浊，防熟地黄之滋腻敛邪，且可清降肾中虚火；牡丹皮清泻肝火，制山萸肉之温，且防酸涩敛邪。三药合用，即"三泻"，共奏泻湿浊而降相火之功效。诸药合用，三补三泻，使滋补而不留邪，降泻而不伤正，乃补中有泻，寓泻于补，相辅相成之剂。

【病案举隅】

### 病案一：慢性化脓性中耳炎

谢某，男，42岁，工人。

**初诊：** 2013 年 12 月 5 日。

**主诉：** 左耳流脓反复发作 10 余年。

**现病史：** 患者 10 年前左耳进入污水后出现耳流脓，脓液呈豆腐渣样，反复发作，日久不愈，伴神疲乏力，腰膝酸软。纳可，寐安，二便调。

**检查：** 左侧鼓膜潮红，呈中央大穿孔，可见豆腐渣样分泌物。

**舌脉：** 舌红，少苔，脉细数。

**西医诊断：** 慢性化脓性中耳炎（左侧）。

**中医诊断：** 脓耳，证属肾阴不足。

**治则：** 滋阴降火，补肾排脓。

**处方：** 六味地黄丸加减。

| | | | |
|---|---|---|---|
| 熟地黄 15 克 | 山萸肉 12 克 | 山药 12 克 | 泽泻 10 克 |
| 牡丹皮 10 克 | 茯苓 10 克 | 知母 12 克 | 黄柏 12 克 |
| 杜仲 15 克 | 桑寄生 15 克 | 夏枯草 10 克 | 桔梗 10 克 |

7 剂，每日 1 剂，水煎取汁 300 mL，早晚各 150 mL，温服。

**二诊：** 2013 年 12 月 12 日。

**主诉：** 左耳流脓较前减少，腰膝酸软较前稍有好转。

**检查：** 左侧鼓膜潮红较前好转，分泌物较前减少。

**舌脉：** 舌红，少苔，脉细数。

**处方：** 上方继服 7 剂。

**三诊：** 2013 年 12 月 19 日。

**主诉：** 左耳流脓消失。

**检查：** 左侧鼓膜可见穿孔，分泌物消失。

**舌脉：** 舌红，苔薄白，脉细。

**处方：** 嘱其停药，不适随诊。

**按语：** 对于虚证之脓耳，用本方治疗多能取效。肾元亏损，耳窍失于濡养，湿热邪毒滞留日久，故耳内流脓；肾虚耳窍失养，邪毒蚀骨，化腐成脓，故脓液呈豆腐渣样，日久不愈；肾元耗损，脑髓骨骼失养，则神疲乏力，腰膝酸软。本例属少阴虚热，治用六味地黄汤加知母、黄柏滋阴补肾、清降虚火以治本；加杜仲、桑寄生补益肝肾、强健腰膝；加夏枯草、桔梗清热排脓、祛湿化浊。诸药合用滋阴降火，补肾排脓，标本同治。

**病案二：感音神经性聋**

董某，男，61岁，退休。

**初诊：** 2018年11月2日。

**主诉：** 双耳听力下降5年。

**现病史：** 患者5年前无明显诱因出现双耳听力下降，呈渐进性加重。咽干，伴腰膝酸软。纳可，寐欠安，夜尿多，大便调。

**检查：** 双外耳道畅，鼓膜完整，标志正常。纯音听阈检查示右耳平均听阈42 dB，左耳平均听阈49 dB。声导抗示双耳A型图。

**舌脉：** 舌红，少苔，脉细弱。

**西医诊断：** 感音神经性聋（双侧）。

**中医诊断：** 耳聋，证属肾精亏损。

**治则：** 补肾填精，滋阴潜阳。

**处方：** 六味地黄丸加减。

| | | | |
|---|---|---|---|
| 熟地黄15克 | 山萸肉12克 | 山药12克 | 泽泻10克 |
| 牡丹皮10克 | 茯苓10克 | 杜仲15克 | 桑寄生15克 |
| 麦冬10克 | 沙参10克 | 首乌藤30克 | 乌药10克 |
| 益智仁10克 | | | |

7剂，每日1剂，水煎取汁300 mL，早晚各150 mL，温服。

**二诊：** 2018年11月9日。

**主诉：** 双耳听力同前，咽干消失，腰膝酸软较前稍有改善。

**舌脉：** 舌红，少苔，脉细弱。

**处方：** 上方去沙参、麦冬，继服7剂，煎服法同上。

**三诊：** 2018年11月16日。

**主诉：** 双耳听力较前提高，腰膝酸软、夜尿多均较前明显好转。

**舌脉：**舌红，少苔，脉细弱。

**检查：**双外耳道畅，鼓膜完整，标志清晰。纯音听阈检查示右耳平均听阈约 25 dB，左耳平均听阈约 30 dB。

**处方：**上方继服 7 剂以巩固疗效。

**按语：**耳为肾所主，为肾之外窍、肾之官。肾之精气上通于耳，肾精充沛，则耳能闻五音。肾精亏损，不能濡养耳窍则耳聋。患者年老，肾精渐亏，精生乏源，无以上奉于耳而出现听力减退，呈渐进性加重；肾之阴精不足，虚阳上浮，煎灼津液则咽干；肾虚则腰膝失养，出现腰膝酸软；肾精亏虚，精不化气，气虚不固则夜尿频；舌红少苔，脉细弱俱为肾精亏损之象。以六味地黄丸治以补肾填精，滋阴潜阳。配以杜仲、桑寄生补益肝肾、强筋健骨；麦冬、沙参生津润燥；首乌藤养血安神；乌药、益智仁与山药合为缩泉丸，补肾缩尿，改善夜尿频数。全方共奏补肾填精、滋阴潜阳、强筋健骨、固精缩泉之效。

## 十二、通窍活血汤（《医林改错》）

**【方药组成】**麝香，赤芍，川芎，桃仁，红花，老葱白，黄酒，生姜，大枣。

**【功能主治】**行气活血，化瘀通窍。治疗外邪侵袭或内伤导致气血运行不畅之鼻窒、耳鸣、耳聋、耳胀等病。

**【组方分析】**方中君药为麝香、赤芍、川芎、桃仁、红花。麝香辛香走串，善活血通络，通窍止痛；赤芍苦微寒，入肝经，清热凉血，散瘀止痛；川芎行气开郁，活血止痛；桃仁活血祛瘀，润肠通便；红花活血通经，散瘀止痛。赤芍、川芎活血以通窍，桃仁、红花散瘀以通窍，上四味可活血化瘀，通经利窍，专为瘀血阻窍而设。臣药为生姜、老葱白、黄酒。生姜、老葱白散达升腾，行气通络，助君药活血通络，上达巅顶；黄酒能加速血运，畅旺血行，以助药势。佐使药为大枣。大枣之甘，可缓脉络之急以利血行，虽无活血作用却可成为他山之助。全方共奏行气活血、化瘀通窍之效，为治疗头面部瘀血阻滞之经典方剂。

**【病案举隅】**

**病案一：慢性鼻炎**

张某，男，32岁，职员。

**初诊：** 2017年3月21日。

**主诉：** 鼻塞呈持续性1年，加重3个月。

**现病史：** 患者1年前感冒后出现持续性鼻塞，伴嗅觉减退，时头顶部疼痛，近3个月上述症状加重。纳可，寐安，二便调。

**检查：** 双侧鼻黏膜慢性充血，双侧下鼻甲、中鼻甲肥大，中鼻道及嗅裂欠通畅。

**舌脉：** 舌暗红、有瘀斑，苔薄白，脉弦涩。

**西医诊断：** 慢性鼻炎。

**中医诊断：** 鼻窒，证属气滞血瘀。

**治则：** 行气活血，化瘀通窍。

**处方：** 通窍活血汤合苍耳子散加减。

| | | | |
|---|---|---|---|
| 桃仁10克 | 红花10克 | 川芎10克 | 赤芍10克 |
| 炒苍耳子10克 | 辛夷10克<sub>包煎</sub> | 白芷10克 | 薄荷6克<sub>后下</sub> |
| 石菖蒲20克 | 路路通20克 | 天麻10克 | 生姜3片 |
| 大枣10枚 | | | |

7剂，每日1剂，水煎取汁300 mL，早晚各150 mL，温服。

**二诊：** 2017年3月28日。

**主诉：** 头痛消失，鼻塞、嗅觉减退较前好转。纳可，寐安，二便调。

**检查：** 双侧鼻黏膜慢性充血，双侧下鼻甲、中鼻甲肥大。

**舌脉：** 舌暗红、有散在瘀斑，苔薄白，脉弦涩。

**处方：** 上方去天麻，石菖蒲、路路通减为10克，继服7剂，煎服法同上。

**三诊：** 2017年4月4日。

**主诉：**鼻塞、嗅觉减退均较前明显好转。纳可，寐安，二便调。

**检查：**双侧鼻黏膜略充血，双侧下鼻甲、中鼻甲稍大。

**舌脉：**舌淡红、有瘀点，苔薄白，脉弦。

**处方：**上方去石菖蒲、路路通，继服 7 剂，煎服法同上。

**四诊：**2017 年 4 月 11 日。

**主诉：**鼻塞消失，嗅觉恢复正常。纳可，寐安，二便调。

**检查：**双侧鼻黏膜淡红，双侧下鼻甲、中鼻甲可见。

**舌脉：**舌淡红，苔薄白，脉弦。

**处方：**嘱其停药，禁用麻黄碱类滴鼻液滴鼻。

**按语：**患者 1 年前患伤风感冒，外邪袭肺，肺宣发失职，邪气闭肺，上壅鼻窍，则鼻塞；邪毒留滞，肺失宣降，气机不畅，气血瘀阻，邪滞鼻道，壅塞清窍，则鼻塞呈持续性；心主脉主嗅，气血瘀阻，心脉不畅，嗅失神助，故嗅觉减退；病久耗伤肺气，清阳之气受阻，气血运行不畅，阻遏经络则发为头痛；舌暗红有瘀斑、脉弦涩均为气血瘀滞之象。以通窍活血汤合苍耳子散加减。其中通窍活血汤行气活血，化瘀通窍；苍耳子散疏风止痛，通利鼻窍；加石菖蒲化湿开胃，开窍豁痰；路路通祛风活络，利水通经；石菖蒲与路路通合用，增强豁痰开窍之功，缓解鼻塞之症；天麻入肝经，息风止痉，平抑肝阳，祛风通络，为治虚实头痛之良药。诸药合用，气血行则瘀滞散，瘀滞散则鼻窍通，故诸症皆除。二诊、三诊时，患者鼻塞渐愈则去石菖蒲、路路通，头痛消失则去天麻，以防宣散开窍之力太过。四诊时诸症消失，中病即止。

**病案二：耳鸣耳聋**

郭某，男，45 岁，专业技术人员。

**初诊：**2017 年 4 月 2 日。

**主诉：**双耳听力下降伴双耳鸣 5 个月。

**现病史：**5 月前患者生气后出现双耳听力下降，伴双耳鸣，持续性，嗡嗡声，耳堵闷感，心烦不宁。纳可，寐欠安，二便调。

**检查:** 耳镜示双外耳道畅, 鼓膜完整, 标志清。纯音听阈检查示双耳中度感音神经性聋, 平均听阈为 45 dB。声导抗示双耳 A 型图。

**舌脉:** 舌暗红、有瘀斑, 苔薄白, 脉细涩。

**西医诊断:** 耳鸣(双侧), 感音神经性聋(双侧)。

**中医诊断:** 耳鸣, 耳聋, 证属气滞血瘀。

**治则:** 行气活血, 通窍息鸣。

**处方:** 通窍活血汤合四藤龙牡汤加减。

| | | | |
|---|---|---|---|
| 桃仁 10 克 | 红花 10 克 | 赤芍 10 克 | 川芎 10 克 |
| 钩藤 15 克 | 鸡血藤 15 克 | 络石藤 15 克 | 首乌藤 15 克 |
| 龙骨 30 克先煎 | 牡蛎 30 克先煎 | 石菖蒲 20 克 | 路路通 20 克 |
| 制远志 30 克 | 合欢皮 30 克 | 甘草 6 克 | |

7 剂, 每日 1 剂, 水煎取汁 300 mL, 早晚各 150 mL, 温服。

**二诊:** 2017 年 4 月 9 日。

**主诉:** 心烦不宁消失, 双耳听力下降、双耳鸣、耳堵闷感均较前明显减轻。纳可, 寐安, 二便调。

**检查:** 双外耳道畅, 鼓膜完整, 标志清。

**舌脉:** 舌暗红、有瘀点, 苔薄白, 脉细涩。

**处方:** 上方去制远志、合欢皮, 龙骨、牡蛎减为 15 克, 继服 7 剂, 煎服法同上。

**三诊:** 2017 年 4 月 16 日。

**主诉:** 双耳鸣、耳堵闷消失, 自觉双耳听力正常。纳可, 寐安, 二便调。

**检查:** 双外耳道畅, 鼓膜完整, 标志清, 纯音听阈检查示双耳听力已基本恢复正常, 平均听阈为 20 dB。

**舌脉:** 舌淡红, 苔薄白, 脉弦。

**处方:** 上方继服 7 剂以巩固疗效。嘱其保持情绪舒畅、避免接触噪音。

**按语:** 患者平素情志抑郁。肝气郁结, 气机阻滞, 血行无力, 日久则瘀，瘀滞耳窍则听力减退、耳鸣、耳堵闷；肝气郁结，郁而化热，热扰心神，则心烦不宁；舌暗红有瘀斑，脉细涩均为血瘀之象。予通窍活血汤合四藤龙牡汤加减。通窍活血汤行气活血、化瘀通窍；四藤龙牡汤活血补血、通窍息鸣；石菖蒲开窍豁痰；路路通，入肝、肾经，祛风活络通经；二药合用通利耳窍，可除耳堵闷之症；制远志苦辛温，入心、肾、肺经，可安神益智，交通心肾；合欢皮解郁安神；甘草调和诸药。全方除行气活血、通窍息鸣之外，又加强了重镇、潜阳、安神之作用，从而使耳窍之气行血活、窍通闭开，以达减轻或消除耳鸣耳聋之功。二诊心神定、夜寐安则可去制远志、合欢皮，听力渐愈、耳鸣之声渐小则龙骨、牡蛎两味药酌情减量。

### 病案三：分泌性中耳炎

王某，女，37 岁，自由职业。

**初诊：** 2017 年 6 月 12 日。

**主诉：** 左耳胀闷堵塞半月余。

**现病史：** 患者半月前患感冒后出现左耳胀闷堵塞感，伴听力下降，时鼻塞。纳可，寐安，二便调。

**检查：** 耳镜示左外耳道畅，鼓膜色橙黄、可见液平面、光锥消失。纯音听阈检查示左耳中度传导性聋，平均听阈在 45 dB 左右。声导抗示左耳 B 型图。

**舌脉：** 舌质淡暗、有瘀点，脉涩。

**西医诊断：** 分泌性中耳炎（左侧）。

**中医诊断：** 耳胀，证属气血瘀阻。

**治则：** 行气活血，通窍开闭。

**处方：** 通窍活血汤合通气散加减。

| | | | |
|---|---|---|---|
| 赤芍 10 克 | 桃仁 10 克 | 红花 10 克 | 川芎 10 克 |
| 柴胡 10 克 | 香附 10 克 | 猪苓 15 克 | 茯苓 15 克 |
| 泽泻 15 克 | 石菖蒲 15 克 | 路路通 15 克 | 甘草 6 克 |

7 剂，每日 1 剂，水煎取汁 300 mL，早晚各 150 mL，温服。

**二诊**：2017 年 6 月 19 日。

**主诉**：鼻塞基本消失，左耳胀闷堵塞感、听力下降较前明显好转。纳可，寐安，二便调。

**检查**：耳镜示左外耳道畅，鼓膜未见明显黄色积液，鼓膜内陷。

**舌脉**：舌淡红、有散在瘀点，脉弦、略涩。

**处方**：上方去石菖蒲、路路通，继服 7 剂，煎服法同上。

**三诊**：2017 年 6 月 26 日。

**主诉**：左耳胀闷堵塞感、听力下降基本恢复，无其他不适。纳可，寐安，二便调。

**检查**：耳镜示左外耳道畅，鼓膜完整，光锥正常。纯音听阈检查示左耳听力恢复正常，平均听阈 15 dB。声导抗示左耳 A 型图。

**舌脉**：舌淡红，苔薄白，脉弦。

**处方**：上方红花、桃仁减为 6 克，继服 7 剂。嘱其增强体质、避免感冒。

**按语**：患者半月前患感冒，外邪入侵，肺失宣肃，气机不畅，痞塞耳窍，则耳胀；病久入络，邪毒滞留，脉络阻滞，气血瘀阻，故耳内闷胀感明显；日久不愈，甚则如物阻隔，听力减退；肺不布津，难滋于脾，则脾气虚弱，不能运化水湿之邪，湿浊困于耳窍，则耳中积液作甚；肺在窍为鼻，肺气不宣则鼻塞；舌有瘀点、脉涩皆为血瘀之象。予通窍活血汤合通气散加减。通窍活血汤活血开闭。通气散中柴胡和解表里，疏肝升阳；香附行气解郁通经；川芎活血行气，祛风止痛，三者配伍以行气通窍。方中加猪苓、茯苓、泽泻以利水渗湿健脾；石菖蒲、路路通以开窍行气；甘草顾护脾胃。全方活血与行气并伍，利湿与开窍同施，共奏行气活血、通窍开闭之功。二诊鼻塞除则去石菖蒲、路路通，耳胀之症明显好转则可适当减少桃仁、红花的用量，祛邪而不伤正。

## 十三、会厌逐瘀汤（《医林改错》）

【方药组成】桃仁，红花，赤芍，当归，柴胡，枳壳，生地黄，玄参，桔梗，甘草。

【功能主治】行气活血，利咽开音。治疗血瘀痰凝所致的喉痹、慢喉瘖等病。

【组方分析】方中君药为桃仁、红花。桃仁破血行滞而润燥；红花辛散温通，善通行经脉，为活血止痛、行气破血之要药。二者共奏活血散瘀止痛之功。臣药为赤芍、当归、柴胡、枳壳。赤芍、当归以助君药活血化瘀；柴胡疏肝解郁，升达清阳，与枳壳合用，尤善理气行滞，使气行则血行。佐药为生地黄、玄参、桔梗。生地黄、玄参清热凉血，养阴生津；桔梗善于宣肺祛痰，利咽排脓。桔梗又为使药，与甘草为伍载药上行，直抵会厌，兼能发挥祛痰开音的作用。诸药合用，使气滞得解，瘀血得除，痰浊得化，咽喉得润，共奏行气活血、利咽开音之功。

【病案举隅】

**病案一：声带息肉**

张某，女，60岁，退休。

**初诊：**2015年12月5日。

**主诉：**声音嘶哑1个月。

**现病史：**声音嘶哑，伴咽干、咽痛，咽部黏着感，清嗓子，咳白黏痰。纳可，寐安，二便调。

**既往史：**既往冠心病史。

**检查：**咽、喉黏膜慢性充血肥厚，舌根淋巴组织增生，双侧声带黏膜慢性充血，中1/3段可见局限性隆起，色暗红，右侧重，双侧声带活动好，闭合不全。

**舌脉：**舌暗红、边有瘀斑，苔薄黄，脉涩。

**西医诊断：**声带息肉（双侧）。

**中医诊断：**喉瘖，证属血瘀痰凝。

**治则：**行气活血，化痰开音。

**处方：**会厌逐瘀汤合温胆汤加减。

| | | | |
|---|---|---|---|
| 桃仁 10 克 | 红花 10 克 | 赤芍 10 克 | 当归 10 克 |
| 柴胡 10 克 | 枳壳 10 克 | 生地黄 10 克 | 玄参 10 克 |
| 法半夏 10 克 | 竹茹 20 克 | 陈皮 10 克 | 茯苓 10 克 |
| 胆南星 12 克 | 芦根 30 克 | 紫苏梗 10 克 | 夏枯草 15 克 |
| 昆布 15 克 | 甘草 6 克 | | |

7 剂，每日 1 剂，水煎取汁 300 mL，早晚各 150 mL，温服。

嘱其注意声带休息，禁声或少言，禁食辛辣炙煿之品及鱼虾等发物，避风寒，慎起居。

**二诊：**2015 年 12 月 12 日。

**主诉：**咽干、咽痛消失，声音嘶哑、清嗓、咳白黏痰较前减轻。纳可，寐安，二便调。

**检查：**咽黏膜慢性充血，复查喉镜示双侧声带黏膜充血及中 1/3 段隆起较前减轻，双侧声带活动好，闭合不全。

**舌脉：**舌暗红、边有瘀斑，苔薄黄，脉涩。

**处方：**上方去芦根，继服 14 剂，煎服法同上。

**三诊：**2015 年 12 月 26 日。

**主诉：**声音嘶哑、清嗓、咳白黏痰基本消失。纳可，寐安，二便调。

**检查：**咽黏膜淡红。复查喉镜示双侧声带黏膜淡红，活动好，闭合可。

**舌脉：**舌淡红，苔薄白，脉弦。

**处方：**上方继服 7 剂以巩固疗效。

**按语：**患者因用嗓过度，气阴耗伤，脉络受损，致喉部经气不利。气血运行不畅，久病成瘀，气血瘀于咽喉，阴虚咽喉失养故咽痛；气滞水停不行而成痰，可见清嗓，咳白黏痰；痰凝血瘀于声门，日久黏膜增生隆起，形成息肉，声门闭合不利，症见声音嘶哑；日久伤阴故见咽干；舌暗红、边有瘀斑，苔薄黄，脉涩为血瘀痰凝之象。本病的病机关键为痰瘀互结，故以会厌逐瘀汤合温胆汤加减。方中会厌逐瘀汤以行气活血，利咽开音。法半夏降逆和胃，燥湿化痰；竹茹清热化痰，止呕除烦；陈皮理气燥湿；茯苓健脾渗湿，引水下行，使生痰无源。四药合为温胆汤以理气化痰。胆南星清热化痰，与法半夏、茯苓相伍，可消气滞水停所致的痰湿；芦根生津止渴以除咽干；紫苏梗行气宽胸，气为血之帅，气行则血行；昆布、夏枯草软坚散结，可消除日久之癥瘕痞块；甘草调和诸药。综观全方，共奏行气活血、化痰开音之功。

**病案二：慢性咽炎**

王某，女，41 岁，教师。

**初诊：** 2019 年 4 月 9 日。

**主诉：** 咽干、有异物感 1 年。

**现病史：** 咽干、有异物感，伴轻微刺痛，颈部紧缩感。胸胁胀痛，咳吐黏痰。纳可，寐安，二便调。

**既往史：** 慢性咽炎 5 年。

**检查：** 咽黏膜慢性充血，咽后壁淋巴滤泡增生。

**舌脉：** 舌暗红，舌尖边有瘀斑，苔薄黄，脉弦涩。

**西医诊断：** 慢性咽炎。

**中医诊断：** 喉痹，证属血瘀痰凝。

**治则：** 行气活血，祛痰利咽。

**处方：** 会厌逐瘀汤加减。

| | | | |
|---|---|---|---|
| 桃仁 15 克 | 红花 15 克 | 赤芍 10 克 | 当归 10 克 |
| 柴胡 10 克 | 枳壳 10 克 | 生地黄 10 克 | 玄参 10 克 |
| 桔梗 6 克 | 胆南星 6 克 | 法半夏 10 克 | 山豆根 6 克 |
| 木蝴蝶 6 克 | 甘草 6 克 | | |

7 剂，每日 1 剂，水煎取汁 300 mL，早晚各 150 mL，温服。

**二诊：** 2019 年 4 月 16 日。

**主诉：** 咽干、有异物感基本消失，咽部刺痛、颈部紧缩感、胸胁胀痛、咳吐黏痰较前明显好转。纳可，寐安，二便调。

**检查:** 咽黏膜慢性充血。

**舌脉:** 舌暗红, 舌尖边有瘀斑, 苔薄黄, 脉弦涩。

**处方:** 上方继服 14 剂。

**三诊:** 2019 年 4 月 30 日。

**主诉:** 咽部刺痛、颈部紧缩感、胸胁胀痛、咳吐黏痰基本消失。纳可, 寐安, 二便调。

**检查:** 咽黏膜淡红。

**舌脉:** 舌淡红, 苔薄白, 脉弦。

**处方:** 嘱其停药, 清淡饮食, 不适随诊。

**按语:** 患者慢性咽炎病史 5 年有余, 久病致邪毒留滞, 气机阻滞, 血行不畅, 咽喉失于气血濡养则咽干; 气血瘀滞于咽部, 故见咽部异物感; 血瘀则刺痛, 痰凝则颈部紧缩压迫感; 气滞血瘀, 不通则痛, 故见胸胁胀痛; 虚火久蒸, 炼津为痰, 故咳吐黏痰; 舌暗红, 舌尖边有瘀斑, 苔薄黄, 脉弦涩皆为气滞血瘀之象。以会厌逐瘀汤加减以行气活血, 祛痰利咽。加胆南星化痰, 散结消肿; 法半夏燥湿化痰; 山豆根消肿利咽; 木蝴蝶清肺热, 利咽喉。全方共奏行气活血、祛痰利咽之功。

# 第二节　经验方临床应用举隅

## 一、清热祛湿汤

**【经验用药】**

| | | | |
|---|---|---|---|
| 苦参 15 克 | 地肤子 15 克 | 关黄柏 15 克 | 白鲜皮 15 克 |
| 茵陈 15 克 | 泽泻 15 克 | 黄芩 10 克 | 栀子 10 克 |
| 赤芍 10 克 | 牡丹皮 10 克 | 生地黄 10 克 | 炙甘草 6 克 |

**【功能主治】** 清热祛湿, 凉血止痒。用于治疗风热湿邪侵袭所致的旋

耳疮。

【组方分析】方中君药为苦参、地肤子、关黄柏。苦参功善清热燥湿止痒，为治疗湿热所致皮肤病的常用药；地肤子，味辛苦性寒，善清除皮肤中湿热与风邪而止痒；关黄柏，味苦性寒，既能清热燥湿，又可泻火解毒，为治疗湿疹瘙痒之佳品。三药合用，清热燥湿止痒。臣药为白鲜皮、茵陈、泽泻、黄芩、栀子。白鲜皮性味苦寒，善清热燥湿、泻火解毒、祛风止痒；茵陈苦微寒，清热利湿之力较强，善治湿疹瘙痒；泽泻性寒，善泄水湿、利湿热；黄芩性味苦寒，清热燥湿，善清上焦湿热；栀子苦寒清降，能泻三焦火邪，清利肝经湿热，与黄芩配伍以增强清热泻火之功。佐药为赤芍、牡丹皮、生地黄。赤芍性味苦咸寒，既能清热凉血，又可泻火解毒，为清热凉血之佳品；牡丹皮苦寒，清热凉血以止痒；生地黄苦寒，长于清热凉血、养阴生津，为清热凉血之要药。三药合用养阴清热，凉血止痒。使药为炙甘草，调和诸药。诸药合用，共奏清热祛湿、凉血止痒之功。

**【病案举隅】**

**病案：外耳道湿疹**

李某，男，33 岁，职员。

**初诊：**2020 年 5 月 11 日。

**主诉：**左耳痒、耳溢液 1 周。

**现病史：**左耳痒、流黄水，耳中潮湿感。纳可，寐安，二便调。

**检查：**左侧耳甲腔皮肤粗糙、脱屑，外耳道潮红、肿胀，渗液，表面附有黄色痂皮。

**舌脉：**舌红，苔薄黄微腻，脉濡数。

**西医诊断：**外耳道湿疹（左侧）

**中医诊断：**旋耳疮，证属风湿热。

**治则：**清热祛湿，凉血止痒。

**处方：**清热祛湿方加减。

| 苦参 15 克 | 地肤子 10 克 | 关黄柏 15 克 | 白鲜皮 20 克 |
| 茵陈 10 克 | 泽泻 10 克 | 黄芩 10 克 | 栀子 10 克 |
| 赤芍 10 克 | 牡丹皮 10 克 | 生地黄 10 克 | 炙甘草 6 克 |

7 剂，每日 1 剂，水煎取汁 300 mL，早晚各 150 mL，温服。

**二诊：** 2020 年 5 月 18 日。

**主诉：** 左耳痒、流水较前减轻，耳中潮湿感消失。纳可，寐安，便调。

**检查：** 左侧耳甲腔皮肤粗糙、脱屑较前改善，外耳道潮红，肿胀、渗液及黄色痂皮减轻。

**舌脉：** 舌红，苔薄黄微腻，脉濡数。

**处方：** 上方加广藿香、佩兰各 15 克，继服 7 剂，煎服法同上。

**随访：** 1 周后电话回访，症状基本消失。

**按语：** 本病因风湿热合而为患，上扰耳窍。风盛则耳痒难忍，喜搔抓；热盛则耳部肿胀；湿盛则外耳道渗液、结痂；舌红，苔薄黄微腻，脉濡数均为风热湿邪侵袭之象。予清热祛湿汤加减以清热祛湿，凉血止痒。方中苦参、地肤子、关黄柏，善清热燥湿而止痒；白鲜皮、茵陈、泽泻清热利湿，泻火解毒；黄芩、栀子性寒，以清泄实热；赤芍、牡丹皮、生地黄，清热凉血以止痒；炙甘草调和诸药。首诊症状明显减轻，二诊时苔薄黄微腻，故予芳香化湿浊之要药广藿香及佩兰，以增清热祛湿之力。


## 二、宣肺健脾通窍方

**【经验用药】**

| 炒苍耳子 10 克 | 辛夷 10 克包煎 | 白芷 10 克 | 薄荷 6 克后下 |
| 猪苓 15 克 | 茯苓 15 克 | 泽泻 15 克 | 白术 15 克 |
| 炒紫苏子 10 | 炒莱菔子 10 克 | 炒白芥子 10 克 | 桃仁 10 克 |
| 香附 10 克 | 柴胡 10 克 | 川芎 10 克 | 炙甘草 6 克 |

**【功能主治】** 宣肺化痰，健脾利湿，化浊行气，活血通窍。用于治疗

肺气不宣,脾虚失运,痰浊困耳所致的分泌性中耳炎。

【组方分析】分泌性中耳炎属于中医学"耳胀""耳闭"的范畴,本病的发生与肺、脾密切相关。饮食失调则脾失健运,湿浊不化,聚而为痰,加之寒暖失调,风邪外袭,肺失宣降,浊气不降,痰浊困结耳窍,发为本病。方中君药为炒苍耳子、辛夷、茯苓、白术。其中炒苍耳子、辛夷祛风通窍;茯苓、白术健脾渗湿。臣药为白芷、薄荷、泽泻、猪苓。其中白芷、薄荷配合炒苍耳子、辛夷为"苍耳子散",宣肺祛风,通利鼻窍;泽泻、猪苓配合茯苓、白术为"四苓散",健脾渗湿、利水化浊。佐药为炒紫苏子、炒莱菔子、炒白芥子、桃仁、柴胡、川芎、香附。其中炒紫苏子、炒莱菔子、炒白芥子合为"三子养亲汤"。中医认为体内水液停聚凝结形成的质稠黏浊的病理产物为"痰",鼓室内的分泌物亦属于"痰"的范畴,故以"三子养亲汤"宣肺化痰,消除中耳积液;邪气迁延日久,邪毒入络,则以桃仁活血通络;化痰需理气,气顺痰自消,故以"通气散"柴胡、川芎、香附行气活血,通利耳窍。使药炙甘草调和诸药。诸药合用,共奏宣肺化痰、健脾利湿、化浊行气、活血通窍之功。

## 【病案举隅】

### 病案:分泌性中耳炎

王某,男,7岁。

**初诊:** 2015年10月9日。

**主诉:** 双耳听力下降2个月。

**现病史:** 患者于2个月前感冒后出现双耳听力下降,耳内如物阻隔。鼻塞,流白涕,腹胀便溏,面色不华。纳差,寐安,小便调。

**检查:** 双外耳道畅,鼓膜潮红,可见液平面。双鼻黏膜淡红,下甲肿大。纯音听阈检查示双耳重度传导性耳聋。声导抗示左耳B型图,右耳C型图。

**舌脉:** 舌淡红、边有齿痕,苔白微腻,脉细缓。

**西医诊断:** 分泌性中耳炎(双耳)。

**中医诊断:** 耳闭,证属肺气失宣,脾虚湿困。

**治则:** 宣肺化痰,健脾利湿,活血通窍。

**处方:** 宣肺健脾通窍方加减。

辛夷 10 克包煎　　白芷 10 克　　　薄荷 6 克后下　　泽泻 10 克

猪苓 10 克　　　　茯苓 10 克　　　白术 10 克　　　炒紫苏子 10 克

炒莱菔子 10 克　　炒白芥子 10 克　桃仁 10 克　　　香附 10 克

柴胡 6 克　　　　川芎 10 克　　　炒鸡内金 10 克　炒麦芽 10 克

炙甘草 6 克

7 剂,每日 1 剂,水煎取汁 200 mL,早晚各 100 mL,温服。

**二诊:** 2015 年 10 月 16 日。

**主诉:** 自觉听力较前好转,流涕、纳差消失,仍鼻塞,余症均较前减轻。纳可,寐安,二便调。

**检查:** 双外耳道畅,鼓膜潮红较前减轻。双鼻黏膜淡红,下甲稍大。复查纯音听阈检查示左耳轻度传导性耳聋,右耳中度传导性耳聋。声导抗示双耳 C 型图。

**舌脉:** 舌淡红,苔白微腻,脉细。

**处方:** 上方去炒鸡内金、炒麦芽,继服 7 剂,煎服法同上。

**三诊:** 2015 年 10 月 23 日。

**主诉:** 自觉听力恢复正常,诸症消失,面色红润。纳可,寐安,二便调。

**检查:** 双外耳道畅,鼓膜正常。双鼻黏膜淡红,下甲可见。纯音听阈检查示双耳听力正常。声导抗示双耳 A 型图。

**舌脉:** 舌淡红,苔薄白,脉细。

**处方:** 嘱其停药,不适随诊。

**随访:** 2 个月后随访,未见复发。

**按语:** 小儿脏腑娇嫩,形气未充,脾常不足,饮食失调则易致脾虚;脾气虚弱,运化失职,湿浊不化,聚而为痰;寒暖失调,风邪外袭,肺失宣降,浊气不降,痰浊上犯,困结耳窍,形成中耳积液、耳窍痞塞不通,耳内如物阻隔；风邪外袭，肺失宣肃，壅塞鼻窍则鼻塞；肺主行水，肺失宣降，水湿停聚，上犯鼻窍，则流涕；脾主运化水谷精微，脾失健运，水谷不化，则纳差，腹胀便溏；饮食入胃，脾气将其运化为精、气、血、津液，吸收并转输全身，内养五脏六腑，外充四肢百骸、皮毛筋肉，脾虚则运化失职，气血生化乏源，则面色不华。故治以宣肺通窍方以宣肺化痰、健脾利湿、活血通窍。患儿纳差则加炒鸡内金、炒麦芽。炒鸡内金消食化积作用较强，并可健运脾胃，与炒麦芽合用，可增强消食导滞作用。复诊时，患儿食欲恢复故去炒鸡内金、炒麦芽。

### 三、化痰通窍方

【经验用药】

| | | | |
|---|---|---|---|
| 胆南星 10 克 | 黄芩 10 克 | 瓜蒌仁 20 克 | 苦杏仁 10 克 |
| 法半夏 10 克 | 茯苓 10 克 | 生姜 6 克 | 鸡血藤 20 克 |
| 络石藤 20 克 | 钩藤 20 克 | 首乌藤 20 克 | 龙骨 30 克先煎 |
| 牡蛎 30 克先煎 | 陈皮 10 克 | 枳壳 10 克 | 炙甘草 6 克 |

【功能主治】化痰清热，通窍聪耳。用于治疗痰火郁结所致的耳鸣耳聋。

【组方分析】方中君药为胆南星、黄芩。胆南星味苦性微辛凉，可入肺、脾经清火化痰，而不损津液；黄芩味苦性寒，可涤荡肠胃火热，此药性味清透，力量柔和，体轻漂浮于上，故更善清泄上焦之火。此二味药共为君药，其意有三：①耳位居高位，为清窍，郁火上扰，轻而偏上，黄芩善清上焦之火，走上且可载药于耳。②胆南星偏于清中焦之火，泻火热之源，且可涤痰定惊，恢复中焦气机。③胆南星、黄芩二者合用，清泄中上焦之实火，燥化中焦之痰湿。

臣药为瓜蒌仁、苦杏仁、法半夏、茯苓、生姜、鸡血藤、络石藤、钩藤、首乌藤、龙骨、牡蛎。瓜蒌仁可滋阴润肠，使邪热与痰浊下行，随腑气排出体外；苦杏仁入肺经，上可清心，中可降气，下可润肠，均取其敛火降气之功；半夏，性温可燥水湿而除痰，味辛可消痞满而散郁结；茯苓，甘淡性平，归脾经而运水健脾，入心经而宁心安神；生姜入肺、脾二经，鼓动一身之气，辅助全身正气，补益脾胃，运化中土水湿。半夏化痰热之凝结，瓜蒌仁引痰热下行，半夏与瓜蒌仁，一开一降，旨在除痰热之实邪；生姜与半夏，为小半夏汤，一升一降，旨在化痰燥湿，恢复中焦升降斡旋之生机；生姜与茯苓，一散一运，旨在促进阴阳和合，水湿得阳气推动而流通。此五味药可助君药清热化痰，亦有行气、利湿、清心、健脾之效。"四藤龙牡汤"加强镇潜安神、通络活血之效。

佐药为陈皮、枳壳。陈皮，味辛能理中气之乱，性温可燥痰湿之郁，收敛下行且无刚锐之气，与中土之性一致，故调中焦上下之气机；枳壳，辛苦微寒，归脾、胃二经，理土之气，下气消痰。此两味合用，旨在清理壅塞于中焦之痰饮之邪、火热之气，以恢复中焦气机。

使药为炙甘草，性温味甘，调和气血，补肺化痰。与茯苓、杏仁相合，组成经典方"茯苓杏仁甘草汤"，利水降气，肺脾同调。同时炙甘草可缓和半夏、苦杏仁之毒性。诸药合用，共奏清热燥湿化痰、健脾活血通窍之功，标本同治，以获良效。

【病案举隅】

**病案：耳鸣**

马某，男，55岁，退休。

**初诊：** 2019 年 6 月 11 日。

**主诉：** 双耳鸣 2 个月。

**现病史：** 双耳鸣，持续性嗡嗡声 2 个月，伴双耳堵闷感，听力下降。胸闷脘痞，口中黏腻，平素喜饮酒。纳可，寐欠安，大便干。

**检查：** 耳镜检查示双外耳道畅，鼓膜正常。纯音听阈检查示轻度感音神经性聋，双耳平均听阈为 35 dB。声导抗示双耳 A 型图。

**舌脉：** 舌红，苔黄腻，脉滑数。

**西医诊断：**耳鸣（双侧），感音神经性聋（双侧）。

**中医诊断：**耳鸣，耳聋，证属痰火郁结。

**治则：**化痰清热，通窍聪耳。

**处方：**化痰通窍方。

| | | | |
|---|---|---|---|
| 胆南星 15 克 | 黄芩 15 克 | 瓜蒌仁 30 克 | 苦杏仁 10 克 |
| 法半夏 10 克 | 茯苓 10 克 | 生姜 6 克 | 鸡血藤 20 克 |
| 络石藤 20 克 | 钩藤 20 克 | 首乌藤 20 克 | 龙骨 30 克先煎 |
| 牡蛎 30 克先煎 | 陈皮 10 克 | 枳壳 10 克 | 石菖蒲 15 克 |
| 路路通 15 克 | 炙甘草 6 克 | | |

7 剂，每日 1 剂，水煎取汁 300 mL，早晚各 150 mL，温服。

**二诊：**2019 年 6 月 18 日。

**主诉：**双耳鸣、耳堵闷感及听力均较前好转。胸闷脘痞、口中黏腻减轻。纳可，夜寐多梦，大便调。

**检查：**双外耳道畅，鼓膜正常。

**舌脉：**舌红，苔薄黄微腻，脉滑。

**处方：**上方加牛膝 10 克、酸枣仁 15 克，继服 7 剂，煎服法同上。

**三诊：**2019 年 6 月 25 日。

**主诉：**双耳鸣、耳堵闷感均消失，自觉双耳听力恢复如常，胸闷脘痞、口中黏腻消失。纳可，寐安，二便调。

**检查：**纯音听阈检查示双耳听力正常，平均听阈为 15 dB。

**舌脉：**舌淡红，苔薄白，脉缓。

**处方：**嘱其停药，戒酒。

**按语：**痰火郁结型耳鸣的发病率在临床中呈增长趋势，这与人们的生活水平及饮食规律息息相关。主要因嗜食酒酿肥甘，脾失健运，湿从中生，聚湿生痰，日久化热化火，痰火上炎，侵犯于耳，清窍被扰，发为此病。痰火上壅，蒙蔽清窍，窍道不通，故耳鸣耳聋、耳堵闷；痰火瘀滞，胸脘气机不利，则胸闷脘痞；痰浊阻滞脾胃，则口中黏腻；舌质红，苔黄腻，脉滑数均为痰火郁结之象。予化痰通窍方达化痰清热，通窍聪耳之效。复诊时主症均有改善，加牛膝以助胆南星引火下行，酸枣仁助首乌藤养血安神，同时防诸药伤阴。

### 四、四藤龙牡汤

【经验用药】

鸡血藤 20 克　　　络石藤 20 克　　　钩藤 20 克　　　首乌藤 20 克

龙骨 30 克<sub>先煎</sub>　　牡蛎 30 克<sub>先煎</sub>

【功能主治】活血通络，重镇潜阳，养血安神。用于治疗血瘀耳窍所致的耳鸣耳聋。

【组方分析】方中君药为鸡血藤、络石藤。鸡血藤性味苦甘温，入肝、肾两经，功善补血、活血、通络，苦而不燥，温而不烈，活血散瘀，性质和缓，又兼补血作用，可活血养血；络石藤味苦微寒，功善祛风通络、凉血清热。二药合用，瘀去络通，补血生新，使耳窍得以濡养。臣药为钩藤、首乌藤。钩藤清热平肝、息风定惊；首乌藤养血安神、祛风通络。二药合用，心血得养，神志得安。佐药为龙骨、牡蛎。龙骨甘涩微寒，善平肝潜阳、镇惊安神、收敛固涩；牡蛎味咸微寒，善重镇安神、潜阳补阴、软坚散结、收敛固涩。二药共奏重镇潜降安神之功。诸药合用，共奏活血通络、重镇潜阳、养血安神之功。

【病案举隅】

**病案：耳鸣**

王某，女，48 岁，职员。

**初诊：** 2019 年 10 月 16 日。

**主诉：** 左耳鸣半年。

**现病史：** 左耳鸣如蝉，持续性发作，伴有耳堵闷。腰膝酸软，手足心热。纳可，寐差，二便调。

**检查：** 左外耳道畅，鼓膜完整，标志正常。纯音听阈检查示双耳大致正常。声导抗示双耳 A 型图。

**舌脉：** 舌红，少苔，脉细数。

**西医诊断：** 耳鸣（左侧）。

**中医诊断：** 耳鸣，证属肾阴不足。

**治则：** 滋阴补肾，通络安神。

**处方：** 六味地黄丸合四藤龙牡汤加减。

| | | | |
|---|---|---|---|
| 熟地黄 30 克 | 山药 12 克 | 山萸肉 12 克 | 茯苓 10 克 |
| 泽泻 10 克 | 牡丹皮 10 克 | 柴胡 10 克 | 川芎 10 克 |
| 香附 10 克 | 石菖蒲 20 克 | 路路通 20 克 | 鸡血藤 20 克 |
| 络石藤 20 克 | 钩藤 20 克 | 首乌藤 20 克 | 龙骨 30 克 先煎 |
| 牡蛎 30 克 先煎 | 炙甘草 6 克 | | |

7 剂，每日 1 剂，水煎取汁 300 mL，早晚各 150 mL，温服。

**二诊：** 2019 年 10 月 23 日。

**主诉：** 左耳鸣较前减轻，腰膝酸软较前改善，耳堵闷、手足心热基本消失。纳可，寐安，二便调。

**检查：** 左外耳道畅，鼓膜完整，标志正常。

**舌脉：** 舌红，少苔，脉细数。

**处方：** 上方去石菖蒲、路路通，继服 14 剂，煎服法同上。

**三诊：** 2019 年 11 月 7 日。

**主诉：** 左耳鸣基本消失。纳可，寐安，二便调

**检查：** 左外耳道畅，鼓膜完整，标志正常。

**舌脉：** 舌淡红，苔薄白，脉细。

**处方：** 上方继服 7 剂以巩固疗效。

**按语：** 肾主骨生髓通于脑，脑为髓海，肾阴亏损则髓海空虚，耳窍失养，则耳鸣、耳堵闷；腰为肾之府，肾亏则骨髓不充，腰膝失养，故腰膝酸软；肾阴不足，内热由生，故手足心热；舌质红，少苔，脉细数均为肾阴不足之象。故以六味地黄丸合四藤龙牡汤加减滋阴补肾，通络安神。方中熟地黄、山萸肉、山药三药合用，补肝脾肾，即"三阴并补"；茯苓、泽泻、牡丹皮共奏泻湿浊而降相火之功效，即所谓

"三泻"；补泻兼施，三阴并治，为补肾填精基础方。柴胡性微寒，具有疏肝解郁、升举阳气之用；香附辛甘，归肝经，疏肝解郁、理气调中；川芎辛温，为活血行气之要药，可通达气血。三味药相辅相成，寒温相宜。石菖蒲气味芳香，善开诸窍，祛痰化湿；路路通味苦辛而平，理气活血，具有通利之性，既能行气利水，又能活血通络，行周身气血。二药相使而用，则气血通行，耳窍得开。四藤龙牡汤以活血通络，重镇潜阳，养血安神。炙甘草调和诸药。诸药合用共达滋阴补肾、通络安神之效。

### 五、四皮泽泻定眩汤

【经验用药】

| | | | |
|---|---|---|---|
| 冬瓜皮 15 克 | 大腹皮 15 克 | 地骨皮 15 克 | 生桑白皮 15 克 |
| 泽泻 15 克 | 法半夏 10 克 | 天麻 10 克 | 白术 15 克 |
| 茯苓 15 克 | 陈皮 10 克 | 竹茹 10 克 | 旋覆花 10 克 包煎 |
| 龙骨 30 克 先煎 | 牡蛎 30 克 先煎 | 大枣 3 枚 | 炙甘草 6 克 |

【功能主治】健脾祛湿，豁痰止眩。用于治疗痰浊上蒙清窍所致的眩晕。

【组方分析】方中君药为冬瓜皮、大腹皮、地骨皮、生桑白皮、泽泻。冬瓜皮可"走皮肤，去湿追风，补脾泻火"，清热利水消肿。大腹皮行气宽中、利水消肿。地骨皮为"走表又走里之药，消其浮游之邪"。生桑白皮通利水道，利水消肿，与地骨皮合用，气血双清；生桑白皮善清水之上源，与大腹皮合用，上源水道清，中焦脾运健，则水湿自去。泽泻善利水导滞，利水而不伤阴。四皮与泽泻合用，可加强全方利湿行水之力。

臣药为法半夏、天麻、白术、茯苓、陈皮、竹茹。半夏燥湿化痰，降逆止呕，意在治痰；天麻平肝息风而止眩，意在治风；二者合用，共奏化痰息风之效。白术健脾燥湿，以治生痰之本，《本经疏证》云"白术治眩，非治眩也，治痰饮与水耳"，与半夏、天麻相伍，标本同治，健脾祛湿，化痰止眩。茯苓健脾渗湿；陈皮理气化痰，治痰须理气，气利痰自愈；竹茹清热化痰，除烦止呕，半夏与竹茹，一温一凉，化痰和胃，止呕除烦。半夏、茯苓、陈皮、竹茹相伍，祛痰、健脾、理气、止呕各彰其效，也是温胆汤配伍之精髓。

佐药为旋覆花、龙骨、牡蛎、大枣。旋覆花辛开苦降，善于降气化痰，降胃止呕；龙骨、牡蛎平肝潜阳、重镇安神，三味药合用，既能降上逆之痰气，又能止呕、安神；大枣补中益气、养血生津。

使药为炙甘草，补中益气、调和诸药。

**【病案举隅】**

**病案：耳眩晕**

贾某，男，56 岁，工人。

**初诊：** 2020 年 3 月 11 日。

**主诉：** 头晕 2 天。

**现病史：** 患者 10 年前突发头晕，天旋地转，左侧卧位易诱发，经检查，诊断为"良性阵发性位置性眩晕"，予耳石复位治疗。近年头晕反复发作，复位效果逐渐降低，复位后头晕仍持续 1 个月左右。2 天前患者半夜突发头晕，天旋地转，左侧翻身易诱发，持续约 30 秒，头昏沉，恶心，无呕吐，无耳鸣，无耳堵闷，无听力下降。纳呆，失眠多梦，小便调，大便黏滞。

**检查：** 双外耳道畅，鼓膜正常。前庭功能检查示良性阵发性位置性眩晕（左后管）。

**舌脉：** 舌淡红，苔白腻，脉弦滑。

**西医诊断：** 良性阵发性位置性眩晕。

**中医诊断：** 耳眩晕，证属痰浊中阻。

**治则：** 健脾祛湿，豁痰止眩。

**处方：** 1. 耳石复位治疗；

2. 四皮泽泻定眩汤加减。

冬瓜皮 15 克　　　大腹皮 15 克　　　地骨皮 15 克　　　生桑白皮 15 克

| 泽泻 30 克 | 法半夏 10 克 | 天麻 10 克 | 白术 20 克 |
| 茯苓 15 克 | 陈皮 10 克 | 旋覆花 10 克 包煎 | |
| 牡蛎 20 克 先煎 | 龙骨 20 克 先煎 | 炙甘草 6 克 | 大枣 3 枚 |

7 剂，每日 1 剂，水煎取汁 300 mL，早晚各 150 mL，温服。

**二诊：**2020 年 3 月 18 日。

**主诉：**近 1 周眩晕未发作，无头昏沉。纳可，寐安，二便调。

**检查：**双外耳道畅，鼓膜正常。

**舌脉：**舌淡红，苔白微腻，脉弦。

**处方：**上方继服 7 剂。

**随访：**1 周后电话随访，患者无不适症状。1 年后电话随访，眩晕未发作。

**按语：**患者 10 年前患良性阵发性位置性眩晕，多次复位，效果逐渐减弱，复位后残余头晕持续 1 个月左右。故本次复位后予中药干预，可加速康复，减少复发。患者平素饮食不节，损伤脾胃，脾失健运，不能运化水湿，内生痰饮，阻遏中焦，气机不利，清阳不升，浊阴不降，清窍为之蒙蔽，发为眩晕。痰浊中阻，胃失和降，则恶心、纳呆；痰蒙心神则寐差；痰浊阻滞中焦，脾胃受纳、腐熟功能失职，则大便不成形。故治以四皮泽泻定眩汤健脾祛湿，豁痰止眩。

## 六、鼻敏康汤剂

【经验用药】

| 黄芪 30 克 | 党参 15 克 | 炒白术 10 克 | 细辛 3 克 |
| 辛夷 10 克 包煎 | 五味子 10 克 | 诃子肉 15 克 | 豨莶草 15 克 |
| 防风 10 克 | 柴胡 10 克 | 炙甘草 6 克 | |

【功能主治】健脾益肺，通窍敛涕。治疗肺脾气虚所致的鼻鼽等病。

【组方分析】方中君药为黄芪，重用以健脾补肺、益气固表。臣药为党参、白术、细辛、辛夷、五味子、诃子肉、豨莶草。党参、白术健脾益气；细辛、辛夷，祛风散寒、通利鼻窍；五味子、诃子肉酸敛止涕；豨莶草祛风除湿、通络止痒。佐药为防风、柴胡。防风走表而散风邪，合白术以益气祛邪，合黄芪以固表而不留邪，祛邪而不伤正，有补中寓疏，散中寓补之意；柴胡升举阳气，又能引药上行，为佐使药。使药为炙甘草，补中益气，调和诸药。

**【病案举隅】**

**病案：过敏性鼻炎**

李某，女，43 岁，职员。

**初诊：** 2018 年 9 月 12 日。

**主诉：** 鼻塞，鼻痒，打喷嚏，流清涕 2 周。

**现病史：** 患者 3 年前感冒后出现阵发性鼻塞，鼻痒，打喷嚏，流清涕，反复发作，近 2 周症状加重，伴乏力。多梦易醒，大便不成形，小便调。

**检查：** 双鼻黏膜色淡、水肿，下甲肿大。

**舌脉：** 舌淡红，苔薄白，脉细弱。

**西医诊断：** 过敏性鼻炎。

**中医诊断：** 鼻鼽，证属肺脾气虚。

**治则：** 健脾益肺，通窍敛涕。

**处方：** 鼻敏康汤剂加减。

| | | | |
|---|---|---|---|
| 黄芪 30 克 | 党参 10 克 | 炒白术 30 克 | 辛夷 10 克 包煎 |
| 细辛 3 克 | 五味子 10 克 | 豨莶草 10 克 | 诃子肉 10 克 |
| 防风 10 克 | 柴胡 10 克 | 酸枣仁 20 克 | 路路通 20 克 |

炙甘草 6 克

7 剂，每日 1 剂，水煎取汁 300 mL，早晚各 150 mL，温服。

**二诊：** 2018 年 9 月 19 日。

**主诉：** 鼻塞、鼻痒、打喷嚏、流清涕、乏力、多梦易醒、大便不成形均较前减轻。

**检查：** 双鼻黏膜色淡、水肿，下甲肿大较前减轻。

**舌脉：** 舌淡红，苔薄白，脉细弱。

**处方：** 上方炒白术减为 20 克，酸枣仁减为 10 克，继服 7 剂，煎服法同上。

**三诊：** 2018 年 9 月 26 日。

**主诉：** 鼻塞、鼻痒、打喷嚏、流清涕、乏力基本消失。寐安，二便调。

**检查：** 双鼻黏膜淡红，下甲可见。

**舌脉：** 舌淡红，苔薄白，脉细弱。

**处方：** 上方继服 7 剂以巩固疗效。

**按语：** 鼻鼽多由肺气不足，腠理疏松，风寒乘虚而入，正邪相争，争而不胜，则鼻痒、喷嚏频频；风寒侵袭，肺气不通，津液停聚，鼻窍壅塞，则鼻塞；津液外溢则流清涕；脾主运化，饮食入胃，脾气将其运化为精、气、血、津液，吸收并转输全身，内养五脏六腑，外养四肢百骸、皮毛筋肉，脾虚则运化失职，气血生化乏源，则乏力；心藏神，神志活动离不开血气充养，脾虚则气血生化乏源，无以养神，神志不安，则多梦易醒；脾气虚弱，受纳、腐熟功能失职，则大便不成形；舌淡红，苔薄白，脉细弱均为肺脾气虚之象。因此以鼻敏康汤剂健脾益肺，通窍敛涕。患者失眠，加酸枣仁，甘酸质润，入心经，养血安神；大便不成形，炒白术加量，既能补气以复脾运，又能燥湿而实大便；鼻塞则加路路通疏通经络。全方共奏健脾益肺、通窍敛涕之效。

## 七、辛芷方

**【经验用药】**

| | | | |
|---|---|---|---|
| 辛夷 10 克 包煎 | 白芷 10 克 | 薄荷 6 克 后下 | 鱼腥草 15 克 |
| 牡丹皮 10 克 | 赤芍 10 克 | 黄芩 10 克 | 石菖蒲 20 克 |
| 细辛 3 克 | 广藿香 15 克 | 鹅不食草 10 克 | 路路通 20 克 |
| 防风 10 克 | 荆芥 10 克 | 炙甘草 6 克 | |

**【功能主治】** 芳香通窍，化痰祛瘀。治疗痰阻鼻窍所致的鼾眠、鼻窒

等病。

【组方分析】方中君药为辛夷、白芷、薄荷。辛夷，味辛、性温，归肺、胃经，有温通鼻窍之功；白芷，善清头面诸疾，疏颃颡之不利，促鼻窍之通畅；薄荷，其气味轻薄易于上达头目，消颃颡之瘀滞，利呼吸自如。三者合用，芳香上达，行肌表而通鼻窍，白芷兼能消肿排脓，此外，薄荷之辛凉佐治辛夷、白芷之辛温，使药性趋于平和。

臣药为鱼腥草、牡丹皮、赤芍、黄芩、石菖蒲。鱼腥草善清肺中之热毒，利呼吸之通畅，其味辛，气味芬芳，辛以散结，芳香之气可助辛夷消颃颡之肿大；牡丹皮可清热凉血、活血化瘀、退虚热，其活血之效亦可促进颃颡局部之瘀滞消散；赤芍善清热凉血、消散瘀滞；黄芩入肺经，可清呼吸道火热之毒，使火毒解，鼻窍通；石菖蒲有化湿开胃、开窍豁痰、醒神益智之效。

佐药为细辛、广藿香、鹅不食草、路路通、防风、荆芥。细辛有解表散寒、祛风止痛、通窍、温肺化饮之功，嗅其芬芳之气，可清利头目，以通鼻窍；广藿香有化湿醒脾、辟秽和中之功，芬芳之气行于鼻窍间，促颃颡肿大消散，且广藿香芳香醒脾，助石菖蒲化湿开胃，调理小儿后天之脾胃；鹅不食草主发散风寒、通鼻窍之功。三药合用旨加强君药通颃颡之功。路路通，有祛风活络、利水、通经之功，善通行颃颡之经脉，而散颃颡之瘀滞，以利鼻道通畅；防风可祛风解表、胜湿止痛；荆芥有祛风解表、透疹消疮之效，辛散气香，上行头目，行消颃颡瘀滞之效。

使药为炙甘草，性温味甘，可调和诸药峻烈之性。

【操作方法】将药物加水浸泡 30 分钟，水没过药物 2～3 横指。浸泡半小时后，大火煮沸，然后小火煮 20 分钟，在第 15 分钟时加入后下药。将约 150 mL 药汁倒入保温杯，用塑料薄膜将杯口封闭严实，中间戳两孔，让热气自孔中冒出，患儿稍低头，鼻孔正对两孔，鼻吸口呼。每天熏鼻 2 次，每次 10 分钟。7 天为 1 个疗程。一般治疗 8 个疗程。

【注意事项】如患儿鼻部皮肤破溃、对所使用药物过敏、体温高于 38℃，禁用中药汤剂熏蒸。熏蒸过程中需要有监护人看护，严格控制中药汤剂温度，避免烫伤。

【病案举隅】

**病案：腺样体肥大**

张某，男，4 岁 10 月。

**初诊：** 2017 年 3 月 21 日。

**主诉：** 夜间打鼾伴张口呼吸 3 个月。

**现病史：** 夜间睡眠打鼾，伴张口呼吸。日间鼻塞，呼吸音粗。纳呆，寐差，二便调。

**检查：** 双鼻黏膜色淡，双侧下鼻甲稍大。鼻咽部侧位片示腺样体肥大。

**舌脉：** 舌淡胖，苔白腻，脉细。

**西医诊断：** 腺样体肥大，慢性鼻炎。

**中医诊断：** 鼾眠，鼻窒，证属痰瘀互结。

**治则：** 芳香通窍，化痰散结。

**处方：** 辛芷方加减。

| | | | |
|---|---|---|---|
| 辛夷 10 克<sub>包煎</sub> | 白芷 10 克 | 薄荷 6 克<sub>后下</sub> | 鱼腥草 10 克 |
| 牡丹皮 10 克 | 赤芍 10 克 | 黄芩 10 克 | 石菖蒲 10 克 |
| 细辛 3 克 | 广藿香 10 克 | 鹅不食草 10 克 | 路路通 10 克 |
| 防风 10 克 | 荆芥 10 克 | 炙甘草 6 克 | |

7 剂，水煎，外用熏鼻，每日 1 剂。

**二诊：** 2017 年 3 月 28 日。

**主诉：** 夜间鼾声较前减轻。日间鼻塞、呼吸音粗较前缓解。纳呆，寐差，二便尚调。

**检查：** 双鼻黏膜色淡，双下鼻甲稍大。

**舌脉：** 舌淡胖，苔薄白微腻，脉细。

**处方：** 上方加炒苍耳子 6 克，14 剂，嘱继续熏鼻治疗。

**三诊：** 2017 年 4 月 11 日。

**主诉：** 夜间打鼾基本消失，偶张口呼吸。日间呼吸通畅。纳食尚可，寐欠安，二便调。

**检查：**双鼻黏膜淡红，双下鼻甲可见。

**舌脉：**舌淡红，苔薄白，脉细。

**处方：**效不更方，继续熏鼻1个月，以巩固疗效。

**四诊：**2017年5月11日。

**主诉：**夜间无明显鼾声，无张口呼吸。日间呼吸通畅，无明显不适。纳食可，寐安，二便调。

**检查：**双鼻黏膜淡红，双下鼻甲可见。

**舌脉：**舌淡红，苔薄白，脉细。

**处方：**嘱其停药，避风寒，不适随诊。

**按语：**鼻窍、颃颡及咽喉是呼吸气流出入之通道，亦为肺之门户，若该气道过于狭窄，则出现打鼾、张口呼吸等症状。患儿幼小，禀赋不足或后天失养。脾为生痰之源，脾运失健，致痰浊互结，上扰鼻咽。病久必瘀，痰湿瘀血结聚，壅遏气道，迫隘咽喉，致气流出入不利，冲击作声，故夜间打鼾、张口呼吸、呼吸音粗、鼻塞；痰浊阻滞，气机升降失常，脾运化水谷功能失调，故纳呆；舌淡胖，苔白腻，脉细皆属脾虚失运、痰瘀互结之象。故以辛芷方加减外用熏鼻治疗。方中诸药，可促进颃颡局部之瘀滞消散，配合鼻吸口呼之熏鼻法，可使有效成分直达鼻咽部之腺样体处，起到通颃颡、畅鼻窍作用。二诊时，加炒苍耳子以增宣通鼻窍之功。三诊时患儿诸症基本消失，但痰浊与邪毒结滞，阻于颃颡，日久难消，以原方继续熏鼻1个月以巩固疗效。

## 八、温阳通窍止涕方

**【经验用药】**

| | | | |
|---|---|---|---|
| 熟地黄 30 克 | 肉桂 6 克后下 | 附子 6 克先煎 | 炒山药 15 克 |
| 山茱萸 15 克 | 补骨脂 15 克 | 肉豆蔻 15 克后下 | 辛夷 10 克包煎 |
| 炒苍耳子 10 克 | 白芷 10 克 | 泽泻 15 克 | 诃子肉 15 克 |
| 乌梅 15 克 | 五味子 15 克 | 细辛 3 克 | 炙甘草 6 克 |

【功能主治】温阳益肾，通窍止涕。治疗肾阳不足所致的鼻鼽。

【组方分析】方中君药为熟地黄、肉桂、附子。熟地黄，味甘，性微温，滋阴补肾，养血填精，为治肝肾阴亏，虚劳亏损之主药；肉桂，能走能守，补肾阳，暖脾阳，温经散寒，引火归元，正谓《汤液本草》言肉桂可"补命门不足，益火消阴"；附子有毒，宜久煎，入心、脾、肾经，为补火助阳第一品，走而不守，温壮肾阳，可推动及温煦肾气，化生肾阳。

全方虽欲温补肾阳，却重用滋阴之熟地黄填补肾中真阴，与少量肉桂、附子并用为君，使肾中阳气汲取阴中之精方能化气为用。正所谓补阳不必拘泥于温阳药，而要善于阴中求阳，使阳得阴助而生化无穷，阴阳互生互化，源源不息，微微之火，亦助生肾气。辛甘并用，补而不滞，行而不散。

臣药为炒山药、山茱萸、补骨脂、肉豆蔻、炒苍耳子、辛夷、白芷。炒山药，味甘，性平，可健脾益肾，固本强精，善治诸虚百疾；山茱萸，可补养肝肾，通利鼻窍；炒山药、山茱萸与熟地黄合用，大补肝脾肾，三阴并补，以肾为重，化血藏精。补骨脂，功善补肾壮阳，温脾固涩；肉豆蔻，具有温中下气、固涩止涕之功。二药伍用，可温中阳，助水液蒸腾气化而使清涕消，收敛固涩之性使喷嚏摄纳有权。炒苍耳子，善驱风除湿通鼻窍；辛夷，辛温主升，通过助中焦清阳上达头面而通鼻窍；白芷，味辛，性温，芳香气烈，通利九窍，善行气分，为祛风燥湿之佳品。三药合用取苍耳子散芳香通窍之功。

佐药为细辛、泽泻、乌梅、五味子、诃子肉。细辛，可上行入肺解表散寒，祛风通窍，又下行入肾，激发肾中元阳，佐附子以助全方散寒通窍；泽泻，渗湿利水，祛痰湿之源，助诸药利湿通窍之功；乌梅，酸涩之性入肺经，敛上逆肺气而安肺，且能养血生津除烦，缓解鼻痒、眼痒等不适；五味子，益气敛津、补肾宁心；诃子肉，通津液，止水道；乌梅、五味子、诃子肉三药同用，益气行津，收敛固涩，有收敛肺气、止涕摄嚏之效。上五味药物合用，共奏祛风散寒、芳香化浊、利水燥湿之功，以祛风止痒、通利鼻窍。

使药为炙甘草，善补脾和胃，缓和药性。

**【病案举隅】**

**病案：过敏性鼻炎**

蔡某，男性，24 岁，学生。

**初诊：** 2020 年 8 月 12 日。

**主诉：** 鼻痒、鼻塞、打喷嚏、流清涕 1 周。

**现病史：** 患者每遇刺激性气味或冷空气时鼻痒、鼻塞、打喷嚏、流清涕，反复发作 5 年，加重 1 周。平素腰酸、肢冷，严重时嗅觉减退。纳可，寐安，小便清长，大便调。

**检查：** 双鼻黏膜苍白水肿，双下甲及中甲肿大，鼻腔内可见大量水样分泌物。

**舌脉：** 舌质淡、边有齿痕，苔薄白，脉沉细无力。

**西医诊断：** 过敏性鼻炎。

**中医诊断：** 鼻鼽，证属肾阳不足。

**治则：** 温阳益肾，通窍止涕。

**处方：** 温阳通窍止涕方。

| | | | |
|---|---|---|---|
| 熟地黄 30 克 | 山药 15 克 | 酒萸肉 15 克 | 泽泻 15 克 |
| 茯苓 15 克 | 补骨脂 10 克 | 煨肉豆蔻 10 克<sub>后下</sub> | 附子 10 克<sub>先煎</sub> |
| 桂枝 6 克 | 炒苍耳子 10 克 | 细辛 3 克 | 乌梅 10 克 |
| 五味子 10 克 | 诃子肉 10 克 | 川芎 10 克 | 红花 10 克 |
| 槲寄生 15 克 | | | |

7 剂，每日 1 剂，水煎取汁 300 mL，早晚各 150 mL，温服。

**二诊：** 2020 年 8 月 19 日。

**主诉：** 腰酸肢冷、鼻痒、打喷嚏均较前明显减轻，嗅觉亦有恢复。时有鼻塞，夜间明显，鼻流少量清涕。纳寐可，二便调。

**检查：** 鼻腔黏膜色淡，黏膜水肿及鼻腔内水样分泌物较前减轻。

**舌脉：** 舌淡，苔薄白，脉缓。

**处方：** 上方去槲寄生、诃子肉，加炙黄芪 15 克、鹅不食草 10 克，继服 7 剂，煎服法同上。

**三诊：** 2020 年 8 月 26 日。

**主诉：** 嗅觉及鼻塞大有缓解，余症基本消失。纳、寐可，二便调。

**舌脉：** 舌淡，苔薄白，脉缓。

**处方：** 效不更方，继服 7 剂巩固疗效。嘱其加强运动，增强体质。

**按语：** 肾为元阳之府，气之根，肾阳亏则肺气衰，故鼻痒、喷嚏连连；阳虚，气化失职，寒水泛溢鼻窍则清涕不止、鼻塞；阳虚不能温煦肌表，则形寒肢冷；腰为肾之府，肾虚则腰膝酸软；肾阳虚气化无权，则小便清长。宜以温阳化饮、通窍止涕，佐以活血通窍之法。方中附子、补骨脂、煨肉豆蔻温肾阳、补脾阳，得桂枝温通经脉、助阳化气；熟地黄、山药、酒萸肉并用滋阴益肾、补脾填精，使阳得阴助而生化无穷；茯苓、泽泻健脾利湿，治痰湿之源；炒苍耳子、细辛、鹅不食草均有宣通鼻窍之功；配乌梅、五味子、诃子肉等酸敛之药，既可防发散太过，又有收敛喷嚏及清涕之效；考虑患者久病虚寒，患病局部气血运行不畅，出现嗅觉减退，佐以川芎、红花行气活血，气血畅则鼻窍得养，鼻塞缓解，嗅觉改善；槲寄生补肝肾、强筋骨，治疗腰膝酸软效佳。诸药合用，温阳利水，平衡阴阳，使全方补而不滞，温而不燥。复诊时依症加减，考虑患者气血津液运行不畅的情况已经得到改善，可以进一步增强扶正之力，予炙黄芪益肺气、健脾气，加鹅不食草增强散寒温里、宣通鼻窍之功。

### 九、清宣排脓方

**【经验用药】**

| | | | |
|---|---|---|---|
| 辛夷 10 克包煎 | 白芷 10 克 | 生石膏 20 克先煎 | 炒苦杏仁 10 克 |
| 鱼腥草 15 克 | 炒冬瓜子 15 克 | 广藿香 15 克 | 石菖蒲 15 克 |
| 路路通 15 克 | 薄荷 6 克后下 | 金银花 15 克 | 连翘 15 克 |
| 黄芩 10 克 | 酒五味子 10 克 | 炙甘草 6 克 | |

**【功能主治】** 清热排脓，宣肺通窍。治疗肺经蕴热所致的鼻渊等病。

【组方分析】方中君药为辛夷、白芷、生石膏、炒苦杏仁。辛夷散邪通窍，能助胃中清阳上行头脑；白芷驱肺经之风热，以宣利肺气、托毒排脓、通窍止痛；生石膏清热泻火，除烦止渴；炒苦杏仁宣降肺气、润肠通便，重在疏通肺之气机，与生石膏同用，一清一行，共奏清热宣肺之功。

臣药为鱼腥草、炒冬瓜子、广藿香、石菖蒲、路路通。鱼腥草清热解毒，消痈排脓；炒冬瓜子微寒清肺热，味甘润肺，以防邪热伤阴，又长于利湿排脓；广藿香清肺之浊邪，消壅通窍；石菖蒲辛开苦降温通，气味芳香走窜；路路通既可祛风湿，又能通肺经，以祛湿通络。

佐药为薄荷、金银花、连翘、黄芩、酒五味子。薄荷轻扬升浮、芳香通窍，能清利头目、宣通鼻窍；金银花宣散肺热，解毒消痈，透邪开窍；连翘解毒消肿，疏散上焦风热，与薄荷、金银花共助君药解表清热之功；黄芩清热燥湿；酒五味子可收敛肺气、生津止渴。

使药为炙甘草，调和诸药。


【病案举隅】

**病案：急性鼻窦炎**

张某，女，10 岁。

**初诊：** 2020 年 1 月 13 日。

**主诉：** 鼻塞，大量黄黏涕 1 周。

**现病史：** 双侧鼻塞，晨起及夜间擤大量黄黏涕，左侧眉棱骨胀疼。纳可，寐欠安，二便调。

**检查：** 双鼻黏膜充血，双下甲肿大，中鼻道、下鼻道可见黄色黏脓性分泌物。鼻窦冠状位 CT 示双侧上颌窦、筛窦、左侧额窦炎症。

**舌脉：** 舌红，苔薄黄微腻，脉浮数。

**西医诊断：** 急性鼻窦炎。

**中医诊断：** 鼻渊，证属肺经蕴热。

**治则：** 清热排脓，宣肺通窍。

**处方：** 清宣排脓汤加减。

| | | | |
|---|---|---|---|
| 辛夷 10 克<sub>包煎</sub> | 白芷 10 克 | 生石膏 15 克<sub>先煎</sub> | 炒苦杏仁 10 克 |
| 鱼腥草 10 克 | 炒冬瓜子 10 克 | 广藿香 10 克 | 石菖蒲 10 克 |
| 路路通 10 克 | 薄荷 6 克<sub>后下</sub> | 金银花 10 克 | 连翘 10 克 |
| 黄芩 10 克 | 酒五味子 10 克 | 炙甘草 6 克 | |

7 剂，每日 1 剂，水煎取汁 300 mL，早晚各 150 mL，温服。

**二诊：** 2020 年 1 月 20 日。

**主诉：** 左侧眉棱骨胀疼基本消失。双侧鼻塞、大量黄黏涕较前减轻。纳可，寐欠安，二便调。

**检查：** 双鼻黏膜充血，双下甲肿大，中鼻道、下鼻道黄色黏脓性分泌物较前明显减少。

**舌脉：** 舌淡红，苔薄黄，脉细。

**处方：** 上方去白芷，继服 7 剂，煎服法同上。

**三诊：** 2020 年 1 月 27 日。

**主诉：** 鼻塞症状基本消失，流少量白黏涕。纳可，寐安，二便调。

**检查：** 双鼻黏膜色淡，双下甲可见，中鼻道、下鼻道可见少量白黏性分泌物。

**舌脉：** 舌淡红，苔薄白，脉细。

**处方：** 上方去鱼腥草、冬瓜子，加乌梅 10 克，继服 7 剂，煎服法同上。

**随访：** 两周后电话回访，病情痊愈且未复发。

**按语：** 肺主一身之表，开窍于鼻。外感风热邪毒，内犯于肺，肺热上蒸，灼伤鼻窍，窍闭不通，故鼻塞；肺热与气血搏结，化腐成脓，外溢鼻窍，故流大量黄黏涕；风热内郁，气血壅滞，风热之邪循足阳明胃经上犯头面部，则双侧眉棱骨胀痛；舌红，苔薄黄微腻，脉浮数均为肺经蕴热之象。方选清宣排脓汤加减。方中辛夷、白芷、生石膏、炒苦杏仁以清肺泻热、宣通鼻窍；鱼腥草、炒冬瓜子、广藿香、石菖蒲、路路通以清热解毒，消肿排脓；薄荷，轻扬升浮、芳香通窍，又能清利头目、宣通鼻窍；

金银花、连翘、黄芩以解毒消肿；五味子收敛肺气；炙甘草调和诸药。首药药尽，鼻部症状减轻，左侧眉棱骨胀疼基本消失，可见用药切中病机，故去白芷，继服7剂。三诊时，患儿黄色黏脓涕基本消失，仍有白黏涕，故去鱼腥草、冬瓜子等药，加乌梅以加强收敛固涩之功，继服1周，以巩固疗效。

### 十、清胆通窍方

【经验用药】

| | | | |
|---|---|---|---|
| 龙胆 10 克 | 炒苍耳子 10 克 | 黄芩 10 克 | 栀子 10 克 |
| 白芷 10 克 | 辛夷 10 克<sub>包煎</sub> | 薄荷 6 克<sub>后下</sub> | 蔓荆子 10 克 |
| 鱼腥草 20 克 | 败酱草 20 克 | 泽泻 15 克 | 当归 10 克 |
| 生地黄 15 克 | 川芎 10 克 | 柴胡 10 克 | 炙甘草 6 克 |

【功能主治】清胆泻热，利湿通窍。用于治疗胆腑郁热所致的鼻渊。

【组方分析】方中君药为龙胆、炒苍耳子。龙胆性苦寒，入肝、胆经，善清肝胆火；炒苍耳子味辛散风，苦燥湿浊，善散风寒，通鼻窍。二药合用一清一散，以达清胆泻火、宣肺通窍之功。

臣药为黄芩、栀子、白芷、辛夷、薄荷、蔓荆子、鱼腥草、败酱草。黄芩性苦寒，具有清热泻火的功效；栀子苦寒清降，善清三焦之热邪，燥湿除烦，栀子与黄芩合用，可增强君药泻火祛湿的功效。白芷具有祛风解表、排脓通窍之功，且本品止痛之力较强，善于走足阳明胃经，可用于止前额痛；辛夷辛散温通，长于疏散风寒，宣通鼻窍；薄荷疏风解表，宣通鼻窍。白芷、辛夷、薄荷与苍耳子共同组成苍耳子散，共奏祛风散邪、宣通鼻窍之功，是治疗鼻渊的常用基础方。蔓荆子善散头面风热之邪而止痛；鱼腥草辛散苦泄，既可清热解毒、排脓通窍，又可渗湿导下、使湿浊从小便中排出；败酱草具有清热利湿、排脓通窍的作用。三药合用加强利湿、排脓、通窍之功。

佐药为泽泻、当归、生地黄、川芎。泽泻善清下焦湿热，具有利水祛湿泻火之功；当归味甘能补，入心、肝经走血分可补血，味辛能行，性温能通，入肝脉走血脉可活血补血，为补血中之圣药；生地黄主入心、肝经，具有清热、养阴之效；川芎能升能散，其性走窜，补而不滞，走而不守，"此药上行，专治头脑诸疾"，既能活血行气，又可祛风止痛，既可养肝阴，使本方不至于过于伤阴，又可治疗鼻渊引起的头痛。

佐使药为柴胡、炙甘草。柴胡疏散退热，疏肝解郁，使肝气疏畅则郁火可散，并且能引诸药达到肝胆之经，更好地发挥清泻胆热的效果；炙甘草偏温，有益气补中、调和诸药的作用。二药均为使药，合用既可使方中药物发挥最大的效果，又可减缓药性较烈药物的毒副作用。

【病案举隅】

**病案：急性鼻窦炎**

张某，男，28 岁，职员。

**初诊：** 2019 年 11 月 21 日。

**主诉：** 鼻塞，流脓涕，嗅觉下降 1 周。

**现病史：** 鼻塞不通，流大量黄脓涕，涕倒流，嗅觉减退。头痛，烦躁。纳尚可，寐差多梦，二便调。

**检查：** 双侧上颌窦区压痛。鼻内窥镜检查示双侧鼻黏膜充血，鼻中隔左侧偏曲，双侧下鼻甲肥大，中甲可见，左侧中鼻道及嗅裂可见黄色黏脓分泌物堵塞。鼻窦 CT 示双侧上颌窦、筛窦炎症，鼻中隔左侧偏曲。

**舌脉：** 舌红，苔黄腻，脉弦数。

**西医诊断：** 急性鼻窦炎，鼻中隔偏曲。

**中医诊断：** 鼻渊，证属胆腑郁热。

**治则：** 清胆泻热，利湿通窍。

**处方：** 清胆通窍方。

| | | | |
|---|---|---|---|
| 龙胆 15 克 | 炒苍耳子 10 克 | 黄芩 15 克 | 栀子 15 克 |
| 白芷 10 克 | 辛夷 10 克 包煎 | 薄荷 6 克 后下 | 蔓荆子 15 克 |
| 鱼腥草 20 克 | 败酱草 20 克 | 泽泻 10 克 | 当归 10 克 |

生地黄 10 克　　　川芎 10 克　　　柴胡 10 克　　　炙甘草 6 克

7 剂，每日 1 剂，水煎取汁 300 mL，早晚各 150 mL，温服。

**二诊：** 2019 年 11 月 28 日。

**主诉：** 鼻塞如前，流黄色脓涕、涕倒流、头痛、烦躁减轻，嗅觉改善。纳尚可，寐差多梦，二便调。

**检查：** 双侧上颌窦区轻压痛，双鼻黏膜稍充血，双下甲肿大，左侧中鼻道及嗅裂脓性分泌物减少。

**舌脉：** 舌淡红，苔薄黄微腻，脉弦。

**处方：** 上方加石菖蒲 15 克、路路通 15 克、丝瓜络 10 克，继服 7 剂，煎服法同上。

**三诊：** 2019 年 12 月 5 日。

**主诉：** 鼻塞、烦躁明显改善，流黄脓涕、头痛消失，嗅觉恢复。纳可，寐安，二便调。

**检查：** 双侧上颌窦区压痛减轻，双鼻黏膜淡红，双下甲稍肿大。

**舌脉：** 舌淡红，苔薄黄，脉弦。

**处方：** 上方去鱼腥草，继服 7 剂，煎服法同上。

**四诊：** 2019 年 12 月 12 日。

**主诉：** 鼻塞基本消失。纳可，寐安，二便调。

**检查：** 双鼻黏膜淡红，双下甲可见。

**舌脉：** 舌淡红，苔薄白，脉弦。

**处方：** 诸症尽除，故停服中药。

**按语：** 肝胆之火，其性炎烈，循经蒸灼窍窍，煎炼津液，壅塞气血，化腐成脓，故鼻涕呈黄色，量多黏稠味臭，涕倒流；邪壅鼻窍，故嗅觉减退，头痛甚；热扰心神，故心烦易怒，寐差多梦；舌红，苔黄腻，脉弦数皆为胆腑郁热之象。故以清胆通窍方加减清胆泻热，利湿通窍。方中龙胆大苦大寒，可清泻肝胆实火；炒苍耳子温和疏达，味辛散风，苦燥湿浊，善通鼻窍以除鼻塞，止前额及鼻内胀痛；黄芩、栀子苦寒泻火，清热燥湿，加强君药的泻火之效；白芷祛风散寒，燥湿通窍，消肿排脓；辛夷药性辛温，善散风寒，通鼻窍；薄荷善疏散上焦风热，清利头目；蔓荆子，善散头面风热之邪而止痛；鱼腥草、败酱草，清热利湿，排脓通窍；泽泻善清下焦湿热，利水祛湿泻火；当归、生地黄养血滋阴；川芎活血行气，祛风止痛；柴胡疏肝胆之气，并引诸药归于肝胆之经；炙甘草调和诸药，护胃安中。复诊时患者鼻塞，流黄脓涕，嗅觉下降，故加丝瓜络以通络引药上行，石菖蒲、路路通以通利鼻窍。

## 十一、养阴清金利咽汤

【经验用药】

| | | | |
|---|---|---|---|
| 生地黄 15 克 | 玄参 15 克 | 麦冬 15 克 | 浙贝母 10 克 |
| 黄芩 10 克 | 芦根 30 克 | 紫草 10 克 | 茜草 10 克 |
| 墨旱莲 10 克 | 地骨皮 15 克 | 青蒿 15 克 后下 | 浮小麦 15 克 |
| 桔梗 6 克 | 甘草 6 克 | | |

【功能主治】滋阴润肺、清热利咽。治疗阴虚肺热所致喉痹等病。

【组方分析】方中君药为生地黄、玄参、麦冬。生地黄，味苦性寒，具有养阴清热、生津凉血之功效，入阴经以滋阴降火，养阴津以泻伏热；玄参，长于清热生津、滋阴润燥，其泻火解毒之力较强，常与生地黄相须为用，对于热入营血、热病伤阴、阴虚内热等咽喉不适之证均效佳；麦冬，善养肺阴、清肺热，其入咽喉，可治疗火伏肺中，阴虚肺燥所致的咽干咽痛、干咳少痰等症。此三味皆为甘寒之品，为《温病条辨》中的经典名方增液汤。三者药少力专，意在寓泻于补，以补之体，作泻之用，攻守兼备，使得滋阴津、清虚火之力大增。且三药的选取从本病病机出发，从泻火保金、金水相生的角度互相配合，发挥其养阴以固根本，滋阴以救肺燥之力，从根本上解决了肺阴虚损，水不制火，难以滋养咽喉的问题。

臣药为浙贝母、黄芩、芦根、紫草、茜草、墨旱莲，共用以清热镇咳、利咽止痒。浙贝母、芦根二者均入肺经，相须为用，大大增加了君药清肺热、滋肺阴的功效；再以黄芩涤荡上焦肺热，助上两味祛火存阴，生津止咳；紫草、茜草、墨旱莲三药皆为凉血、活血、止痒之药，三药配伍，正是借鉴干祖望老师的名方截敏汤。本药既可清热止痒，又可祛风脱敏，既治疗了慢喉痹之咽痒、干咳，又可助君药增强润燥之效。

佐药为地骨皮、青蒿、浮小麦、桔梗。地骨皮甘寒清润，善清肺降火、凉血除蒸，为清虚热、疗骨蒸之佳品，亦可除肺中之伏火，使清肃之令自行，止咳平喘；青蒿清热凉血、透虚除蒸，长于清透阴分伏热，对于余热未清，劫伤阴液之五心烦热者效佳，其与地骨皮同用，大大加强了全方清热除蒸的作用；浮小麦甘凉入心，能益心气，敛心液，轻浮走表，能实腠理，固皮毛；桔梗是肺经的引经药，其辛散苦泻之力可宣发肺气，化痰理气，无论寒热皆可使用，具有宣肺祛痰、利咽排脓、宣泄肺邪以开音的作用；地骨皮、青蒿、浮小麦三药相伍，甘凉并济，以地骨皮和青蒿清热凉润之力配合浮小麦的敛汗之功，极大缓解了因阴液损伤，无以制阳所导致的阴虚发热、汗出难敛的不适，更是助君药去火存阴，有抽薪止沸之效；而桔梗一药既可助臣药化痰，又有利咽开音之功。

使药为甘草。甘草与桔梗相合，组成《伤寒论》中经典名方桔梗甘草汤。以桔梗之宣肺化痰、利咽排脓配合甘草之清热解毒、止咳祛痰，利咽之效大增。

**【病案举隅】**

**病案：慢性咽炎**

周某，女，42岁，公务员。

**初诊：** 2020年1月15日。

**主诉：** 咽干、痒，咳嗽2个月。

**现病史：** 咽干、咽痒，咳嗽无痰、夜间较重，潮热盗汗。纳可，寐安，二便调。

**检查：** 咽黏膜慢性充血，舌根淋巴滤泡增生，会厌形态良好。双室带黏膜光滑，喉室无膨隆，双侧声带黏膜正常，活动尚可，闭合可。梨状窝光滑。

**舌脉：** 舌红，少苔，脉细数。

**西医诊断：** 慢性咽炎。

**中医诊断：** 喉痹，证属阴虚肺热。

**治则：** 滋阴润肺，清热利咽。

**处方：** 养阴清金利咽汤。

| | | | |
|---|---|---|---|
| 生地黄 15 克 | 玄参 15 克 | 麦冬 15 克 | 浙贝母 10 克 |
| 黄芩 10 克 | 芦根 30 克 | 紫草 10 克 | 茜草 10 克 |
| 墨旱莲 10 克 | 地骨皮 10 克 | 青蒿 10 克后下 | 浮小麦 10 克 |
| 桔梗 6 克 | 甘草 6 克 | | |

7 剂，每日 1 剂，水煎取汁 300 mL，早晚各 150 mL，温服。

**二诊：** 2020 年 1 月 22 日。

**主诉：** 咽干、咽痒、咳嗽、潮热盗汗均较前减轻。纳可，寐安，便调。

**检查：** 咽黏膜慢性充血。

**舌脉：** 舌红，少苔，脉细数。

**处方：** 上方继服 14 剂。

**三诊：** 2020 年 2 月 5 日。

**主诉：** 诸症消失。纳可，寐安，便调。

**检查：** 咽黏膜淡红。

**舌脉：** 舌淡红，苔薄白，脉细。

**处方：** 嘱其停药，清淡饮食，避风寒，不适随诊。

**按语：** 咽喉为肺之门户，其应天气，为肺之系。因此，肺与咽喉的关系实为密切。肺阴不足，咽喉失养，则易感外邪火热侵袭；外邪壅盛，阴分受到克制，肺阴不足以滋养咽喉，邪毒易滞留不去，致使喉痹之证缠绵，反复不去；阴虚津少，阴液不能上承咽喉，故咽干、痒不适；肺阴不足，肃降失职，肺气上逆，则咳嗽，无痰；阴虚火旺，则潮热盗汗；舌红少苔，脉细数均为阴虚火旺之象。养阴清金利咽汤是以养阴清肺汤为基础方，在滋养肺阴的基础上注重添加宣肺止痒、清咽降火之药物，使全方针对肺阴亏损型慢喉痹之病症靶向明确，更具针对性。

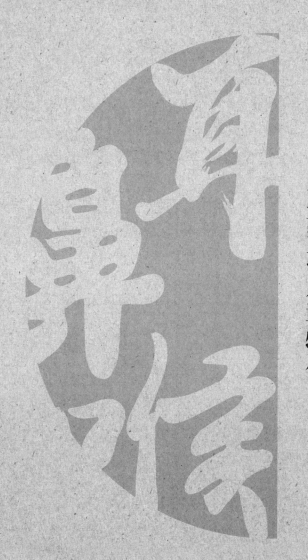

第二章

内治用药

对药运用彰特色

津沽名医儒凤英耳鼻喉科临证感悟

# 第一节 耳科常用药

## 引经药

### 丝瓜络

丝瓜络甘平，体轻通利，善祛风通络，常用作耳科引经药以引诸药达耳部经络，通耳窍。

### 一、耳鸣耳聋

#### 1. 肝火上扰

夏枯草—决明子

夏枯草辛苦寒，清肝火，平肝阳，散郁结，偏于清降；决明子甘苦寒，苦可清泄肝热，平合胃气，寒能益阴泻热，足厥阴肝经之药。二药合用，常用于治疗肝火上扰所致耳鸣耳聋、眩晕以及头痛、目赤肿痛、多泪、心烦失眠等症。

#### 2. 肾阴不足

熟地黄—生地黄

熟地黄甘温滋腻，滋阴润燥，补肾填精；生地黄甘苦寒，长于清热生津，凉血止血。二药合用，补肾填精，滋阴清热，补清兼顾，用于治疗肾阴不足所致耳鸣耳聋、眩晕以及腰膝酸软、五心烦热、咽干口渴、失眠盗汗等症。

杜仲—续断

杜仲甘温、续断辛苦微温，二者均入肝、肾两经，补肝肾、强筋骨。二药合用，滋阴补肾，强壮腰膝，用于治疗肾阴不足所致耳鸣耳聋、眩晕以及腰腿疼痛、筋骨痿软、风湿痹痛等症。

### 3. 肾阳亏虚

**附子—肉桂**

附子辛热燥烈，走而不守，为通行十二经脉纯阳之品，善入气分，温经散寒；肉桂甘热浑厚，能走能守，偏暖下焦，引火归元，温壮肾阳。二药合用，补肾助阳，温里散寒，用于治疗肾阳不足所致耳鸣耳聋、眩晕、伴腰膝冷痛、形寒无力等症。

**补骨脂—淫羊藿**

补骨脂苦辛温燥，淫羊藿辛甘温燥烈，二者皆入肾经，均善壮肾阳。前者亦可固精缩尿，纳气平喘，后者还可祛风除湿。二药合用，温肾壮阳，散寒通痹，常用于治疗肾阳不足所致耳鸣耳聋、眩晕、腰膝冷痛、肢体麻木、筋骨无力、阳痿尿频等症。

### 4. 肾精亏损

**龟板胶—鹿角胶**

龟板胶甘咸平微寒，滋阴补血，通任脉而补阴；鹿角胶甘咸微温，温补下元，能通督脉，壮元阳，充精髓，强筋骨。二药合用，阴阳俱补，用于治疗肾精亏损所致耳鸣耳聋、眩晕、伴腰膝酸软、形体消瘦、阳痿遗精等症。

### 5. 阴虚阳亢

**石决明—磁石**

石决明咸寒，平肝潜阳，清肝明目，偏入肝经；磁石辛咸寒，镇惊安神，潜阳纳气，偏走肾经。二药合用，潜阳补阴，重镇安神，用于治疗肝肾阴虚或肝阳上亢所致耳鸣耳聋、高血压、头胀痛、头重脚轻、失眠多梦等症。

**天麻—钩藤**

天麻甘平，息风止痉，平抑肝阳，祛风通络；钩藤甘凉，清热平肝，息风定惊。二药合用，平肝息风之力倍增，用于治疗肝阳上亢所致耳鸣耳聋、眩晕、头痛、失眠多梦等症。

## 二、耳闷耳胀

### 1. 痰湿阻滞

石菖蒲—路路通

石菖蒲辛苦温，气芳香，宣化湿浊，开窍豁痰，醒脾开胃；路路通苦平，通行十二经，祛风通络，利水除湿。二药合用，以达芳香化湿通窍之功，疏通开窍之力较强，用于治疗痰湿困阻所致的耳闷耳胀、耳鸣耳聋、头晕头痛以及咳痰不利、胃脘胀满、四肢困重等症。

### 2. 肝郁气滞

香附—川芎—柴胡

香附辛甘，疏肝解郁；川芎辛温，活血行气；柴胡辛苦微寒，疏肝行气。柴胡配香附助疏肝理气之功，柴胡可增强川芎活血化瘀之力，川芎助柴胡解肝经之郁滞。三味药相辅相成，寒温相宜，相得益彰，共奏理气行滞通窍之功，用于治疗肝郁气滞所致耳闷耳胀及耳鸣耳聋。

# 第二节 鼻科常用药

## 引经药

### 辛夷—白芷

辛夷、白芷皆性温味辛，均可升达肺卫清气以散风寒，通鼻窍。辛夷为治疗鼻塞流涕之要药，白芷通窍止痛效更佳。二药合用，可增强散寒通窍之力，用于治疗外感风寒肺气郁闭所致鼻塞流涕、头痛等症。

### 一、鼻塞

#### 1. 痰湿蒙窍

*石菖蒲—路路通*

石菖蒲辛温，其气清爽芳芬，宣化湿浊，开窍豁痰，醒脾开胃；路路通苦平，通行十二经，祛风通络，利水除湿。二药合用，疏通开窍之力较强，用于治疗痰湿蒙窍所致的鼻塞不通之症。

#### 2. 气滞血瘀

*桃仁—红花*

桃仁苦甘平，少用养血，多用破血，有破血散瘀、润燥滑肠之效；红花辛温，走而不守，活瘀血，生新血。二药合用，可行血通络，祛瘀生新，消肿止痛。用于治疗气滞血瘀所致的鼻塞以及各种痈肿疮疡疼痛。

#### 3. 瘀血阻络

*三棱—莪术*

三棱辛苦平，为血中气药，善破血中之气；莪术辛苦温，为气中血药，善破气中之血。二药合用，破血行气，化积止痛，用于治疗瘀血阻络所致的鼻塞、癥瘕积聚、癌肿等。

#### 4. 血瘀痰凝

*土贝母—白蔹—橘核*

土贝母苦微寒，解毒散结消肿；白蔹苦寒清泄，清热解毒，散结止痛，生肌敛疮；橘核苦平，理气散结止痛。三药合用，共治血瘀痰凝所致的鼻塞、瘰疬、痰核、疝气、乳痈、乳癖等。

*山慈菇—天竺黄—茺蔚子*

山慈菇甘辛凉，清热解毒、消痈散结；天竺黄甘寒，清热豁痰，凉心定惊；茺蔚子辛苦微寒，活血调经，清肝明目。诸药合用，散结止痛、活血化痰功效显著，用于治疗血瘀痰凝所致的鼻塞、咽喉肿痛、瘰疬、结核等症。

**5. 寒邪阻窍**

细辛—桂枝—鹿角霜

细辛辛温，祛风散寒止痛，温肺化饮，宣通鼻窍；桂枝辛甘温，散寒解表，温通经脉；鹿角霜咸涩温，温肾助阳，收敛止血。诸药合用，行气温中，固摄津液，用于治疗遇寒发作之鼻塞、鼻流清涕、腹痛久泄、肢体畏寒等症。

荜澄茄—荜茇

荜澄茄、荜茇均辛温热，具有温中散寒、行气止痛之功。二药合用，用于治疗遇寒发作之鼻塞、鼻流清涕、腹泻呕吐、头疼等症。

## 二、鼻溢

**1. 风寒犯肺**

诃子肉—石榴皮—细辛—鱼脑石

诃子肉苦酸涩平，敛肺下气，降火利咽；石榴皮酸涩温，涩肠止泻，止血驱虫；细辛辛温，易走窜，祛风散寒，温肺化饮，宣通鼻窍；鱼脑石甘咸寒，清热祛瘀，利尿通淋，收敛解毒，加之本药性寒可防上药温燥伤阴。诸药合用，酸涩收敛，通窍止涕，用于治疗风寒犯肺所致的鼻流清涕、久泻久痢、肺寒咳嗽等症。

**2. 胆腑郁热**

龙胆—黄芩—芦根—桑白皮

龙胆、黄芩、芦根、桑白皮性皆寒，龙胆上清肝胆实火，下泻肝胆湿热；黄芩入肝、胆、三焦经，清热燥湿，泻火解毒；芦根、桑白皮均入肺经，清肺泻热，利尿消肿。诸药合用，用于治疗胆腑郁热所致的鼻流黄涕、头痛目赤、肺热咳嗽、小便淋沥热痛等症。

**3. 肺经蕴热**

鱼腥草—鹅不食草—败酱草

鱼腥草性微寒味辛，清热解毒，消痈排脓；鹅不食草性温味辛，发散风寒，通鼻窍，止咳；败酱草性微寒，味辛苦，清热解毒，祛瘀排脓。三药合用，既可祛风散寒，又可清热排脓，使肺气得以正常宣发肃降，用于治疗肺经蕴热所致鼻流浊涕、肺痈咳吐脓血及各种肿毒疮疡等症。

鸭舌草—金荞麦

鸭舌草、金荞麦均属清热解毒之品，鸭舌草性凉味苦，清热解毒，凉血止血，消肿止痛；金荞麦性凉味辛涩，清热解毒，排脓祛瘀。二药配伍，清热解毒排脓，活血消肿止痛，用于治疗肺经蕴热所致的鼻流浊涕量多、咽喉肿痛、疮疡肿毒等症。

### 4. 肾阳不足

附子—淫羊藿—巴戟天

附子辛热燥烈，走而不守，为通行十二经脉纯阳之品，善入气分，温经散寒；淫羊藿、巴戟天味辛甘性温，均入肾经，祛风散寒除湿，补肾助阳强骨。诸药为伍，温壮肾阳，散寒止痛，用于治疗肾阳不足所致鼻流清涕、鼻黏膜苍白肿胀、腰膝冷痛、形寒无力等症。

## 三、鼻衄

### 1. 肺经蕴热

荆芥炭—艾叶炭—侧柏叶

荆芥炭辛涩微温，收敛止血；艾叶炭辛苦温，散寒止痛，温经止血，活血通络；侧柏叶苦涩寒，凉血止血，化痰止咳，生发乌发。三药合用，升清止血且不留瘀，可用于治疗肺热所致鼻出血。

### 2. 热毒壅盛

紫草—牡丹皮

紫草甘咸性寒，色紫质滑，善走血分，为清热凉血、解毒透疹之上品；牡丹皮性微寒味苦辛，具有清热凉血、活血化瘀之功效。二药合用，可增强活血凉血之力，用于治疗热毒壅盛所致的鼻腔黏膜色赤、咽喉肿痛、咽痒、咳嗽及血热所致的各种出血病证。

### 3. 肺肾阴亏

白茅根—芦根—藕节

白茅根、芦根甘寒凉润，均可清肺热。白茅根走血分，既可凉血生津，又能入膀胱利水导热下行；芦根主入气分，长于清肺卫气分之热，生津止渴；藕节甘涩平，收敛化瘀止血。三药同用，气血双清，用于肺肾阴亏所致鼻出血、咳嗽咽干等症。

### 4. 阴虚内热

仙鹤草—墨旱莲

仙鹤草苦涩平，收敛止血，清热解毒，杀虫止痒；墨旱莲甘酸寒，滋补肝肾，滋阴凉血。二药合用，可用于治疗衄血、吐血等各种出血，尤以阴虚有热者为佳。

## 四、头痛

### 1. 太阳经

羌活—蔓荆子—川芎

羌活辛苦温，归膀胱经，祛风除湿止痛，偏治太阳经头项强痛；蔓荆子辛苦微寒，归肺、膀胱经，清利头目，善治外感头痛、偏正头疼；川芎辛温，入肝、胆、心包经，活血行气，祛风止痛。此外川芎辛香走窜，为血中气药，可上行头目、搜风止痛，为治头痛之要药。三药合用，可治头痛连颈属太阳经者。

### 2. 阳明经

白芷—葛根—藁本

白芷辛温，祛风散寒止痛，善治阳明之风，为治各种头痛要药，且能引诸药直达巅顶；葛根辛甘，入阳明经，辛散解肌，通经活络，为阳明经引经药，且葛根属风药，风药质轻，善行头目，偏于治疗人体头面部疾病；藁本辛温，上行升散，祛风胜湿，散寒止痛。三药合用，可治上连目系，痛在额前之阳明经头痛。

### 3. 少阳经

**柴胡—川芎—黄芩**

柴胡味辛升散，上达头面九窍，为少阳升药，以调气为用，善除少阳枢机不利之头痛；川芎上行头目，下行血海，能散肝经之风，可治少阳厥阴经头痛及血虚头痛；黄芩苦寒，清热燥湿，黄芩与柴胡、川芎相伍，既制二药之温燥，又可上行头目，入少阳，祛风清热，活血止痛，共治少阳经两侧之头疼。

### 4. 厥阴经

**吴茱萸—藁本**

吴茱萸辛散苦泻，性热祛寒，既散肝经之寒邪，又行肝经之郁滞，为治疗厥阴经寒凝头痛之要药；藁本升清阳，达巅顶，以祛风除湿、蠲痹止痛见长，善治厥阴经巅顶头疼。二药合用，散寒止痛，用于治疗厥阴巅顶头痛。

### 5. 头痛顽固

**全蝎—蜈蚣**

全蝎、蜈蚣均有息风镇痉、解毒散结、通络止痛之功，为息风止痉之要药。全蝎息风力强，蜈蚣搜风力胜。二药合用，搜风止痛力倍增，用于治疗神经性头痛、头痛偏重等症。

## 第三节　咽喉科常用药

### 引经药

### 桔　梗

桔梗辛开苦泄，性散上行，能利肺气以开宣肺气，祛痰利咽，常用作咽喉科引经药，载药上行以助药力。

## 一、咽干咽痛

### 1. 风热犯肺

*荆芥—牛蒡子*

荆芥辛散气香，长于发表散风；牛蒡子辛散苦泄，寒能清热，长于宣肺利咽。二者合用，疏风清热，利咽止痛，辛散解表之功倍增，用于治疗风热之邪所致咽痛、咳嗽、头痛等症。

### 2. 肺经蕴热

*山豆根—射干*

山豆根直折实热火毒，清泄心肺胃热，为治疗咽喉肿痛第一药；射干苦寒，泻火解毒，祛痰利咽。二药合用，苦寒降气，清热解毒，消肿利咽之力强，用于治疗上焦热盛所致咽喉肿痛、牙龈肿痛、声嘶咳血等症。

### 3. 热毒壅盛

*重楼—马鞭草*

重楼性苦寒，清热解毒，消肿止痛，凉肝定惊，善治肝经热盛；马鞭草苦凉，活血散瘀，利水消肿，可治外感风热邪毒。二药合用，泻火解毒，利咽止痛，用于治疗热毒壅盛所致的咽喉肿痛、咳嗽、头痛、痈肿疮毒等症。

### 4. 肺胃阴虚

*石斛—玉竹*

石斛甘咸而寒，滋阴清热，润肺养胃；玉竹甘平质润，养阴润燥，生津止渴，尤善滋养肺胃之阴。二药合用，均可滋阴润肺，益胃生津，治疗肺胃阴虚所致咽干咽痛、口渴、咳嗽咳痰、声嘶咳血等症。

### 5. 肠燥津亏

*生地黄—玄参—麦冬*

生地黄甘寒，滋阴生津；玄参咸寒润下，滋阴清血；麦冬甘寒，滋阴润燥。三药均属质润多汁之品，合用滋阴润燥，清热生津，用于治疗阳明温病所致津液不足、咽干咽痛、大便秘结等症。对于津虚便秘"无水行舟"者，旨在助水行舟，非属攻下，欲通便必重用。

二、咽痒

1. 风邪外袭

紫草—茜草—墨旱莲

紫草甘咸寒，色紫质滑，善走血分，透疹止痒；茜草苦寒，降泄清热；墨旱莲甘酸寒，益肾养血。三药均可凉血，旨在治风先治血，血行风自灭，合用可治疗风邪外袭或热毒壅盛所致的咽痒咳嗽、咽喉肿痛、皮疹及各种出血症状。

2. 阴虚内热

知母—黄柏

知母苦寒柔润，上清肺热，下滋肾水，兼退胃热，滋阴润燥；黄柏苦寒沉降，长于泻肾火，治下焦湿热。二药合用，滋阴清热，泻火解毒除湿，去火存阴，乃正本清源之法，用于治疗阴虚有热，津不上承所致咽痒咽痛、咽干咳嗽等症。

三、咽异物感

1. 痰气互结

厚朴—紫苏梗

厚朴苦燥辛散，燥湿消痰，下气除满；紫苏梗辛苦微温，行气宽胸效佳。二药合用，行气之力倍增，用于治疗痰气互结所致咽部异物感、胸闷气短等症。

2. 肝郁气滞

郁金—佛手

郁金辛行苦泄，气味芳香，善疏肝解郁，行气止痛；佛手芳香辛散，苦温通降，理气和中，燥湿化痰。二药合用，加强辛行走窜之性，用于治疗肝郁气滞或肝胃不和所致咽异物感、胸闷胁痛、脘腹痞满等症。

3. 气滞血瘀

降香—五灵脂

降香辛温，入于气分而下气，功擅行血破瘀，降气止痛；五灵脂甘苦温，入于血分，通脉活血，散瘀止痛。二药合用，行气通脉，散瘀止痛益彰，用于治疗气滞血瘀所致咽异物感、胸胁胀痛、胃脘痛、心绞痛等痛症。

### 四、咳嗽

**1. 无痰或痰少**

（1）肺气上逆

*白前—前胡*

白前甘苦微温，长于泻肺降气，清肺降气，祛痰止咳；前胡辛散苦降，宣散风热，降气消痰。二药相合，一降一宣，宣肺降气，祛痰止咳甚效，用于治疗肺气上逆所致寒热咳嗽、咳不止、咽痒咳痰、胸闷气喘等症。

（2）肺气不宣

*紫菀—款冬花—桑白皮—地骨皮*

紫菀、款冬花均温而不热，质润而不燥，可润肺下气，化痰止咳；桑白皮甘寒，偏入气分，泻肺中邪热以泻肺平喘，利水消肿；地骨皮甘淡寒，入走血分以清肺中伏火，清热凉血，退热除蒸。四药合用，寒温并用，润降结合，润肺下气，泻热平喘，化痰止咳，用于治疗肺气不宣所致寒热咳嗽、咳吐黏痰、气逆作喘、肺痨久咳等症。

**2. 痰多**

（1）痰热内蕴

*竹茹—胆南星*

竹茹甘寒清降，下气消痰，清热止呕；胆南星苦凉，清化痰热，祛风镇惊。二药合用，降气止咳，清热化痰效佳，用于治疗痰热内蕴所致咳嗽黄痰、胸闷气喘等症。

（2）痰热阻肺

*天竺黄—半夏—瓜蒌*

天竺黄甘寒，清热化痰，凉心定惊；半夏辛温，燥湿化痰，降气平喘；瓜蒌甘苦寒，清肺化痰，宽胸散结，消痈肿。三药合用，用于治疗痰热阻肺所致咳嗽、咳痰色黄质黏量多、胸闷气喘等症。

（3）肺胃不和

莱菔子—白芥子—紫苏子—葶苈子

莱菔子辛甘平，消食导滞，行气祛痰；白芥子辛温，温肺利气豁痰；紫苏子辛温，降气行痰，止咳平喘；葶苈子性辛苦寒，泻肺平喘，利水消肿。四药合用，用于治疗肺胃不和所致咳嗽痰喘、胸闷脘痞、食少纳呆等症。

### 五、声音嘶哑

#### 1. 风热犯肺

蝉蜕—射干

蝉蜕甘寒，射干苦寒，二者皆入肺、肝经。蝉蜕轻清升散，善走皮腠，散风热，利咽喉，行肌表，透斑疹，祛风止痒；射干清热解毒，降肺气，消痰涎，利咽喉。二药合用，疏风散热，解毒利咽，治疗风热邪毒引起的发热咽痛、声嘶咳痰、咳嗽气喘、痈肿疮毒等症。

#### 2. 阴虚内热

木蝴蝶—凤凰衣

木蝴蝶苦甘凉，清热利咽，疏肝和胃；凤凰衣甘淡平，养阴润肺止咳。二药合用，清热润肺，利咽开音，用于治疗久咳、咽痛、声嘶等症。

#### 3. 瘀血阻络

桃仁—红花—赤芍—川芎

桃仁苦甘平，少用养血，多用破血，有破血散瘀、润燥滑肠之效；红花辛散温通，走而不守，活血通经，去瘀生新；赤芍苦寒入肝经血分，善清肝火，以泄血分郁热，而凉血散瘀；川芎辛温，为活血行气之要药，可通达气血。四药合用，气血兼顾，达行气通络、活血祛瘀之效。用于治疗瘀血阻络所致的声音嘶哑、咽喉肿痛、胸胁疼痛及癥瘕积聚等症。

#### 4. 痰湿阻滞

陈皮—半夏—竹茹—胆南星

陈皮辛苦温，理气健脾，燥湿化痰，善疏理气机，调畅中焦；半夏辛温，燥湿化痰，降逆止呕，善治脏腑湿痰；竹茹甘寒性润，善清化热痰，除烦止呕；胆南星苦凉，清化痰热，祛风镇惊。四药合用，燥湿化痰之功倍增，用于治疗痰湿阻滞所致声音嘶哑、咳嗽、咳痰、呕吐等症。

### 六、扁桃体肿大、腺样体肥大

#### 1. 肺热壅盛

*山慈菇—海蛤壳*

山慈菇甘辛凉，辛能行能散，凉能清热解毒、消痈散结；海蛤壳咸寒，咸能软坚散结，寒能清肺热、化痰火。二药合用，清热散结效佳，用于治疗肺热壅盛所致扁桃体肿大、腺样体肥大、瘿瘤瘰疬、痈肿痰核等病。

#### 2. 痰火郁结

*夏枯草—猫爪草*

夏枯草辛苦寒，清热泻火，解郁散结；猫爪草辛甘温，能散郁结，化痰浊。二者合用，可用于治疗痰火郁结所致扁桃体肿大、腺样体肥大、瘰疬痰核、烦躁胸闷、两胁胀痛等。

## 第四节 兼证常用药

### 一、失眠心悸

#### 1. 痰蒙心窍

*石菖蒲—远志—茯神*

石菖蒲辛温，芳香走窜，醒神益智，化湿和胃，开窍豁痰；远志辛苦温，善宣泄通达，安神益智，豁痰开窍；茯神甘淡平，宁心安神，健脾利湿。三药合用，加强涤痰开窍，安神定志之力，用于治疗痰蒙心窍所致失眠心悸、头晕癫狂、咳痰不利等症。

### 2.肝阳上亢

*珍珠母—磁石*

珍珠母、磁石均性味咸寒，可平肝潜阳，镇惊安神。二药合用，重入心、肝经，镇惊安神效佳，顾护真阴，镇摄浮阳，用于治疗肝阳上亢所致失眠心悸、头痛头晕、急躁易怒等症。

### 3.阴虚阳亢

*龙骨—牡蛎*

龙骨甘、涩，平，入心、肝、肾经；牡蛎咸、微寒，归肝、胆、肾经。二者均为质重沉降之品，具有平肝潜阳、镇惊安神、收敛固涩之功。二药合用，重镇安神、滋阴潜阳之功倍增，用于治疗阴虚阳亢所致失眠心悸、头晕目眩、烦躁易怒、耳鸣久泻、虚汗、遗精等症。

### 4.心火过盛

*栀子—淡豆豉*

栀子苦寒降泄，凉血解毒，清热除烦，既能治虚烦，又能清利三焦而利小便，既能入血分以清血分之热，又能出气分以清气分之热，可气血两清；淡豆豉辛甘微苦寒，解毒除烦，既能燥湿又能透邪解表而不伤阴。二药合用，清心除烦，安神定志，用于治疗心火过盛所致虚烦不得眠、心中懊恼等症。

### 5.阴血亏虚

*酸枣仁—柏子仁*

酸枣仁酸甘平，养心阴，益肝血、补肝虚，肝血足则血旺，心宁神安；柏子仁甘平质润，主入心，善补心气，养心血，偏治思虑过度、心脾两亏之心悸失眠。二药合用，滋阴生津、养心安神效佳，用于治疗心肝阴血亏虚或血虚失养、心阳外越所致失眠心烦、多梦眩晕等症。

### 6.心肺郁热

*五味子—百合*

五味子酸能收敛，苦能清热，咸能滋肾，敛肺气归肾，补肾气养心；百合甘能清心肺余热、敛气养心、安神定魄，寒能润肺止咳。二药同入肺、心经，合用可敛肺气、养肺阴、宁心神，用于治疗心肺郁热所致失眠心烦、咳嗽咳痰、自汗盗汗等症。

### 7. 心肾不交

*黄连—肉桂*

黄连苦寒清心火，清热燥湿，泻火解毒，清心除烦；肉桂甘热浑厚，能走能守，偏暖下焦，蒸腾肾水，引火归元，温肾壮阳。二药合用，使肾水上济于心，心火下降于肾，水火既济，火不扰心，神安得眠，用于治疗心肾不交所致失眠多梦、心烦、腰膝酸软、潮热盗汗、复发性口疮等症。

## 二、胸闷

### 1. 肝郁气滞

*厚朴花—玫瑰花*

厚朴花苦微温，气味辛香，具有生发之气，宽胸理膈，化湿开郁，降逆理气；玫瑰花甘微苦温，气清性和，柔肝醒胃，行气活血，无辛温刚燥之弊。二药合用，芳香通窍，降逆理气，可达疏肝理气止痛之功，以治肝郁气滞所致胸闷胁痛、咽堵纳呆、心下痞满等症。

### 2. 瘀血阻滞

*丹参—三七*

丹参苦微寒，凉血活血，化瘀止痛；三七甘微苦，专走血分，善散瘀止血，消肿止痛。二药合用，活血化瘀，通脉止痛功效增强，用于治疗瘀血阻滞所致胸痹心痛、胸胁疼痛、胃脘痛、痛经、痈肿疮毒及各种出血症。

### 3. 气滞血瘀

*降香—郁金—延胡索*

降香、郁金、延胡索均味辛，能行能散，均可活血行气止痛。降香善于降气以化瘀行血；郁金药性偏寒，归肝、胆经，既入血分又入气分，善活血止痛、行气解郁；延胡索"行血中之气滞、气中血滞"，为活血行气止痛之良药。三药合用，气血兼顾，行气活血止痛之功倍增，用于治疗气滞血瘀所致胸痹心痛、胸闷气短、两胁胀痛等症。

### 4. 痰气互结

瓜蒌—薤白

瓜蒌甘苦寒，开胸散结，下气祛痰；薤白辛苦温，通阳散结，行气止痛。二者合用，一通一降，通阳补气，上开胸痹，下行气血，清肺化痰，宽胸理气，散结止痛。用于治疗痰气互结、胸阳不振所致胸脘痞闷、心痛彻背、短气不得卧、咽堵咳嗽痰多等症。

## 三、自汗盗汗

### 1. 卫表不固

麻黄根—浮小麦

麻黄根甘平涩，入肺经而能行肌表、实卫气、固腠理、闭毛窍，为敛肺固表止汗之要药；浮小麦甘凉入心，能益心气、敛心液，轻浮走表，亦能实腠理、固皮毛。二药合用，敛肺益气、固表止汗效佳，用于治疗肺虚卫表不固所致自汗，或阴虚骨蒸劳热所致盗汗等症。

### 2. 正虚不固

五味子—煅牡蛎

五味子味酸收敛，甘温而润，上敛肺气、下滋肾阴，能敛肺止汗、涩精止遗、涩肠止泻；牡蛎煅用，善治正虚滑脱诸证。二药合用，收敛固涩止汗之功效佳，用于治疗正虚不固所致的表虚自汗、阴虚盗汗、遗精滑精、久泻不止等症。

### 3. 阴虚内热

青蒿—鳖甲

青蒿苦寒清热，辛香透散，入肝经血分，善清透阴分伏热，凉血除蒸；鳖甲甘咸寒，滋阴清热，潜阳息风，善退虚热、除骨蒸。二药合用，滋阴生津，透邪外出，常用于治疗温病后期，邪伏阴分所致夜热早凉、热退无汗或骨蒸劳热、潮热盗汗等症。

银柴胡—地骨皮

银柴胡甘寒益阴，直入阴分而清热凉血，善退虚劳骨蒸之热而无苦燥之弊；地骨皮甘寒清润，能清肝肾虚热，泄肺中郁热，善除有汗之骨蒸与肺中伏火。二药合用，清虚热、除骨蒸之力强，常用于治疗阴虚发热、骨蒸劳热、潮热盗汗等症。

## 四、胃酸

### 1. 肝火郁结

黄连—吴茱萸—瓦楞子

黄连苦寒，清热燥湿，泻火解毒，清心除烦；吴茱萸辛散苦降，性热燥烈，温中散寒，下气止痛，降逆止呕。连、吴二药寒热相配，取六一之比，一寒一热，辛开苦降，相反相成，加之瓦楞子性平味咸甘，软坚化积，散瘀定痛，和胃止酸。诸药合用，用于治疗肝经郁火所致吞吐酸水、恶心呕吐、巅顶头痛、梅核气、口疮等症。

### 2. 中阳不足

干姜—陈皮

干姜辛热，入脾、胃经以温中散寒、善治外寒内侵及阳气不足之脾胃虚寒、腹痛下痢等症；陈皮辛香行散，苦燥温化，入脾、肺经，善调肺脾气机以理气调中，燥湿理气而化痰浊，治中焦气滞尤佳，兼寒者最宜。二药合用，温中散寒行气，治胃酸呃逆、脘腹冷痛、食少吐泻、小便频数、便溏等病症。

### 3. 脾肾阳虚

海螵蛸—桑螵蛸

海螵蛸咸涩温，入脾、肾经，生于海水中，禀水中之阳气，收敛止血，止泻，固精止带，制酸止痛；桑螵蛸甘咸平，入肝、肾经，得桑木之津液，禀秋金之阴气，善滋肾助阳，固精缩泉。二药合用，阴阳相合，补肾助阳，收敛止血，止带，涩精缩泉之力增强，用于治疗胃和十二指肠溃疡所致吞酸烧心、胃脘疼痛及下元不固所致小便频数、便溏、遗精崩漏等症。

### 4. 肝胃不和

*旋覆花—代赭石*

旋覆花苦降辛散，咸以软坚散结，温以宣通壅滞，降逆止呕，消痰行水，"诸花皆升，旋覆独降"，故可治噫气；代赭石苦以清热，寒以泻火，平肝降逆，凉血止血，且"金石之品，皆其重坠"。二药合用，一宣一降，宣降合法，共奏镇逆降压、镇惊止痛、下气平喘、化痰消痞之功，用于治疗呕吐不止、肝胃不和、痰浊内阻、胃气上逆之恶心呕吐及胃痛、呃逆、噫气等症。

### 5. 痰浊中阻

*陈皮—竹茹—枳实*

陈皮辛散苦降，性温，燥而不烈，理气健脾，燥湿化痰；竹茹甘凉清降，下气消痰，清热止呕；枳实辛散温通，降气消痰，散结除痞。三药合用，理气和胃，降逆止呕，消积化痰，宽中利膈，用于治疗痰浊中阻、胃气上逆所致恶心呕吐、脘腹满闷等症。

### 6. 食滞不化

*山楂—麦芽*

山楂酸甘微温，破气化瘀，消食降脂；麦芽甘平，疏肝和胃，消食开胃。二药合用，理气和胃，消食导滞，用于治疗食滞不化所致脘腹胀满、胃胀嗳气、腹痛泄泻等症。

### 7. 脾虚不运

*鸡内金—神曲*

鸡内金甘平，生发胃气，健脾胃，消食导滞；神曲甘辛温，消食调中，醒脾助运导滞之功。二药合用，用于治疗脾虚不运所致食积不化、反胃吐酸、脘腹胀满等症。

### 8. 湿滞脾胃

*广藿香—佩兰*

广藿香芳香而不燥烈，温煦而不燥热，既能解散表邪，又能化里湿而醒脾开胃；佩兰气香辛平，醒脾化湿之力强，还有利水之用。二药合用，芳香化浊，清热祛暑，和胃止呕，醒脾增食，用于暑湿、湿温初起所致口臭纳呆、身重倦怠、舌苔黏腻等症。

### 五、胃胀

#### 1. 气滞

木香—砂仁

木香辛苦温，香气浓郁，可升可降，通行胃肠三焦气滞，为行气止痛之要药，兼能健脾消食；砂仁辛甘平，理气除胀，消食化积。二药合用，用于治疗消化不良、食积气滞的胃胀等症。

#### 2. 气滞食积

枳实—槟榔—大腹皮

枳实辛散温通，降气消痰，散结除痞；槟榔辛苦温，杀虫消积，行水降气；大腹皮辛微温，行气宽中，行水消肿。三药合用，均可辛散行气，消食除胀，用于治疗气滞食积所致的胃胀满痛、大便不爽、小便不利等症。

### 六、腹泻

#### 1. 肾阳亏虚

肉豆蔻—补骨脂—吴茱萸

肉豆蔻、补骨脂、吴茱萸均为辛温之品。肉豆蔻气味俱升，健脾温中，行气消食，涩肠止泻；补骨脂补肾壮阳，固精缩尿，温脾止泻，纳气平喘；吴茱萸散寒止痛，降逆止呕，助阳止泻。三药合用，涩中寓补，以补助涩，重在温补肾阳，用于治疗肾阳亏虚所致的慢性腹泻、呕吐吞酸、腰膝酸软冷痛、遗精早泄等症。

#### 2. 正虚不固

五味子—诃子肉

五味子酸甘而温，入心、肺、肾经，酸能收敛，苦能清热，咸能滋肾，敛肺气归肾，补肾气养心；诃子肉酸苦而涩，敛肺利咽，涩肠止泻，降火利咽。二药合用，以增酸敛之效，用于治疗正虚不固所致的久泻久痢久咳、便血脱肛等症。

### 七、便秘

#### 1.肠道热结

*大黄—枳实—厚朴*

大黄、枳实、厚朴三药合为小承气汤，大黄为君，荡除邪热；枳实为臣，破气消坚；厚朴为佐使，调和除燥结。三药以泻热通便、消痞除满见长，治以"痞""满"为主的大便燥结、腹满拒按阳明腑实轻症。

#### 2.肠胃气虚

*生黄芪—火麻仁*

生黄芪甘温，归肺、脾经，具有补气升阳、固表止汗、利水消肿、生津养血、行滞通痹等功效，为补气之圣药，善补一身之气，且补而不腻；火麻仁入脾、胃、大肠经，功专润肠通便。二药合用，健脾益气，用于治疗气虚所致的大便不通、排便不畅等症。

#### 3.血虚津亏

*杏仁—桃仁—火麻仁—柏子仁—郁李仁*

杏仁辛能散邪，苦可下气，润能通便，温可宣滞，入肺经气分，下气平喘；桃仁甘苦平，入肝经血分，破血行瘀；火麻仁甘平，润肠通便，入脾胃滋养补虚；柏子仁辛甘平，养心安神，润燥定惊；郁李仁辛散苦温，润肠通便。五仁合用，气血相伍，均含油脂，行气养血、活血止痛、润肠通便之力强，用于治疗肺气郁闭或血虚津亏所致便秘。

### 八、小便不利

#### 1.湿热下注

*石韦—萆薢*

石韦微寒，上能清肺热，下可利膀胱，以通为主；萆薢苦平，祛风除湿，利水通淋，泌别清浊，以利湿为要。二药合用，利尿消肿之功益增，用于治疗湿热下注所致的下肢水肿、小便不利、尿路感染等症。

篇蓄—瞿麦

篇蓄苦降下行，功专利水，清膀胱湿热；瞿麦苦寒沉降，破血通经，善利小肠而导热下行。二药合用，清热通淋止痛效佳，用于治疗湿热下注所致湿热淋浊、小便不利、热淋涩痛等症。

## 九、尿频

### 1. 肾虚不固

*山药—乌药—益智仁*

山药甘平，健脾止泻，益肾固精，益肺生津，偏于补脾益阴；乌药辛温开通，上行脾肺，降气顺逆，散寒止痛，下行散"膀胱、肾间冷气"以温下元；益智仁辛温，中可温脾止泻摄涎，下可暖肾缩尿固精。三药合用，肾虚得补，寒气得散，共奏补肾缩尿之功，用于治疗肾虚所致的小便频数、夜间遗尿等症。

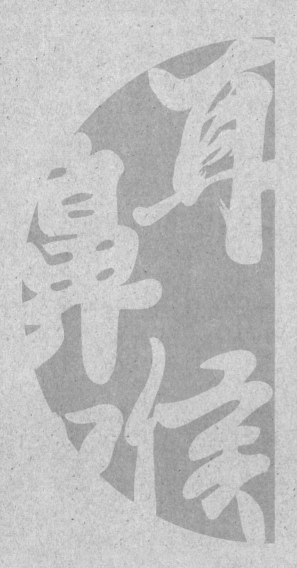

第四章

外治之法

针熏拔贴施技能

津沽名医谯凤英耳鼻喉科临证感悟

# ═ 第一节 针刺疗法 ═

## 一、"小醒脑"针刺法

编者经过 40 多年临床实践总结出无论是外邪侵袭、肝气郁结、肝火上扰、痰火郁结、气滞血瘀等实邪阻滞经脉，还是心神失养、肾阴亏虚、肾阳不足、脾胃虚弱、气血亏虚等原因造成的经脉失养、因虚致瘀，最终均可导致瘀血阻滞耳窍，经络痞塞，发为耳鸣耳聋。故"血瘀耳窍"为耳鸣耳聋发生的主要病机，治疗时以"疏通经络、聪耳开窍"为主要原则。"小醒脑"针刺法在此基础上辨证加减，临床取得良好疗效。

**1. 适应证**

耳鸣、耳聋。

**2. 取穴**

【主穴】百会、四神聪、风池（患侧）、完骨（患侧）、天柱（患侧）、耳门（患侧）、听宫（患侧）、听会（患侧）、翳风（患侧）、合谷（双侧）。

【配穴】外邪侵袭者，加外关、曲池；肝气郁结者，加太冲、行间；肝火上扰者，加中渚、丘墟；痰火郁结者，加丰隆、大椎；气滞血瘀者，加膈俞、血海；心神失养者，加神门、三阴交；肾阴亏虚者，加肾俞、关元；肾阳不足者，加命门、关元；脾胃虚弱者，加足三里、丰隆；气血亏虚者，加足三里、气海、脾俞。

【主穴定位】

百会：在头部，前发际正中直上 5 寸。

四神聪：在头部，百会前后左右各旁开 1 寸，共 4 穴。

风池：在颈后区，枕骨之下，胸锁乳突肌上端与斜方肌上端之间的凹陷中。

完骨：在头部，耳后乳突后下方凹陷中。

天柱：在颈后区，横平第 2 颈椎棘突上际，斜方肌外缘凹陷中。

耳门：在耳区，耳屏上切迹与下颌骨髁突之间的凹陷中。

听宫：在面部，耳屏正中与下颌骨髁突之间的凹陷中。

听会：在面部，耳屏间切迹与下颌骨髁突之间的凹陷中（张口取穴）。

翳风：在颈部，耳垂后方，乳突下端前方凹陷中。

合谷：在手背，第 2 掌骨桡侧的中点处。

【配穴定位】

外关：在前臂后区，腕背侧远端横纹上 2 寸，尺骨与桡骨间隙中点。

曲池：在肘区，在尺泽与肱骨外上髁连线中点。

太冲：在足背，第 1、2 跖骨间，跖骨底结合部前方凹陷中，或触及动脉搏动处。

行间：在足背，第 1、2 趾间，趾蹼缘后方赤白肉际处。

中渚：在手背，第 4、5 掌骨间，第 4 掌指关节近端凹陷中。

丘墟：在踝区，外踝的前下方，趾长伸肌腱的外侧凹陷中。

丰隆：在小腿外侧，外踝尖上 8 寸，胫骨前肌外缘，条口旁开 1 寸。

大椎：在脊柱区，第 7 颈椎棘突下凹陷中，后正中线上。

膈俞：在脊柱区，第 7 胸椎棘突下，后正中线旁开 1.5 寸。

血海：在股前区，髌底内侧端上 2 寸，股内侧肌隆起处。

神门：在腕前区，腕掌侧远端横纹尺侧端，尺侧腕屈肌腱的桡侧凹陷处。

三阴交：在小腿内侧，内踝尖上 3 寸，胫骨内侧缘后际。

肾俞：在脊柱区，第 2 腰椎棘突下，后正中线旁开 1.5 寸。

关元：在下腹部，脐中下 3 寸，前正中线上。

命门：在脊柱区，第 2 腰椎棘突下凹陷中，后正中线上。

足三里：在小腿外侧，犊鼻下 3 寸，胫骨前嵴外 1 横指处，犊鼻与解溪连线上。

气海：在下腹部，脐中下 1.5 寸，前正中线上。

脾俞：在脊柱区，第 11 胸椎棘突下，后正中线旁开 1.5 寸。

### 3. 操作方法

75% 酒精棉球常规消毒后，用一次性无菌针灸针针刺。进针得气后，施以相应补泻手法：外邪侵袭、肝气郁结、肝火上扰、痰火郁结、气滞血瘀者施以泻法；心神失养、肾阴亏虚、肾阳不足、脾胃虚弱、气血亏虚者施以补法。行针 5 分钟后，接华佗牌 SDZ-Ⅱ 型电子针疗仪，波形密波，以连续波为主，频率 200 ～ 500 次 / 分（以患者耐受为度），每次治疗 30 分钟。隔日 1 次，12 次为 1 个疗程。

### 4. 中医作用机制 "小醒脑" 针刺法依照中药方剂配伍中 "君臣佐使" 之组方原则

（1）君穴：百会、四神聪、风池、完骨、天柱。

百会为 "三阳五会"，百脉之会，总领一身阳气，联系心脑肾，又阳中寓阴，通达全身阴阳脉络，调节机体阴阳平衡。百会位于巅顶处，为督脉经穴，督脉归属于脑，而脑为髓海，故针刺百会穴可醒脑开窍。四神聪为经外奇穴，位处督脉之上，又邻膀胱经，督脉从脑户入络脑，膀胱经又从巅顶入络脑，四神聪环绕百会分布，具有健脑益智、宁神之功。上五穴合用可激发一身之经气，疏经通络，使脑髓得气血之荣养而复聪息鸣。

风池、完骨属足少阳胆经，且完骨为足太阳、少阳之会。《灵枢·根结》记载 "少阳为枢"，少阳主三阳之中，属半表半里，为出入的枢纽，故为枢。胆经绕耳并循行于人体头、身侧面，如同掌管门户开合的转轴，为人体气机升降出入之枢纽，能够调节各脏腑功能。故针风池、完骨可清利五官七窍、疏通经络。

天柱属足太阳膀胱经，为 "从巅入络脑，还出别下项" 的关键部位，是联系头颈的要穴。阳热之气经过膀胱经上行汇聚于此，充盈于头颈之间，并上传到达头部，天柱穴恰位于此，可调节全身气血津液，补益脑髓。

（2）臣穴：耳门、听宫、听会、翳风。

耳为手、足少阳经所会之处。耳门属手少阳三焦经，听宫为手太阳小肠经与手、足少阳经之交会穴，听会属足少阳胆经，翳风为手、足少阳经之会穴。依据"经络所通，腧穴所在，脏腑所属，主治所及"的理论，此四穴同位于耳周，所属经脉均通达于耳，故可疏通耳内气机，达聪耳开窍之效，为临床治耳疾之要穴。

（3）佐穴：合谷。

合谷是治疗头面五官疾患的要穴，长于通调面部之经络。"四总穴歌"中将这一功效主治特点归纳为"面口合谷收"。阳明经多气多血，合谷为手阳明大肠经之原穴，可达通经活络、行气活血，起到远近配穴、标本同治之功。

（4）使穴：辨证取穴。

"使穴"是在治疗主症耳鸣耳聋的同时，根据辨证分型选取穴位。从整体上调理患者机体的功能，治病求本，以达到减轻患者症状、祛除患者病因、防止复发的目的。

如此君穴、臣穴、佐穴、使穴相互配合，有的放矢，疗效更加显著。

**5. 现代机制研究**

现代研究显示，"小醒脑"针刺法，一方面可以调节耳部血液流变、刺激耳部血管扩张，以改善内耳微循环；另一方面，还可以刺激耳部循行神经，提高内耳的兴奋性，保护内耳毛细胞。

针刺百会、四神聪可降低局部血管阻力，缓解血管痉挛状态，有效改善椎动脉、基底动脉血流，增强缺血部位血管代偿能力，调整脑血流的低灌注状态，增加脑血流量，从而改善脑缺血、缺氧状态。

针刺风池并辅以电刺激，可以在电流的刺激作用下使椎基底动脉系统的毛细血管网扩张，从而使内听动脉的血流量增加。同时在电流的刺激下，颈部肌肉有规律的收缩，挤压颈部内在的血管产生"肌肉泵"的作用，可使血流加速，改善内耳供血。

针刺完骨具有增强脑血流量、改善脑血管弹性的功效。

针刺天柱可增加局部血运，扩张椎基底动脉，增加脑血流量。

针刺耳门可减轻耳蜗毛细胞损害，改善和维持琥珀酸脱氢酶活性，减轻耳蜗毛细胞超微结构的病理变化。

针刺听宫、听会可以增强脑血流量，对脑缺血有积极的治疗作用。

　　针刺翳风可刺激颈上神经节从而改善颅内外血管的舒缩功能，使颅脑循环重新趋于相对平衡，同时耳门、听宫、听会、翳风、完骨五穴环耳分布，针刺治疗时能够"直达病所"，从而改善局部血液循环。佐以电刺激可使耳部肌肉有节律地收缩，带动耳部血管舒缩，加快耳部的血液循环，促进耳部气血畅通。

　　针刺合谷能同时激活中央后回初级感觉皮层的手部投射区和面口部投射区，同时激活面口部的运动皮层，并诱导额叶和枕叶脑组织血流量和血流容积的增加，充分印证了"面口合谷收"的临床应用。

　　此外，针刺得气后加电针治疗，可有效增加穴位刺激，具有持续运针的效应。电针耳周穴位，可使神经感受器被动引发兴奋，发出生物电向听觉中枢传递，促进听觉传导路径恢复正常功能。电脉冲刺激下，穴位的局部肌肉被动收缩，能加强耳部血液循环，促进耳部组织的新陈代谢，有利于耳蜗神经元功能的修复。同时，电流会产生电场，使耳部组织中的离子发生定向运动，产生正负离子极化共振，促进听神经纤维的再生。针刺穴位后辅以电刺激，不仅可以将针与电这两种刺激相结合以加强针感；又可以自主调节电量大小，以时刻保持最佳针感刺激；还可以代替人工手法行针，使穴位保持较长时间的持续刺激，从而提高整体治疗效果。

　　经临床观察，"小醒脑"针刺法治疗耳鸣耳聋疗效好、起效快，为一种安全有效的治疗方法。

**二、听会穴深刺激**

**1. 适应证**

耳鸣、耳聋。

**2. 取穴**

耳屏间切迹前，下颌骨髁状突后缘，张口凹陷处。

**3. 操作方法**

患者取坐位，依法选取治疗穴位，常规消毒后，嘱患者张口，选用一次性无菌针灸针于听会向内下方进针，深度 4～5 寸，以患者强烈胀痛等针感为度。留针 10～20 分钟，每次施针间隔 7 天。针刺不宜过深，尤其当针尖有搏动感时，不可继续深刺，更不宜提插捻转，而应立即退针，并按压数分钟，以免刺破动脉引起出血。

### 4. 中医作用机制

《针灸大成·席弘赋》曰："耳聋气痞听会针。"《针灸甲乙经》云："聋，耳中颠飕，颠飕者若风，听会主之。"《灵枢·经脉》记载："胆足少阳之脉，起于目锐眦，上抵头角，下耳后……从耳后入耳中，出走耳前。"听会位于耳屏间切迹的前方，系足少阳胆经脉气"出走耳前"之处，为少阳之气结聚所在，针刺听会可疏通耳部及足少阳之经气，以通窍启闭。《灵枢·终始》："久病者，邪气入深。刺此病者，深内而久留之。"对于久病之人，深刺可加强针感，使气至病所，疗效倍增。耳聋、耳鸣是临床难治性疾病，多病程日久，虚实夹杂，因此在治疗上深刺听会，引经气入耳以通络开窍，祛病除疴。

### 5. 现代机制研究

从解剖上看，听会浅处分布有耳颞神经，耳颞神经是三叉神经的下颌支分支，因此刺激该神经可诱发三叉神经激活听觉传导通路。此外，听会深层分布有颞浅动、静脉及面神经丛，颞浅动脉是耳郭的主要供血动脉，其循环障碍与耳聋的发生密切相关。深刺听会可以通过改善颞浅动脉供血来调节耳部血流变化，改善局部组织细胞缺血缺氧状态，促进听觉神经修复和再生。

### 三、晕听区针刺法

#### 1. 适应证

眩晕、耳鸣、耳聋。

#### 2. 取穴

自耳轮尖向上 1.5 cm 处，向前后各引 2 cm 的水平线，此长 4 cm 的水平线为晕听区。

### 3. 操作方法

常规消毒后，在耳尖直上 1.5 cm 处进针，斜刺 0.5 ～ 0.8 寸，再向前、向后各 2 cm 处取穴，分别向耳尖方向斜刺 0.5 ～ 0.8 寸，此三针呈扇形排列。

### 4. 中医作用机制

《灵枢·口问》载："上气不足，脑为之不满，耳为之苦鸣，头为之苦倾，目为之眩。"晕听区分布于足少阳胆经循行区域，与手少阳三焦经相通。依据"经络所过，主治所及"的理论，针刺该区可疏通经络，调和阴阳，使经气通畅，阴阳平衡，气血充盈于脑部，调节局部气血，补益脑髓，治疗眩晕及耳鸣耳聋。

### 5. 现代机制研究

现代医学认为大脑皮质功能对周围神经活动有主导和协调代偿的作用，使外周传导通路能够发挥正常的功能。晕听区位于颞上回听觉中枢和前庭皮质中枢，且疼痛敏感区在头皮表面的分布包括晕听区。针刺该头部反应区，可直接刺激反应区下的大脑皮质，通过神经反射接受外周本体感受器的信号传导，刺激相应的脑皮质中枢，通过改善内听动脉血液循环治疗眩晕及耳鸣耳聋。

## 四、蝶腭神经节针刺法

### 1. 适应证

过敏性鼻炎、急性鼻炎、慢性鼻炎、萎缩性鼻炎、药物性鼻炎、嗅觉障碍、慢性干燥性咽炎、舌咽神经痛、耳聋、耳鸣、干眼症、面神经麻痹、三叉神经痛等。

### 2. 取穴

用食指触及颧骨沿颧弓下缘，在凹陷处向下 1 ～ 2 mm 定位，以棉签尾部按压标记，再次定位。

### 3. 操作方法

患者取坐位，医者位于患者针刺侧的稍后方，定位后以碘伏消毒液消毒皮肤，以 0.35 mm×60 mm 针灸针朝向前上方进针，约向对侧颞角方向直刺约 55 mm。刺中蝶腭神经节后，患者鼻部、上唇、牙齿或耳部有放电样感觉，甚或鼻腔内有喷水或流鼻血样感觉，医者手下会有一定阻力。刺中后提插刺激数下即可出针，避免反复刺激。治疗每周一次，6～8 周为 1 个疗程。

针刺蝶腭神经节时，若进针后无法顺利刺中，可能存在以下情况：

（1）如刺在颧骨下缘，需将左手食指按压皮肤向下 2 mm 左右，即可避开颧骨弓。

（2）如刺入皮下 1 cm 左右感到阻力较大，可能是咬肌紧张所致，可让患者适当张口放松即可。

（3）如刺入皮下 2 cm 左右碰到硬物，可能是下颌骨冠突过宽，宜将针向外拔出 1 cm 左右，再让患者稍许张口使冠突向后下移位，让出进针通道。

（4）如针身留在体外 1～2 cm 碰到骨质，可能是刺到上颌骨侧后壁，针刺方向偏前，宜将针身稍微拔出后调整方向再进针。

（5）如针身留在体外不足 1 cm 时碰到骨质，可能是刺到翼突外侧板上，宜将针身稍微拔出后再向前刺即可。

（6）如针身全部刺入，患者仍毫无感觉，可将针身抽出 1 cm，向前或向后改变方向后再进针，注意调整方向不宜超过 3 mm 宽度。

注意事项：

（1）不宜过度提拉捻转，避免刺中深部血管，大幅度捻转可能引起出血，或损伤表情肌纤维，影响面部表情。

（2）皮肤、皮下或牙龈等部位有炎症时禁止针刺。

（3）皮下血肿：局部 24 小时内冷敷以止血，24 小时后热敷，帮助瘀血消散。

**4. 中医作用机制**

蝶腭神经节包含交感神经、副交感神经，在健康状态下，二者相互制约，维持平衡，与中医阴阳平衡理论相合。病理状态下，交感、副交感神经功能紊乱，阴阳失调，通过针刺可以双向调节，恢复阴阳平衡，从而治疗疾病。

**5. 现代机制研究**

蝶腭神经节左右各一，位于颜面两侧深部似镰刀形翼腭裂内。翼腭裂前方为上颌骨的后外侧缘，后方为蝶骨翼突，内侧而为腭骨垂直部，裂缝的中央偏上最宽处为 7 mm 左右，称翼腭窝。膨大成球的蝶腭神经节就在此窝内，为一扁平的粉红或灰色的小结，直径 3.5 ～ 5 mm。蝶腭神经节包含副交感神经、交感神经、感觉神经，其节后神经分布于上鼻甲、中鼻甲、下鼻甲、鼻中隔下部前端、软腭、硬腭、扁桃体、咽部、泪腺等部位，调节腺体分泌、血管平滑肌舒缩及黏膜一般感觉。

交感神经兴奋，使血管收缩，黏膜血流量减少，腺体分泌减少；副交感神经兴奋，使血管舒张，黏膜血流量增加，腺体分泌增加。正常状态下，交感与副交感神经功能平衡，则五窍通利、腺体分泌及感觉功能正常。在炎症状态下，蝶腭神经节的平衡关系被打乱，导致阴阳失衡，从而使鼻、咽、眼等部位的腺体分泌及血管平滑肌功能调节失常。例如过敏性鼻炎的患者可表现为鼻塞、打喷嚏、鼻涕增多等。通过刺激蝶腭神经节，可唤醒紊乱的中枢神经系统，调节失控的自主神经，促使神经递质和神经肽的释放，以调节鼻黏膜血管的张力、血流和腺体分泌。

针刺蝶腭神经节技术，一是直接刺激节后神经的副交感、交感和躯体感觉纤维，促进神经调节平衡，改善症状。二是调节整体，其刺激可由感觉神经传入脑干，至大脑皮层，通过躯体内脏反射，以及神经内分泌的整体调控达到治疗作用。

# 第二节 耳针疗法

耳穴属于针灸的分支之一，又有着自己独特的特点。耳与经络之间有着密切的联系，《灵枢·口问》云："耳者，宗脉之所聚也。"《灵枢·邪气脏腑病形》曰："十二经脉，三百六十五路，其气血皆上于面而走空窍，其精阳气上走于目而为睛，其别气走于耳而为听。"《卫生宝鉴》曰："五脏六腑十二经脉，有络于耳。"

耳不仅是人体的重要组成部分，而且与五脏六腑、十二经脉都有着十分紧密的联系。当脏腑功能失调时，会通过耳郭上相应的穴位表现出来。《证治准绳》："凡耳轮红润者生，或黄，或黑，或青而枯燥者死，薄而白、薄而黑者皆为肾败。"《厘正按摩要术》曰："耳珠属肾，耳轮属脾，耳上轮属心，耳皮肉属肺，耳背玉楼属肝。"《灵枢·本脏》说："黑色，小理者，肾小……耳薄不坚者，肾脆。"

因此，人体内脏存在病变时，往往在耳郭的相应部位出现压痛、敏感、皮肤变形、变色等反应。中医认为，刺激耳部穴位可疏通经络，调节脏腑，使机体达到阴平阳秘的状态。

耳穴贴压是将王不留行籽贴在相应的耳穴上，通过局部刺激，促进气血运行，激发周身经络之气，祛除邪气，达到治疗疾病的目的。

## 一、耳鸣耳聋

### 1. 取穴
耳尖、内耳、外耳、神门、皮质下、颞、肾、肝、脾等。

### 2. 组方分析
耳尖：清热息风，解痉止痛，平肝明目。

内耳、外耳：内耳滋肾升清，外耳疏风平肝，二者合用可以改善内耳微循环，缓解局部炎症。

神门：镇惊安神定志。

皮质下：升清利窍，宁心安神，健脾益肾，化痰通络，清热利湿。

颞：耳鸣耳聋病变多为位于颞上回听觉中枢，取之疏风通络，升清利窍。

肾：补肾固本，滋阴潜阳。

肝：清肝明目，养血柔肝，疏肝解郁，理气通络。

脾：健脾化痰，和胃通络。

## 二、耳源性眩晕

### 1. 取穴

耳尖、内耳、外耳、神门、枕、晕点、肾、肝、胆、三焦等。

### 2. 组方分析

耳尖、内耳、外耳、神门、肾、肝：详见"耳鸣耳聋"。

枕：清热解表，升清利窍，降逆安神。

晕点：镇惊止晕。

胆、三焦：属少阳经，入耳中，主耳疾，可活络通窍。

## 三、鼻炎

### 1. 取穴

内鼻、外耳、耳尖、内分泌、肾上腺、风溪、肺、脾等。

### 2. 组方分析

内鼻：行气活血，祛瘀通窍。

外耳：通利鼻窍，为鼻通要穴。

耳尖、脾：详见"耳鸣耳聋"。

内分泌：祛风通络，理气开窍，清热化痰，补肾益精。

肾上腺：祛风通络，宣肺开窍，化痰散结，益精养血。

风溪：活血祛风，通络止痛，脱敏止痒。

肺：虚证取之益气固表，宣肺开窍；实证取之清泻肺热，利咽止痛。

## 四、咽喉炎

### 1. 取穴

咽喉、口、气管、内分泌、肺、胃、肾等。

**2. 组方分析**

咽喉：清热祛风，宣肺化痰，通络利咽。

口：清热利咽，通络止痛。

气管：宣肺解表，下气平喘，益气化痰，泻火利咽。

内分泌、肺：详见"鼻炎"。

肾：详见"耳鸣耳聋"。

胃：健脾和胃，降逆止呕。

# 第三节　刺络放血疗法

刺络放血是用三棱针、梅花针、毫针、注射针头或其他针具点刺特定部位或穴位，使少量出血，以达到泻热、消肿、止痛目的的一种中医外治法。其理论基础来源于《素问》"血气不和，百病乃变化而生""菀陈则除之"。耳鼻喉科常用刺络放血疗法包括耳尖放血、井穴放血、咽喉部刺营放血。

## 一、耳尖放血

**1. 适应证**

急性咽炎、急性喉炎、急性扁桃体炎、耳鸣、耳聋、鼻疖、急性鼻炎等属实热者。

**2. 操作方法**

患者取坐位，定位双侧耳尖穴，先用手指以适当力量按摩耳郭使之充血，用碘伏消毒液消毒后，医者左手固定耳郭，右手持一次性采血针对准施术部位迅速刺入，深度 1 ～ 2 mm，迅速将针退出，挤压放血 10 ～ 15 滴后，消毒干棉球压迫止血。

**3. 作用机制**

"耳尖"既是一个解剖名词，又是一个经外奇穴，别名"耳涌"，独居阳位。《针灸大成》记载"在耳尖上，卷耳取尖上是穴"。即将耳轮向耳屏对折，取耳郭的顶端处。中医认为"耳者，宗脉之所聚也"，人体诸多阳经均直接或间接循行过耳，且阴阳经脉互为表里，故耳尖穴与十二经脉及五脏六腑联系密切，耳尖穴刺络放血可以清热泻火，祛瘀生新。

## 二、井穴放血

### 1. 适应证

急性咽炎、急性扁桃体炎、急性喉炎。

### 2. 取穴

少商、商阳、少冲、关冲。

### 3. 操作方法

取双侧穴位，沿前臂前缘向穴位处推按，使之充血，常规消毒后用三棱针快速点刺，深度为 1～2 mm，出针，每穴放血 5～15 滴后，压迫止血。

### 4. 作用机制

井穴是治疗咽喉急性热证的要穴，是阴阳经脉交会之处、气血流注的起始点。《灵枢·根结》指出井穴的主要作用是"泻络"，所谓"盛络者皆当取之"，井穴放血可泻热祛邪，通调气血。

少商是手太阴肺经的井穴，商阳是手阳明大肠经的井穴，咽喉热证多责之于肺经热盛，而肺与大肠相表里，因此取肺经、大肠经的井穴刺络放血，以泻火疏风，使郁热随血而出，清热消肿，利咽止痛。少冲是手少阴心经的井穴，关冲是手少阳三焦经的井穴。《素问·阴阳别论》曰："一阴一阳结，谓之喉痹。"唐代王冰疏注："一阴谓心主之脉，一阳谓三焦之脉，三焦、心主，脉并络喉，气热内结，故为喉痹。"因咽喉与心、三焦关系密切，可取心经和三焦经的井穴络刺放血，以泻君相之火，调和阴阳。

## 三、咽喉部刺营放血

### 1. 适应证

急性咽炎、急性扁桃体炎。

### 2. 操作方法

（1）表面麻醉：以1%丁卡因喷咽喉表面麻醉3次，每次间隔5分钟。

（2）体位：患者取坐位，头稍向后倾，头部固定。

（3）嘱患者张口，医者用压舌板压按压舌体前2/3处，暴露口咽部，术者持1 mL无菌注射器对准咽后壁淋巴滤泡或充血红肿的扁桃体，点状丛刺，出血适量即可。

### 3. 作用机制

热毒痰火上犯咽喉，气血壅阻，则出现咽部疼痛。邪气亢盛，蒸灼喉核，则可出现喉核红肿，表面或见脓点。通过咽部刺营放血，一方面可疏通局部脉络，使气血运行通畅，促进咽喉功能恢复；另一方面可使壅滞于咽喉的热毒痰火随营血外泄，逐邪外出。

# 第四节 中药熏鼻疗法

小儿腺样体肥大、慢性鼻炎、慢性鼻窦炎是耳鼻喉科常见病，影响患儿睡眠、甚至生长发育。幼儿脾常不足，禀赋不足或后天失养，脾气虚弱，肺气失充，易受外邪侵袭。鼻为肺之窍，是呼吸之门户，外邪侵袭，肺失宣降，上壅鼻窍，鼻失通利。同时脾为生痰之源，脾失健运，则痰浊内生，上扰鼻窍，出现鼻塞、流涕症状，发为鼻炎、鼻窦炎。病久不愈或反复发作，气血瘀阻，痰湿瘀血结聚于颃颡，壅遏气道，迫隘咽喉，致气流出入不利，冲击作声，出现夜间打鼾、张口呼吸、呼吸音粗等症状。编者以芳香通窍、消瘀散结为治则，结合中药药理，创立辛芷方熏鼻治疗方法，临床取得良好的效果。

### 1. 适应证

小儿腺样体肥大、慢性鼻炎、慢性鼻窦炎。

### 2. 方药组成

详见本书第二章第二节中"辛芷方"。

### 3. 操作方法及注意事项

详见本书第二章第二节中"辛芷方"。

### 4. 中医作用机制

详见本书第二章第二节中"辛芷方"。

### 5. 现代机制研究

细菌、病毒反复刺激的慢性炎症状态是导致儿童腺样体肥大、慢性鼻炎和慢性鼻窦炎的主要原因。辛夷、白芷、赤芍、鹅不食草、防风、黄芩、广藿香、荆芥、路路通、牡丹皮、鱼腥草、细辛、甘草等药物均有抗炎、抗菌及抗病毒作用。同时，免疫反应可能在腺样体肥大中发挥重要作用。腺样体作为咽部淋巴环的一部分，是机体的第一道免疫屏障和重要效应因子，对抗原提呈和局部免疫应答起着至关重要的作用。辛夷、荆芥、牡丹皮、细辛、鹅不食草均有抗变态反应的作用，防风、黄芩、广藿香、鱼腥草、甘草有提高机体免疫功能的作用。此外，较高的氧化应激及脂质过氧化程度也可能是本病发病的重要因素，辛夷、薄荷、芍药、黄芩、牡丹皮均有抗氧化作用。综观全方，从抗炎、抗菌、抗病毒、抗氧化、抗变态反应多方位多角度发挥治疗作用。

## 第五节 拔罐贴敷疗法

人体脏腑与四肢、肌表通过经络相连，经络可行血气，调阴阳。病邪滞留体内，脏腑功能失调，致使经络涩滞，气血运行不畅，百病由生。脏腑失调，可在相应的穴位表现异常，故可通过刺激体表穴位调节相应的脏腑功能。

编者经过多年临床工作经验总结，将拔罐与敷贴联合应用，并研制出耳鸣耳聋贴、慢性鼻炎贴、慢性咽炎贴、梅核气贴、伏九贴治疗耳鼻喉疾病，收效显著。拔罐是以罐为工具，利用燃火、抽气等方法产生负压，吸附于体表穴位，以通经活络、行气活血、消肿止痛、祛风散寒。将药物研成细末，以不同介质调制成糊状，拔罐后趁腠理毛孔张开之时，将中药穴位贴敷于拔罐之处，通过其中的中药成分刺激穴位，疏通经络，调节脏腑功能，促进气血运行，扶正祛邪，从而达到治疗疾病的目的。两种疗法联合应用，相互补充，相互促进，起到双重治疗作用。

## 一、耳鸣耳聋贴

### 1. 耳 1 号贴

（1）适应证

实证耳鸣耳聋。

（2）功效

清肝泻火，通络开窍。

（3）取穴

太冲、丰隆、涌泉。

（4）组方

龙胆、黄芩、石菖蒲、川芎、细辛。

（5）操作方法

用无菌镊子夹住95%乙醇棉球，点燃后在罐内绕 1～3 圈再抽出，并迅速将罐扣在上述穴位，留罐10分钟。起罐后贴上膏药，2 小时后取下。

（6）作用机制

实证耳鸣耳聋多与肝气郁结、肝火上扰、痰火郁结相关。太冲清肝泻火，丰隆健脾化痰，涌泉引热下行，拔罐可促进气血流动。龙胆清肝泻火，黄芩清热燥湿，二者合用，清脏腑实热。石菖蒲芳香走窜，开窍醒神，川芎行气活血，细辛芳香透达，可增强透皮作用，三者合用行气活血，通络开窍。起罐后，趁腠理张开、气血流动之时，将药饼敷贴于穴位上，以清肝泻火，通络开窍。

**2. 耳 2 号贴**

（1）适应证

虚证耳鸣耳聋。

（2）功效

补脾益肾，通络开窍。

（3）取穴

足三里、三阴交、涌泉。

（4）组方

熟地黄、太子参、石菖蒲、川芎、细辛。

（5）操作方法

同耳 1 号贴。

（6）作用机制

虚证耳鸣耳聋多以肾阴不足、肾阳亏虚、脾胃虚弱、气血亏虚为主，故在取穴时，选用足三里、三阴交、涌泉。足三里属足阳明胃经，具有调理脾胃、补中益气、通经活络、扶正祛邪之效；三阴交属足太阴脾经，为足太阴、足厥阴、足少阴三阴经之交会穴，具有调补肝、脾、肾三经气血的作用；涌泉属足少阴肾经，具有滋补肾阴、交通心肾之效。药选熟地黄滋补肾阴，太子参补气健脾，二者合用，补脾益肾。石菖蒲、川芎、细辛行气活血，通络开窍。将药物制作成膏药贴敷趁气血流动旺盛之时敷贴于穴位，药物经皮透入，经穴传导，以健脾补肾、温经通络。

**二、慢性鼻炎贴**

（1）适应证

慢性鼻炎。

（2）功效

散寒通窍，健脾益气。

（3）取穴

大椎、肺俞、脾俞。

（4）组方

炒苍耳子、辛夷、黄芪、细辛、白芥子。

（5）操作方法

同耳1号贴。

（6）作用机制

慢性鼻炎者多责之于肺脾气虚，故取穴大椎、肺俞、脾俞。大椎为"诸阳之会"，阳主表，取之通阳解表，疏散风邪；肺俞为肺的背俞穴，与肺脏内外相应，清热疏风、补益肺气；脾俞与脾相应，可健脾利湿、益气养血。药物组成炒苍耳子、辛夷疏风散邪、宣肺通窍，黄芪健脾益气，细辛温肺散寒，白芥子温肺化饮，增强发泡透皮作用。拔罐之后，将药物贴敷于上述诸穴，以散寒通窍，健脾益气。


### 三、慢性咽炎贴

（1）适应证

慢性咽炎。

（2）功效

滋阴降火、健脾化痰。

（3）取穴

天突、足三里、丰隆、涌泉。

（4）组方

玄参、麦冬、清半夏、陈皮、桔梗。

（5）操作方法

在足三里、丰隆拔罐，操作方法同耳1号贴。起罐后于上述穴位与天突穴、涌泉穴贴上膏药，2小时后取下。

（6）作用机制

慢性咽炎的患者以肺肾阴虚、脾虚痰凝多见，故在取穴时，常选用天突、足三里、丰隆、涌泉。天突为阴维、任脉之交会穴，具有宣肺止咳、理气化痰、散结利咽之功；足三里属足阳明胃经，具有调理脾胃、补中益气之效；丰隆属足阳明胃经，具有健脾化痰、和胃降逆的作用；涌泉属足少阴肾经，可引火下行、交通心肾。药物选用玄参、麦冬滋阴润肺，半夏、陈皮健脾化痰，桔梗载药上行。拔罐之后将药物贴敷于穴位上，滋阴降火、健脾化痰。

### 四、梅核气贴

（1）适应证

梅核气。

（2）功效

疏肝理气，化痰散结。

（3）取穴

天突、膻中、大椎、肝俞、丰隆。

（4）组方

法半夏、厚朴、紫苏梗、香附、冰片。

（5）操作方法

在大椎、肝俞、丰隆穴位拔罐，操作方法同耳1号贴。起罐后于上述穴位及天突、膻中穴贴上膏药，2小时后取下。

（6）作用机制

梅核气以肝郁气滞、脾虚痰凝多见，故穴位选取天突、膻中、大椎、肝俞、丰隆。其中天突为阴维、任脉之交会穴，具有宣肺止咳、理气化痰、散结利咽之功；膻中为八会穴之气会，邻近心肺，具有宽胸理气、活血通络之效；大椎属督脉，可宣通一身气机；肝俞是肝之背俞穴，功善疏肝理气；丰隆属于足阳明胃经，有健脾化痰、和胃降逆之功。药物选取半夏化痰散结，厚朴下气除满，紫苏梗宽胸理气，香附疏肝行气，冰片增强走窜之效。拔罐之后贴敷上述药物，可疏肝理气，化痰散结。

### 五、伏九贴

（1）适应证

过敏性鼻炎、过敏性鼻炎伴哮喘、过敏性咽炎、耳鸣耳聋、反复感冒、咳嗽等体虚疾患。

（2）功效

温经散寒，调畅气血。

（3）取穴

大椎、风门、肺俞、百劳、膏肓、脾俞、肾俞。

（4）组方

白芥子、细辛、延胡索、生甘遂、黄芩等。

（5）操作用法

每年的头伏、中伏、末伏以及一九、二九、三九各贴 1 ～ 3 次。每次于上述穴位拔罐后留罐 10 分钟，起罐后将药饼敷贴于穴位 2 小时，敷贴 3 年为 1 个疗程。

（6）作用机制

伏九中药穴位敷贴以祖国医学"天人相应""冬病夏治""夏病冬防""治未病"为基础，在中医理论指导下，采用现代医学"透（经）皮给药系统"，在背部及体部腧穴以辛温走窜的中药敷贴，通过经络和气血的循行将药物送达病所，激发经气、调动经脉功能、补益人体阳气、鼓舞正气，驱除体中内伏寒邪，促使阴阳平衡，达到未病先防、既病防变的目的。

《伤寒明理论》载："诸阳受气于胸中而转行于背。"五脏六腑之阳气汇聚于胸，循行于背，后背部亦为胸中之藩篱，邪气外侵，易从此处而深入机体，或入里化热或入里而寒凝，伤及脏腑。因此伏九贴选取背部穴位，巩固人体之藩篱，增加卫外功能。大椎为三阳督脉之会，统领一身之阳气；风门、肺俞、百劳有祛风散邪、宣肺通窍之功；膏肓穴补益虚损，调理肺气；脾俞、肾俞健脾补肾，益气升阳。诸穴合用，共奏调和营卫、疏通经脉、调畅气机、振奋诸阳之效。

敷贴药物以温阳药物为主，白芥子温肺化痰，利气散结；细辛祛风散寒，温肺化饮；延胡索活血行气；生甘遂泻水逐饮，消肿散结；黄芩苦寒佐制以上诸药大辛大热之性。拔罐后敷贴药物，共奏温经散寒、调畅气血、扶正祛邪之功效，达到"治病求本"及"治未病"的目的。

## 第六节 推拿导引疗法

### 一、耳鸣耳聋导引法

**1. 适应证**

耳鸣、耳聋。

**2. 功效**

活血通络，升阳通窍。

**3. 取穴**

（1）头面部：督脉、胆经、三焦经；

（2）颈肩部：颈肩部肌群；

（3）腰背部：膀胱经。

**4. 操作方法**

（1）头面部聪耳开窍推拿（以通为要）。

患者取端坐位，术者用拇指自印堂起，循督脉，经神庭、百会等穴点揉至风府，共2次。用拇指自双侧头临泣起，循胆经，经正营、承灵等穴点揉至风池，共2次。用拇指自双侧悬厘起，循胆经，经率谷、天冲等穴点揉至完骨，共2次。点揉听会、听宫、耳门，循三焦经，经角孙、颅息等穴点揉至翳风，共2次。以掌鱼际循三焦经按摩全耳郭至患耳局部发热，以掌心将患耳向耳孔扣压，一起一伏反复数次。以上各穴点揉力度以患者感到酸胀感为度，用时共约20分钟。

（2）颈肩部舒筋通络推拿（以通为要）。

患者取端坐位，术者用大小鱼际以及手掌根部揉按双侧颈肩部肌群。点按完骨、风池、风府等穴。然后患者取俯卧位，术者以拇指、食指拿捏患者后颈部，自枕部至肩背部。以手掌大鱼际按揉双侧肩胛内侧缘。以上各穴点揉力度以患者感到酸胀感为度，用时共约10分钟。

（3）腰背部培元补虚推拿（以补为要）。

腰背部培元推拿患者取俯卧位，术者以大鱼际、掌根自颈肩部起，循膀胱经，经肝俞、脾俞、胃俞、三焦俞按揉至肾俞。以拇指点揉各俞穴，以患者感到酸胀感为度。以膊揉膀胱经，反复数次。用时共约10分钟。

以上经络推拿每日治疗1次。

**5. 作用机制**

（1）头面部

头面部督脉总督诸阳，为"阳脉之海"，有督领全身阳气，统帅诸阳经的作用。其主干行于背部正中，入属于脑。"脑为元神之府，头为诸阳之会"，故取其提升振奋元阳、通络补脑安神之效。少阳是阳气初生的经络，具有升发之性，相火经足少阳胆经敷布于三焦，进而游行周身上下，取少阳胆经可发挥相火的温煦长养的作用，使耳周气机得以调畅。三焦经被称为"耳脉"，环耳循行近1周，其气血的盛衰可反映耳的好与恶。取三焦经可调畅耳窍气机，有助于清阳之气通达耳窍。

（2）颈肩部

颈肩部软组织由于急性外伤后遗症或慢性损害易产生潜在性的无菌性炎症并由此继发颈肩部肌肉痉挛，压迫椎动脉，导致椎动脉供血障碍，最终影响到内耳的血液循环，发生耳鸣耳聋。颈肩部舒筋通络推拿有效改善了局部血运，解除肌肉痉挛，缓解椎动脉的压迫，改善内耳循环，以改善耳鸣耳聋。

（3）腰背部

腰背部膀胱经循行"从巅入络脑"，是十二经脉中唯一入脑的经脉。另外背俞穴分布于膀胱经第一侧线，故其治疗范围最广泛，五脏六腑皆可通过膀胱经得到调理。

## 二、鼻炎导引法

### 1. 适应证

慢性鼻炎、过敏性鼻炎。

### 2. 功效

宣通鼻窍，祛邪外出。

### 3. 操作方法

（1）双手鱼际互相摩擦至发热后，贴于鼻两侧，沿鼻根至迎香往返按摩，至局部发热为止。

（2）由攒竹向太阳推擦至局部发热，每日 2～3 次。

（3）两手中指于鼻梁两边按摩 20～30 次，令表里俱热，每日早晚各一次。

（4）以掌心按摩面部、颈后、枕部皮肤，每次 10～15 分钟。

（5）每晚睡前，按摩双侧涌泉至发热，辅以按摩足三里、三阴交。

### 4. 作用机制

迎香是手、足阳明经的交会穴，位于鼻旁，脉气直通鼻窍，具有疏散风热、通利鼻窍之效。攒竹、太阳均位于鼻窍附近，按摩两个穴位与鼻梁两侧、面部、颈后、枕部皮肤可以活血通络，祛邪外出。此外，鼻窍功能的正常发挥与肾、脾密切相关，按摩涌泉、足三里、三阴交能够滋补肾阴、益气养血、引热下行，治疗鼻病。

## 三、咽炎导引法

### 1. 适应证

咽喉炎、梅核气。

### 2. 功效

清肺泻热，滋阴生津，利咽止痛。

### 3. 操作方法

（1）按摩天突

患者坐位或仰卧位，以拇、食、中三指指腹挤捏天突 30 ～ 50 次，力量适中。然后以拇指指腹轻轻按揉此穴 2 ～ 3 分钟，感觉有酸胀感为宜，切忌用力过度，每日早晚各 1 次。

（2）按摩照海

以拇指由轻到重按摩照海，以按压处有酸、麻、胀感为宜，每次 10 ～ 20 分钟，每日早晚各 1 次。

（3）按摩廉泉

以拇指按揉廉泉穴 2 分钟，同时嘱患者做吞咽动作。每日早中晚各 1 次。也可用拇指与食指揪廉泉穴处皮肤至出痧为止。

（4）按摩合谷

用一只手的指腹部按压另一只手的合谷，感觉有酸胀感为宜，每次约 3 分钟，每日早中晚各 1 次。

（5）按摩商阳

用拇指和食指捏压另一只手商阳 60 下，然后左右手交换捏压，每日早中晚各 1 次。按摩时要注意快速擦动，感到手指发热为宜。

### 4. 作用机制

天突是任脉与阴维脉的交会之海，总领六阴经，可以调节全身阴经的经气，任脉与阴维脉循行于咽喉，按揉天突有清热生津、利咽止痛的功效。

照海属于足少阴肾经，是肾经与阴跷脉交会之处。肾经通于喉咙，按摩照海穴有滋阴清热、通调三焦之功效。

廉泉位于任脉，通于咽喉，据中医"腧穴所在，主治所在"的理论，在廉泉按摩或刮痧有清喉利咽、消肿止痛、祛瘀通络之功。

合谷属手阳明大肠经，合谷是治疗头面五官疾病的特效穴，按摩合谷有疏风散邪、宣肺利咽、解热止痛之效。

商阳为手阳明大肠经的井穴，肺与大肠相为表里，按摩可以可疏通经络，清肺泻热，解表利咽。

# — 第七节 扁桃体外治疗法 —

## 一、割治法

### 1. 适应证

急性化脓性扁桃体炎。

### 2. 操作方法

（1）表面麻醉：以1%丁卡因喷扁桃体表面3次，每次间隔5分钟。

（2）体位：嘱患者端坐张口，头稍向后倾，固定头部。

（3）操作：使用12号一次性扁桃体镰状手术刀和一次性压舌板，定位于腭扁桃体表面及隐窝口。术者用压舌板将舌体前2/3压下，充分暴露扁桃体后，根据病情轻重、扁桃体化脓程度和患者情况，选取特定的割治位置、深度及数目，于扁桃体隐窝内及扁桃体化脓严重处用镰状刀做线状刺割，深度为2 mm左右。放血泻热的同时，刮除脓性物质，排脓祛瘀。治疗1周1次，4次为1个疗程。

### 3. 注意事项

（1）治疗前空腹；

（2）治疗后半小时内禁食禁水；

（3）治疗后当天宜温、冷软饮食，忌食辛辣刺激、发性食物。

### 4. 中医作用机制

本病属中医学"急乳蛾"范畴。咽喉为肺胃所属，风热邪毒入侵，咽喉首当其冲，本病发病急骤，多为实热证，其病因或由于风热外袭、肺经蕴热，或邪热传里、肺胃热盛致热毒上攻，结聚于咽喉，气血不畅，与邪毒互结喉核而发作。

本法由编者所创立，是以传统刺血疗法及局部解剖生理为基础，对扁桃体进行刺割以达到治疗疾病的一种方法。咽喉是经络循行交会之处，在十二经脉中，除了手厥阴心包经和足太阳膀胱经间接通于咽喉外，其他经脉皆直接通达。本法直接作用于扁桃体上放血排脓，疏导瘀阻，使邪热外泄，引脓外出，脉络疏通，瘀血疏散，从而快速降低白细胞数量、起到退热效果，有效治疗急性化脓性扁桃体炎。

**5. 现代机制研究**

（1）促进组织液滤过与重吸收，改善局部环境

割治法是通过对扁桃体进行刺割，刺破静脉管壁，改变局部微循环血流动力学，从而改善局部组织环境，达到调整机体、治疗疾病的一种方法。局部组织的循环状态，取决于三个方面：一是动脉血供，二是静脉回流，三是组织液的淋巴回流。体液通过毛细血管壁的滤过和重吸收取决于四个因素：毛细血管血压、组织液静水压、血浆胶体渗透压、组织液胶体渗透压。对毛细血管动脉端而言，促进组织液生成的压力是毛细血管血压和组织液胶体渗透压，而阻止组织液生成的是组织液静水压和血浆胶体渗透压，而在毛细血管静脉端而言，促进组织液回流的是组织液静水压和血浆胶体渗透压，而阻止组织液回流的是毛细血管血压和组织液胶体渗透压。割治扁桃体时，毛细血管静脉端血压下降，阻止组织液回流的压力减少，组织液回流增多，局部组织环境得以改善。组织液回流增多，则组织静水压降低，对毛细血管动脉端而言，促进组织液生成的压力不变，而抑制组织液的因素减弱，有利于组织液的生成。对局部组织而言，一方面组织液回流增快，另一方面，组织液生成增多，其结果必然是局部组织的生存环境改善，从而促进炎症消退。

（2）促进扁桃体隐窝内炎性物质排出，防止淤积

急性化脓性扁桃体炎患者隐窝内有由脱落上皮细胞、纤维蛋白、白细胞及细菌等混合而成的豆渣样物，并逐渐聚集增多。割治法能促使其排出，防止其淤积导致的炎症反应、甚至引起的并发症。

（3）扁桃体表面神经纤维稀少，割治法痛苦小

扁桃体组织内神经较为稀少，分布在结缔组织构成的被膜和小梁内，以被膜分布最多，随着神经纤维向扁桃体游离面走行，其分布数量逐渐减少，大部分终止在扁桃体中间部，表面黏膜及附近组织的神经纤维极稀

少，对疼痛刺激的敏感性较低。故割治法痛苦小，易于被患者接受。

## 二、烙治法

### 1.适应证

慢性扁桃体炎。

### 2.操作方法

（1）表面麻醉：以1%丁卡因喷扁桃体表面麻醉3次，每次间隔5分钟。

（2）体位：嘱患者端坐张口，头稍向后倾，固定头部。

（3）操作：术者先检查扁桃体的肥大情况，选择大小合适的烙铁置于酒精灯上进行加热，施烙前，嘱患者深吸气，发"啊"音，左手持专用压舌板压住患者舌体，充分暴露扁桃体，右手持烧红的烙铁迅速蘸上香油，对准扁桃体施烙，当听到"滋啦"声后立即取出。烙治由扁桃体的高突部位逐渐向周围覆盖。在进行治疗时，务必让患者发"啊"音，在扩大咽腔充分暴露扁桃体的同时，还可将油烟呼出，避免引起呛咳。1周1次，5次为1个疗程。

### 3.作用机制

该法出血量少，疼痛轻，能快速缩小扁桃体体积，消除扁桃体慢性炎症的同时，又可保留扁桃体的免疫功能。临床治疗中可以发现，在扁桃体表面施烙后1～2天，会出现一层白膜覆盖扁桃体表面，为正常现象，白膜一般5～7天自行脱落，脱落后扁桃体隐窝开口清晰可见。多次烧烙后，随着白膜一次次脱落，扁桃体逐渐变小，患者逐渐痊愈。

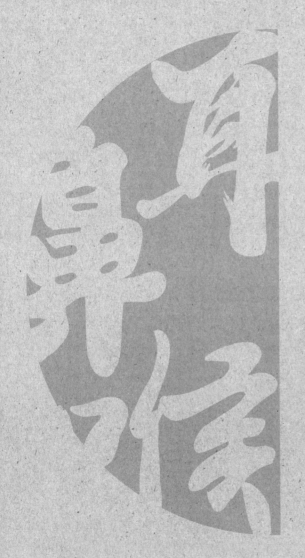

第五章

特色之法
杂合以治效桴鼓

津沽名医谯凤英耳鼻喉科临证感悟

# 第一节 耳部疾病

## 一、耳鸣耳聋治疗经验

### 1. 耳鸣耳聋概述

耳鸣指无相应的外界声源或电刺激，而主观上在耳内或颅内有响声的一种主观感受。耳鸣是临床常见症状之一，可见于多种疾病，患者常自觉一侧或双侧耳内或头颅内外有鸣响声，如蝉鸣声、吹风声、嗡嗡声等，这种声感可出现一种或数种，呈持续性或间歇性，可伴有耳堵闷、听力减退等症状。属于祖国医学"耳鸣"的范畴。

感音神经性聋是指内耳毛细胞、血管纹、螺旋神经节、听神经或听觉中枢器质性病变而阻碍声音的感受与分析或影响声音信息传递所引起的听力减退或听力丧失。根据发病的时间长短以及病因病理等不同，感音神经性聋可分为突发性聋、药物性聋、噪声性聋、老年性聋等。属于祖国医学"耳聋"的范畴。

（1）中医对耳鸣耳聋的认识

中医对耳鸣的认识，可以追溯到春秋战国时期，《楚辞·九叹·远逝》中记载有"耳聊啾而懭慌"，称耳鸣为"聊啾"。医书中对耳鸣的论述则最早出现在《黄帝内经》，如《素问·脉解》《灵枢·邪气脏腑病形》等，多从耳与脏腑经络的关系阐述耳鸣的病因病机。到隋代《诸病源候论·卷二十九》专立"耳鸣候"，把耳鸣的病因分为风邪侵袭、气血不足等，还提出"耳鸣不止，则变成聋"，认识到耳鸣可以成为耳聋的先兆，这些都说明当时对耳鸣的认识已经有了较大的进步。

明清时期，对于耳鸣有了新的见解，《医学正传·卷五》提出了"泻南补北"，即泻心火，补肾阴的治法。王纶则认为："耳鸣证，或鸣如蝉，或左或右，或时塞，世人多作肾虚治，不效。殊不知是痰火上升，郁于耳中而为鸣，郁甚则壅闭矣。"《张氏医通·卷八》则在前人的基础上进行总结，将耳鸣分为年高肾虚、血虚有火、中气虚弱、肝胆气实、阳气实热、肾虚火动、阴血不足、肾阳亏虚等，分别采用不同治法。综上可知，中医对耳鸣的认识，从病因病机、治则治法上，经过历朝历代医家的不断探寻，逐步完善成熟。

中医对耳聋的认识，最早在《左传》中有记载"耳不听五声之和为聋"。到春秋战国时代，《黄帝内经》中关于耳聋的论述丰富起来，如《灵枢·决气》云"精脱者，耳聋"，《素问·至真要大论》指出"少阳之厥，则暴聋""手太阳厥逆，耳聋泣出"等，它提示耳聋的病因不同、辨证有虚实之分。

隋唐时期，巢元方的《诸病源候论》丰富和发展了《黄帝内经》关于耳聋病机的认识，巢氏认为耳聋虽有内伤、外感之别，但无不与肾虚有关。《严氏济生方》则认为过度疲劳，精气内虚，风寒暑湿之邪乘虚而入，以及喜怒忧思悲恐惊七情郁结而致的内伤，亦可导致耳聋。

金元时期关于耳聋的发病学说有独特见解的当推朱丹溪，他在《丹溪心法·耳聋》中指出"耳聋皆属热"，还提出阴虚火动耳聋，因邪化火耳聋等证候，并认为即使大病后耳聋亦应降火。《景岳全书》则以"闭"字立论，把耳聋分为火闭、气闭、邪闭、窍闭、虚闭五种，并强调临证时应辨明虚实。书中记载有鼓膜按摩术，至今仍在临床应用。

历代医家将耳鸣耳聋病因病机分为虚、实两大类：实者，主要有风邪外袭、肝火上扰、痰火郁结、气滞血瘀等；虚者，主要有肺脾气虚、肾阴亏虚、肾阳不足、气血亏虚等。

（2）现代医学对耳鸣耳聋的认识

1）现代医学对耳鸣的认识：现代医学认为耳鸣发病机制较为复杂，目前代表性的假说有以下四种。

①外周听觉系统自发放电：当异常听觉信号刺激外周听觉系统，或使用耳毒性药物致耳蜗受损时，耳蜗内毛细胞突触兴奋性将降低，传导的外周听觉信号会减少，而耳蜗核中可以检测到增高的自发放电率，以适应外

周听觉信号输入的改变，并在中枢机制参与的情况下，影响耳蜗核的功能状态，导致了耳鸣的发生。

②听觉中枢神经具有可塑性：当异常听觉信号刺激听觉中枢神经或耳蜗致其损伤时，可能导致神经系统兴奋和抑制的平衡被打破，刺激中枢神经进行"自我重塑"，减少耳蜗核抑制性神经递质、增加其兴奋性神经递质，甚至会增强非听觉相关的神经兴奋，出现"过度增益"现象，当这种补偿性增强的信号持续被听觉皮层捕获，耳鸣将持续存在。

③大脑边缘系统的情绪影响：正常情况下，异常的听觉信号能够被大脑"门控"系统，即边缘系统会打断并阻断其传导。该"门控"机制以扣带回最为关键，其作为边缘系统中一个重要的核团，广泛连接中枢神经系统的各部分区域，参与调控情绪、学习、认知等功能。当焦虑、抑郁、恐惧等负面情绪导致该"门控"作用减弱或消失时，异常听觉信号将会传导至更高级的中枢，导致耳鸣信号被听觉皮层所感知，发为耳鸣。

④耳鸣神经心理模式：如果一个人仅感觉到耳鸣而没有其引发的负面反应，这个耳鸣信号可能被束缚在听觉通路内。如果该活动通过自主神经系统特别是交感部分的活化扩散到边缘系统和自主神经系统，则会诱发如烦躁、焦虑、恐慌等，导致生活能力降低。

2）现代医学对耳聋的认识：

①突发性聋：突发性聋是指突然发生的、原因不明的感音神经性听力损失，患者的听力一般在数分钟或数小时内下降至最低点，少数患者可在3天以内下降至最低点。

突发性聋的病因尚未完全明确，局部因素和全身因素均可能引起突聋，常见的病因有：血管性疾病、病毒感染、自身免疫性疾病、传染性疾病、肿瘤等。只有10%～15%的突聋患者在发病期间能够明确病因，另有约1/3患者的病因是通过长期随访评估推测或确认的。一般认为，精神紧张、压力大、情绪波动、生活不规律、睡眠障碍等可能是突聋的主要诱因。

目前公认的发病机制有：内耳血管痉挛、血管纹功能障碍、血管栓塞或血栓形成、膜迷路积水以及毛细胞损伤等。不同类型的听力曲线可能提示不同的发病机制，在治疗和预后上均有较大差异：低频下降型多为膜迷路积水；高频下降型多为毛细胞损伤；平坦下降型多为血管纹功能障碍或内耳血管痉挛；全聋型多为内耳血管栓塞或血栓形成。临床根据听力曲线进行分型，采取相应治疗措施。

②药物性聋：是指因抗生素、水杨酸盐、利尿类、抗肿瘤类等药物应用过程或应用以后发生的感音神经性聋。常见的耳毒性药物有：氨基糖苷类抗生素、抗肿瘤类药物、袢利尿剂、水杨酸制剂、奎宁等。

药物性聋发生的确切机制尚未完全明确。一般认为，药物中毒致聋除取决于药物种类、药物剂量、用药时间等外部因素以外，与体内因素如家族、遗传、个体差异等亦有关。近年研究发现，遗传对氨基糖苷类抗生素易感性与线粒体 12SrRNA 基因的 A1555G/C1494T 突变有关。线粒体 DNA 缺失突变、铁缺乏等体内因素的存在也可增加机体对氨基糖苷类耳毒作用的敏感性。

③噪声性聋：是因长期接触噪声刺激所引起的缓慢进行性感音神经性聋。

噪声对听觉损伤的机制较为复杂，可归纳为机械性、血管性和代谢性三个方面：

A. 机械学说：高强度的噪声可引起强烈的迷路内液体流动，螺旋器剪式运动的范围加大，造成不同程度的盖膜～毛细胞的机械性损伤及前庭窗破裂、网状层穿孔、毛细血管出血，甚至螺旋器从基底膜上剥离等。

B. 血管学说：强噪声可使内耳血管痉挛，损害耳蜗微循环，导致耳蜗缺血、缺氧，导致毛细胞和螺旋器的退行性变。

C. 代谢学说：强噪声可引起毛细胞、支持细胞酶系统严重紊乱，导致氧和能量代谢障碍，导致细胞变性、死亡。

以上三者是相互联系、相互影响的。此外，近来研究发现噪声造成的耳蜗内环境改变导致一些离子（如 $Ca^{2+}$、$Na^+$、$K^+$ 等）和神经递质（如乙酰胆碱、脑啡肽、P 物质、$\gamma$－氨基丁酸、一氧化氮等）的生物特性改变也与听觉损伤的机制有关。

④老年性聋：是指因听觉系统老化而引起的耳聋。人体随着年龄的老化而会出现神经细胞减少，神经递质和神经活性物质异常，神经纤维传导速度减慢，自由基代谢障碍，酶的活性下降，结缔组织变性等，最终导致听觉系统的衰老：

A. 听觉系统的衰老是组织细胞衰老的结果，可能与细胞中沉积的代谢废物（如脂褐素等）影响细胞的正常活动有关；亦可能与蛋白质合成过程中的差错积累有关。

B. 遗传因素在听觉器官的衰老过程中具有重要作用，据估计，约40%～50%的老年性聋与遗传有关。

C. 外在环境因素的影响，如微弱噪声的损伤、血管病变、感染、耳毒性药物或化学试剂、酒精等引起的轻微损害。

D. 某些神经递质和神经活性物质的改变也与听觉器官的老化有关，如谷氨酸盐、γ–氨基丁酸等。

**2."消鸣复聪单元疗法"的形成**

编者在40多年的临床工作中发现，无论实邪上扰，阻滞耳窍，或脏腑虚损，清窍失养，因虚致瘀，均会导致耳窍脉络瘀阻。因此认为"血瘀耳窍"为耳鸣耳聋发生的主要病机，治宜"活血化瘀、通窍聪耳息鸣"，同时结合证型不同辨证概括为十种治疗法则：疏风散邪通窍聪耳息鸣法、疏肝解郁通窍聪耳息鸣法、清肝泻火通窍聪耳息鸣法、化痰清热通窍聪耳息鸣法、行气活血通窍聪耳息鸣法、养血宁心通窍聪耳息鸣法、滋阴补肾通窍聪耳息鸣法、温阳补肾通窍聪耳息鸣法、健脾升阳通窍聪耳息鸣法、气血双补通窍聪耳息鸣法。

编者针对耳鸣耳聋的病因病机特点，结合多年临床经验研究，以"小醒脑"针刺法和"四藤龙牡汤"为主，逐渐发展加入外治疗法，形成十位一体的综合治疗方案——"消鸣复聪单元疗法"，其形成经历了三个时期。

萌芽期：针对该病的发病与内耳缺血相关，尝试在耳周选取耳门、听宫、听会、翳风穴针刺，辨证配合中药治疗。

发展期：在不断深化对耳鸣耳聋病因病机认识的基础上，借鉴石学敏院士"醒脑开窍"针刺法治疗脑中风病的经验，取穴以百会、四神聪等穴位疗效显著，并据多项研究证明此法能够有效改善脑缺血、缺氧状态，我们结合耳部特点，在原有针刺选穴的基础上加入百会、四神聪、风池、完骨、天柱穴，建立"小醒脑"针刺法以疏通经络、聪耳开窍。同时进一步总结中草药的优效治疗，依据取象比类法，运用具有较强的活血通络功效的藤类药物，运用到耳鸣耳聋的治疗中，组成"四藤龙牡汤"以活血通络、重镇潜阳、宁心安神。

成熟期：在《素问·异法方宜论》"故圣人杂合以治，各得其所宜，故治所以异而病皆愈者，得病之情，知治之大体也"的理论指导下，感悟到运用针刺、药物、导引等多种治疗方法，根据天时地域之宜，五方之人的不同体质及个体病情差异，进行综合治疗，都能获得比较理想的治疗效果。遂逐渐加入耳穴贴压、穴位注射、推拿导引、拔罐敷贴、直流电药物离子导入、声信息治疗、情志治疗方法，逐步形成较为成熟的十位一体"消鸣复聪单元疗法"。

**3."消鸣复聪单元疗法"**

（1）内治法

编者认为耳为清阳之窍，有喜温而恶寒，喜通而厌滞，喜清而恶浊之生理特性。《临证指南医案·眩晕》曰："头为六阳之首，耳目口鼻皆系清空之窍。"在生理功能上，听觉宜聪敏而不宜聋聩，窍道宜畅通而不宜塞滞，总以通为用，通则耳聪而纳声。故以通窍息鸣复聪为总治则，辨证从虚实两方面入手，实者多考虑风、火、痰、瘀之邪，上扰蒙蔽耳窍，致耳窍闭阻，壅滞不畅；虚者多为心、脾、肾等脏腑虚弱之责，脏腑虚损，气血不足，致脉道瘀滞，耳窍失养致耳鸣耳聋。治以疏风散邪、疏肝解郁、清肝泻火、清热化痰、行气活血、宁心安神、滋补肾阴、温补肾阳、补脾升清、益气养血之法。方选"四藤龙牡汤"为主方，根据不同证型辨证用药。详见本书第一章第七节"通窍聪耳法"和第二章第二节中"四藤龙牡汤"。

（2）外治法

1）针刺法：

【"小醒脑"针刺法】

此法是在石学敏院士"醒脑开窍"针刺法治疗中风病的基础上发展而来。石学敏院士以百会、四神聪等穴位治疗中风病疗效显著，据多项研究证明此法能够有效改善脑缺血、缺氧状态。因耳窍为七窍之一，据临床观察耳鸣耳聋的发病与"血瘀耳窍"密切相关，编者经过40多年探索研究，创立"小醒脑"针刺法治疗耳鸣耳聋，临床取得很好疗效。详见本书第四章第一节中"'小醒脑'针刺法"。

【耳周五穴浅刺法】

A.取穴：患侧耳门、听宫、听会、翳风、听响（耳门上1分凹陷中）。

B.操作方法：患者取坐位，局部常规消毒，选用0.25 mm×25 mm一次性毫针，嘱患者张口，听宫直刺，听响、耳门均与皮肤呈60°角向下刺入，听会与皮肤呈60°角向上刺入，翳风向内上刺向外耳道，均快速飞针刺入约5 mm，局部有酸麻重胀感为得气，不得气者采用弹法催气，得气后均施捻转补法1 min。听宫、翳风为一组，连接华佗牌SDZ–Ⅱ型电子针疗仪，连续波，频率2档，强度以患者自觉酸胀感为度，留针30 min。

C.作用机制：耳周五穴（耳门、听宫、听会、翳风、听响），是《干祖望经验集》中推荐的治疗耳聋的针刺选穴，其中耳门、听宫、听会、翳风四穴也是针刺治疗突发性耳聋的耳周传统取穴。手少阳三焦经循行耳周，根据经脉的循行特点，听响穴位于手少阳三焦经上，符合"经脉所过，主治所及"原则；又为局部取穴，体现"腧穴所在，主治所在"理论。《灵枢·阴阳清浊》言："刺阳者，浅而疾之。"指病证、病位属阳者，均应使用浅刺针法。本病病位属阳，所以治疗采用飞针浅刺，疏通耳部经气、调节耳窍局部气血。

【灵骨穴深刺激法】

A.取穴：拳手取穴，位于手背拇指与食指叉骨间，即第一掌骨与第二掌骨接合处。

B.操作方法：患者取坐位，立掌，虎口向上，以 75% 乙醇常规消毒后，选用 0.25 mm × 50 mm 一次性毫针，直刺 40 ～ 45 mm，留针 30 min。

C.作用机制：灵骨穴是董氏奇穴之一，是调气补气温阳的第一要穴，有疏通脑部气血之功。灵骨穴位于手阳明大肠经上，手阳明大肠经循行上头面，故灵骨穴可以治疗头面五官病症；阳明经多气多血，灵骨穴是治疗全身气血异常病症的重要穴位，《董氏奇穴实用手册》中耳聋治疗选穴首推灵骨穴，建议进针 1 寸半以上。

2）耳针疗法：

耳针疗法将王不留行籽贴在相应的耳穴上，通过刺激促进全身的气血运行，激发周身的经络之气，祛除邪气，达到治疗疾病的目的。治疗耳鸣耳聋常选用耳尖、内耳、外耳、神门、皮质下、肾、肝、脾、颞，诸穴合用，有调节肝肾、疏通经络、安神定志之功。详见本书第四章第二节中"耳鸣耳聋。"

3）穴位注射：

【水针】

A.选穴：耳门、听宫、听会、翳风。

B.药物：维生素 $B_{12}$、丹参注射液。

C.操作方法：分别将维生素 $B_{12}$、丹参注射液 1 mL 抽入 5 mL 的一次性注射器中，患者平坐，于注射穴位进行常规消毒后刺入 0.5 ～ 1.5 cm，注意不可过深，回抽无血后将药物缓慢注入，然后迅速拔出针头，压迫止血。

D.作用机制：水针是将针刺与药物对穴位的渗透刺激作用结合，从而能长时间保持针感。耳门、听宫、听会、翳风均位于耳周，具有疏通耳内气机、开窍聪耳息鸣之功效。用维生素 $B_{12}$、丹参注射液注入相应穴位，起到扩张血管、改善耳周血液灌注的作用，以滋养耳窍，疏通经络，活血行气通窍。

【耳后筛区注射】

A.部位：耳后沟中下 1/3 交界处（平外耳道口处）斜向外耳道后

上方。

B. 药物：地塞米松 1 mL 与利多卡因 1 mL 混合（若为单侧发病，注入 1 mL，若为双侧发病，两侧分别注入 1 mL）。

C. 操作方法：将地塞米松 1 mL 与利多卡因 1 mL 抽入 5 mL 的一次性注射器中，患者平坐，于注射部位进行常规消毒后刺入皮下至筛区，当针头接触骨面时则停止，回抽无血后将药物缓慢注入。

D. 作用机制：因颞骨筛区与内耳距离较近，并有微细血管相通，采用耳后筛区注射可避免鼓室注射不良反应，并具有药物作用快、吸收好、持续时间长、眩晕等不良反应少等优势。其中地塞米松为糖皮质激素，具有抗炎及消肿作用，并能改善内耳微循环；利多卡因则可有效抑制内耳毛细胞的异常放电。

4）推拿导引：

推拿又称"按摩"，是以中医的脏腑、经络学说为理论基础，并结合西医的解剖和病理诊断，运用手法作用于人体体表的特定部位以调节机体生理、病理状况，达到治疗目的的方法。结合耳鸣耳聋疾病特点，我们总结出一套头面局部与颈肩、腰背按摩相结合的治疗手法。详见本书第四章第六节中"耳鸣耳聋导引法"。

5）拔罐贴敷：

拔罐是以罐为工具，利用燃火、抽气等方法产生负压，使之吸附于体表，造成局部瘀血，起罐后于相应穴位处贴敷膏药，以达到通经活络、行气活血、祛风散寒等作用的疗法。配合中药敷贴，通过皮肤的吸收作用，发挥药效的治疗方法。结合耳鸣耳聋发病有虚实之分，研制出了耳 1 号、耳 2 号敷贴。详见本书第四章第五节中"耳鸣耳聋贴"。

6）细辛外用：

A. 药物：细辛。

B. 操作方法：将细辛研成粉末，每次取约 1 g 药粉，小块棉纱包裹，嘱患者每晚入睡前塞入患侧外耳道 1/3 处，深度 1 ～ 2 cm，以患者自觉辛凉透窍感，不松脱掉出（或用胶带固定）、无不适为度，取仰卧位或侧卧位患耳朝上睡姿，留置 8 h 以上，第 2 日晨起自行取出。

C. 作用机制：《本草正义》记载细辛"芳香最烈，其气直升，故善开结气，宣泄郁滞，而能上达巅顶，通利耳目"。《验方新编·卷一》记载"北细辛末一钱，将黄蜡熔化为丸……以棉裹塞耳"治疗两耳聋闭。现代医家也认为细辛可用于治疗突发性耳聋。细辛辛温，其气芳香走窜，善通利九窍，外用后患者自觉耳窍畅通，故采用细辛磨粉塞耳外用，既能发挥其通利耳窍作用，又有操作简便之特点。

7）直流电药物离子导入疗法：该疗法是根据直流电场内同性电荷相斥，异性电荷相吸的原理，使药物离子通过完整的皮肤或黏膜导入人体。

A. 选穴：双侧劳宫、翳风。

B. 药物：化瘀通脉合剂（院内制剂）。

C. 操作方法：用消毒棉球浸泡化瘀通脉合剂，置于双侧劳宫、翳风穴上，通过离子导入机将药物导入穴位。每次 10 分钟。

D. 作用机制：化瘀通脉汤剂有活血化瘀通窍之效；劳宫穴可开窍醒神宁心，翳风穴能疏通耳部经络，以化瘀通脉合剂导入穴位，以安神定志，活血化瘀，疏通耳窍。

8）声信息治疗：

A. 操作方法：以中医五音入五脏理论为指导，根据患者的症状、脑血流情况、血压、心率及听力来调整声信息治疗仪，选择适当的治疗量，制订个体化治疗方案。

B. 作用机制：本疗法利用电子技术结合人体生理研究，有针对性地利用量化的声音作用于听觉系统，对中枢系统产生一系列效应，有助于缓解听神经功能紊乱，改善脑供血，调节小血管的舒缩，增加耳蜗血流量，改善内耳神经的缺氧状态，促进毛细胞的有氧代谢。

9）情志疗法：

耳鸣患者大部分都存在心理方面问题，如抑郁、焦虑、睡眠障碍等。临床可通过以下方式帮助患者摆脱困扰、走出困境。

心理开导：通过仔细聆听患者心声，了解患者精神及心理状态，针对不同患者，进行个体化心理开导。

转移注意力：指导患者，当耳鸣严重或影响情绪等时，不要把所有注意力都集中到耳鸣上，应将注意力转移到其他事情上。

正确指导患者：包括用药指导、局部按摩、饮食指导、作息指导等。

**4. 相关研究**

（1）针刺治疗肾精亏虚型感音神经性耳聋 60 临床疗效观察——葛仪方

【目的】观察针刺百会、四神聪、耳门、听宫、听会、翳风、风池、完骨、天柱、太溪、照海治疗肾精亏虚型感音神经性耳聋的临床疗效。

【方法】将 60 例确诊患者随机分为治疗组及对照组各 30 例，治疗组给予针刺百会、四神聪、耳门、听宫、听会、翳风、风池、完骨、天柱、太溪、照海。对照组给予耳聋左慈丸，每次 1 丸，每日 2 次，早晚口服，12 天为 1 个疗程，疗程间休息 3 天，连续治疗 3 个疗程后，评价针刺和药物治疗感音神经性耳聋的临床疗效。

【结果】

①两组患者治疗前后改善听力方面，治疗组总有效率为 76.67%，对照组总有效率 60.00%。经统计学处理，两组疗效有显著性差异（$P < 0.01$）。

②治疗组治疗后耳鸣、头晕目眩、腰膝酸软、失眠程度均有明显的改善（$P < 0.01$）；对照组对患者上述症状，体征有明显改善。治疗组与对照组组间疗效比较无显著性差异（$P > 0.05$）。

③两组患者治疗前后临床症状、体征的总积分有显著性下降（$P < 0.01$），提示治疗组和对照组对于改善患者的症状、体征具有良好的疗效。治疗组与对照组组间总有效率比较，有显著性差异（$P < 0.05$）。

④两组耳聋程度与听力疗效均有显著性差异（$P < 0.01$），提示耳聋程度与听力疗效呈负相关。

⑤两组病程与听力疗效均有显著性差异（$P < 0.05$），提示病程与听力疗效呈负相关。

【结论】针刺是治疗肾精亏虚型感音神经性聋的有效方法。

【小结】肾精亏虚型感音神经性耳聋的发病机制是肾精亏虚、清窍失养、耳窍闭塞，本课题根据其发病机制制定了滋阴补肾、活血通络、开窍启闭的针刺治疗原则。取穴百会、四神聪、耳门、听宫、听会、翳风、风池、完骨、天柱、太溪、照海，百会穴具有启闭开窍、镇惊安神作用；四神聪为经外奇穴，有醒脑调神、宁心益智之效。耳门、听宫、听会、翳风，具有疏通耳部经气的作用，且听宫、听会在耳屏前方布有颞浅动、静脉的耳前支和面神经，三叉神经第三支耳颞神经；翳风临近耳后动、静脉、颈外浅静脉，布有耳大神经，深部有面神经干从颅骨穿出，针刺耳周穴位能改善局部血液循环和组织细胞缺氧状态，促进血液与迷路之间的物质交换，提高内耳毛细胞及神经功能。风池为手足少阳阳维之会，具有补益脑髓、息风通窍之效；完骨系足少阳胆经之穴位，具有醒脑开窍、散风止痛之功；天柱为太阳膀胱经出入脑的部位，具有健脑养神的作用；三者位于颈项部，起到活血通络、补益脑髓的作用，且三穴合用能有效改善椎基底动脉系统血流量，增加脑的灌流量，达到益髓充脑的目的。太溪、照海为足少阴肾经穴位，两穴合用滋阴补肾，以治其本。以上诸穴合用共奏滋阴补肾、活血通络、开窍启闭的作用。通过研究发现，以上诸穴治疗肾精亏虚型感音神经性耳聋患者，具有较好的临床疗效。

（2）针刺治疗肾精亏损型耳鸣的临床疗效研究——樊凌杉

【目的】本研究为针刺治疗肾精亏损型耳鸣的临床疗效观察。统计肾精亏损型耳鸣患者的一般资料，分析耳鸣发病的性别、年龄、侧别、畸变产物耳声发射（DPOAE）振幅。记录两组治疗前后耳鸣程度分级及DPOAE振幅。比较两组间DPOAE振幅变化，分析两种方法治疗耳鸣的疗效。以耳鸣程度分级分组，观察不同治疗方法治疗前后DPOAE振幅变化。

【方法】患者均来自2013年6月—2013年12月就诊于天津中医药大学第一附属医院耳鼻喉科，以耳鸣为第一主诉的142例肾精亏损型患者，进行纯音听阈测定、声导抗、DPOAE检查。治疗组予针刺治疗，对照组口服补肾益脑丸。记录两组治疗前后的耳鸣程度分级和 DPOAE 振幅，并进行统计学分析。

【结果】

①本研究 142 例患者中，性别组成：男性 68 例，女性 74 例（ $P > 0.05$ ）。耳鸣年龄组成：18～30 岁 38 例，31～45 岁 54 例，46～60 岁 50 例（ $P > 0.05$ ）。发病侧别：单耳 75 例，双耳 67 例（ $P > 0.05$ ）；左耳 120 例，右耳 89 例（ $P < 0.05$ ）。两组治疗前后各频率 DPOAE 振幅，差异有统计学意义（ $P < 0.05$ ）。

②两组治疗前后对比，单耳发病左耳 6.00 kHz、双耳发病左耳 8.00 kHz 差异有统计学意义（ $P < 0.05$ ）。两组治疗前后 DPOAE 振幅改善值比较，差异有统计学意义（ $P < 0.05$ ）。

【结论】

①观察 142 例耳鸣患者发病情况：性别无明显差异；年龄无明显差异；左耳发病率高于右耳。

②疗效评价：两组治疗耳鸣均有效，治疗组优于对照组；针刺治疗耳鸣，对 DPOAE 高频振幅改善显著。

【小结】针刺治疗肾精亏损型耳鸣疗效优于中成药组。针刺可以直接刺激耳部周围的神经系统，通过神经系统的传导作用于中枢神经，对听神经产生刺激作用。选用的耳门、听宫、听会为近端取穴；耳门属三焦经，为气血出入耳的门户，具有升清降浊、开窍聪耳之功；听宫为手足少阳、手太阳交会，是治疗耳鸣耳聋的常用穴；听会为胆经经穴，此三穴为耳部近端取穴。翳风为三焦经腧穴，可镇惊聪耳开窍；风池和完骨穴属胆经，风池为手足少阳阳维之会，可补益脑髓，息风通窍，且完骨穴浅部与耳大神经关系密切，深部与耳蜗接近，针刺完骨穴可以改善内耳微循环和组织细胞缺氧状态，从而改善耳鸣。肾精亏损型，取肾俞调补肾之元气，取关元补任脉以滋养诸阴经，培补元气，共达治疗耳鸣的目的。

（3）"小醒脑"针刺法治疗感音神经性聋的临床疗效观察——刘萧

【目的】以"小醒脑"针刺法治疗感音神经性聋，与常规针刺法做对比，观察临床疗效及起效时间，并分析耳聋程度、证型、病程、年龄与疗效的关系，对"小醒脑"针刺法治疗感音神经性聋的有效性、安全性及相关影响因素进行科学、客观评估，为临床应用提供参考。

【方法】将已确诊的 300 例感音神经性聋患者，按照就诊顺序随机分为观察组和对照组。观察组 150 例采用"小醒脑"针刺法治疗，对照组 150 例采用常规取穴针刺治疗，每日 1 次，12 日为 1 个疗程，共治疗 2 个疗程，分别于每个疗程结束后检查纯音听阈，对比两组疗效，观察并分析"小醒脑"针刺法治疗感音神经性聋的疗效及作用机制。

【结果】

①比较两组痊愈率、显愈率、总有效率，观察组分别为 16.67%、42.67%、74.00%；对照组分别为 12.67%、33.33%、61.33%。经统计学分析，观察组优于对照组，差异有统计学意义（$P < 0.05$）。

②观察组治疗平均起效时间为（$7.71 \pm 4.58$）日，对照组治疗平均起效时间为（$10.67 \pm 4.32$）日，经统计学分析，观察组优于对照组，差异有统计学意义（$P < 0.05$）。

③观察组轻度、中度、重度、极重度听力损失的总有效率分别为 91.84%、80.00%、60.71%、53.33%，经卡方检验，差异均有统计学意义（$P < 0.05$）。

④观察组肝火上扰型、痰火郁结型、气滞血瘀型、肾精亏损型、气血亏虚型听力损失的总有效率分别为 82.35%、68.75%、92.50%、60.00%、47.37%，经卡方检验，差异均有统计学意义（$P < 0.05$）。

⑤观察组病程在 31 ～ 60 日、61 ～ 90 日、91 ～ 120 日之间耳聋患者治疗总有效率分别为 82.86%、73.81%、57.89%，经卡方检验，差异均有统计学意义（$P < 0.05$）。

⑥观察组年龄在 18 ～ 35 岁、36 ～ 50 岁、51 ～ 65 岁之间耳聋患者治疗总有效率分别为 85.00%、70.49%、57.58%，经卡方检验，差异均有统计学意义（$P < 0.05$）。

⑦观察组无耳鸣及伴耳鸣患者听力改善的总有效率分别为 84.09%、

69.81%，经卡方检验，差异均有统计学意义（$P < 0.05$）。

⑧观察组无眩晕及伴眩晕患者听力改善的总有效率分别为 83.18%、51.16%，经卡方检验，差异均有统计学意义（$P < 0.05$）。

【结论】"小醒脑"针刺法治疗感音神经性聋的疗效优于常规针刺治疗；比常规针刺治疗起效快；听力损失程度越轻，疗效越好；气滞血瘀型疗效最好，依次优于肝火上扰型、痰火郁结型、肾精亏损型、气血亏虚型；病程越短，疗效越好；年龄越轻，疗效越好；无耳鸣症状者较伴耳鸣者疗效好；无眩晕症状者较伴眩晕者疗效好。

【小结】本研究认为无论寒热虚实何种病因，最终都将导致瘀血阻滞耳窍，进而影响耳之正常生理功能，发为耳聋。故"血瘀耳窍"当为耳聋发生的主要病机，应以"疏通经络、聪耳开窍"为主要治疗原则，并据此创立了"小醒脑"针刺法。

"小醒脑"针刺法借用中药方剂配伍中"君臣佐使"之组方原则，以百会、四神聪、风池、完骨、天柱为"君穴"，疏通经络，醒脑开窍。同时，君穴之中复有君穴，百会总领一身阳气，调和阴阳平衡，统帅主穴。耳门、听宫、听会、翳风为"臣穴"，腧穴所在，脏腑所属，主治所及，疏通耳部气机。合谷为"佐穴"，散邪息风，行气活血，起到远近配穴、标本同治之功。

以辨证取穴为"使穴"，可在治疗主症耳聋的同时，更有针对性的从整体上调理患者机体的功能，从疾病的根本上进行治疗，以达到减轻患者病情、祛除患者病因、防止复发的最终目标。如此君穴、臣穴、佐穴、使穴相互配合，有的放矢，疗效亦更加显著。

现代机制研究发现，"小醒脑"针刺法，一方面可以调节耳部血液流变、刺激耳部血管扩张，以改善内耳微循环；另一方面，针刺还可以刺激耳部循行神经，提高内耳的兴奋性，保护内耳毛细胞。

临床研究证实，"小醒脑"针刺法治疗感音神经性聋，既可以提高听力，又可以改善其伴随症状，疗效满意，应用安全。

（4）"小醒脑"针刺法结合金纳多注射液治疗气滞血瘀型暴聋的临床

观察——王云建

【目的】探讨"小醒脑"针刺法配合金纳多注射液治疗气滞血瘀型突发性耳聋，观察其疗效是否优于单纯运用金纳多注射液，并分析相关因素（耳聋的程度、病程、耳鸣或眩晕的有无）对临床疗效的影响，从而为临床寻找提高突发性耳聋疗效的方法。

【方法】选取 2013 年 10 月—2014 年 11 月就诊于天津中医药大学第一附属医院耳鼻喉科诊断为气滞血瘀型突发性耳聋患者 160 例，随机分为治疗组 80 例，应用"小醒脑"针刺法配合金纳多注射液治疗；对照组 80 例，单独运用金纳多注射液治疗。14 天为 1 个疗程，治疗 1 个疗程后，进行声导抗检查与纯音听阈检查，观察并分析"小醒脑"针刺法治疗气滞血瘀型突发性耳聋的疗效及作用机制。

【结果】

①治疗组与对照组相比，治疗组总有效率 70%，明显优于对照组 50.0%，经卡方检验，差异有统计学意义（$P < 0.05$）。

②治疗组耳聋轻度、中度、重度、极重度有效率分别为 90%、72%、50%、20%，经秩和检验分析，治疗组内不同耳聋程度疗效有统计学差异（$P < 0.05$）；对照组耳聋轻度、中度、重度、极重度有效率分别为 73.3%、54.5%、27.8%、10%，经秩和检验分析，对照组内不同耳聋程度疗效有统计学差异（$P < 0.05$）。

③治疗组病程 ≤ 14 天者，总有效率 85.4%，病程 > 14 天者，总有效率 54%，经秩和检验分析，差异有统计学意义（$P < 0.05$）；对照组病程 ≤ 14 天者，总有效率 65.2%，病程 > 14 天者，总有效率 30.0%，差异有统计学意义（$P < 0.05$）。

④治疗组伴有耳鸣有效率 55.8%，无耳鸣有效率 86.5%，经秩和检验分析，差异有统计学意义（$P < 0.05$）；对照组伴有耳鸣有效率 33.3%，无耳鸣有效率 68.4%，经秩和检验分析，差异有统计学意义（$P < 0.05$）。

⑤治疗组伴有眩晕有效率 62.5%，无眩晕有效率 81.3%，经秩和检验分析，差异有统计学意义（$P < 0.05$）；对照组伴有眩晕有效率 38.1%，

无眩晕有效率 63.2%，经秩和检验分析，差异有统计学意义（$P < 0.05$）。

【结论】"小醒脑"针刺法配合金纳多注射液治疗气滞血瘀型突发性耳聋效果优于单纯使用金纳多注射液；耳聋程度越轻，疗效越好；病程越短，疗效越好；无耳鸣者疗效优于伴有耳鸣者；无眩晕者疗效优于伴有眩晕者。

【小结】"小醒脑"针刺法主要包括穴位：百会、四神聪、风池、完骨、天柱、耳门、听宫、听会、翳风、合谷。百会为督脉要穴，又为"三阳五会"，与脑联系密切；四神聪是经外奇穴，两穴相配可以激发经气，疏通经络，使脑髓得气血之荣养而复聪。风池、完骨、天柱是治疗中风等脑部疾患的基本穴，其经络走行分别归属于足少阳胆经、足太阳膀胱经。巅顶胆经腧穴可清头目、利官窍；膀胱经可益气调血，补益脑髓。二经配合使用，共奏疏通经络、行气活血、滋补脑髓、聪益耳窍之效。根据"经脉所过，主治所及""循经取穴"及"局部取穴"理论，取局部耳周穴位听宫、耳门、听会、翳风，此四穴为治疗耳聋的常用穴位。合谷穴，古人云"面口合谷收"，刺激合谷穴可调理面部气血运行，从而有利于疏通耳部经脉。诸穴合用，可醒神机，通关窍，调气血，补脑髓，复听力。

现代研究表明"小醒脑"针刺法，不仅能明显降低突发性耳聋患者的红细胞压积、血浆黏度、不同切变率下的全血黏度和纤维蛋白原含量，而且能明显改善红细胞聚集，提高红细胞变形能力，从而有效促进听力的恢复。

通过临床疗效与病程相关性研究发现，突发性耳聋病程越短，疗效越好。这表明联合治疗、发病病程与临床疗效具有明显的相关性，因此应注重在发病早期及时就医，早期进行针刺联合药物治疗，对患者的预后具有重大意义。

（5）六味地黄汤合四藤汤治疗肾精亏虚型感音神经性耳聋的临床疗效观察——朱慧贤

【目的】观察六味地黄汤合四藤汤治疗肾精亏虚型感音神经性耳聋的临床疗效。

【方法】将 240 例确诊患者随机分为治疗组及对照组各 120 例，治疗组给予六味地黄汤合四藤汤，每日 1 剂，早晚各 150 mL 温服；对照组给予耳聋左慈丸，1 丸 / 次，2 次 / 日，早晚口服，10 天为 1 个疗程，连续服 3 个疗程后，评价两组药物治疗感音神经性耳聋的临床疗效。

【结果】

①两组患者治疗前后改善听力方面，治疗组总有效率为 68.22%，对照组总有效率为 54.00%。经统计学处理，两组疗效有显著性差异（$P < 0.05$）。

②治疗组及对照组治疗后耳鸣、腰膝酸软、头晕目眩、失眠程度均有明显改善。治疗组与对照组组间疗效比较无显著性差异（$P > 0.05$）。

③治疗组与对照组治疗后阳性症状体征消失率情况比较提示治疗组和对照组对于改善患者的症状、体征均有良好的疗效。

④两组耳聋程度与听力疗效均有显著性差异（$P < 0.05$），提示耳聋程度与听力疗效呈负相关。

⑤两组病程与听力疗效均有显著性差异（$P < 0.05$），提示病程与听力疗效呈负相关。

【结论】六味地黄汤合四藤汤是治疗肾精亏虚型感音神经性耳聋的有效方法，为临床治疗该病的安全、有效药物，说明中药汤剂治疗该病对听力的提高优于耳聋左慈丸，值得临床推广应用。

【小结】肾精亏虚型感音神经性耳聋的发病机制是肾精亏虚、清窍闭塞，本课题根据其发病机制制定了滋阴补肾，活血通窍的治疗原则。运用六味地黄汤合四藤汤进行治疗，六味地黄汤为肾、肝、脾三阴并补之剂而以补肾阴为主。此方具有"三补三泻"的特点。自拟中药四藤汤，鸡血藤、络石藤、红藤、钩藤均为藤类，其活血化瘀，通络功能较强。四药合用，共奏活血化瘀通络之用。现代药理研究发现，具有调节免疫、改善缺氧、改善血液循环、防止血栓形成等作用。临床研究证实，六味地黄汤合四藤汤治疗肾精亏虚型感音神经性耳聋，能有效改善听力，同时能明显改善耳鸣、头晕目眩、腰膝酸软、失眠相关症候。中药汤剂的疗效与病情轻重程度及病程存在一定相关性，对耳聋程度轻、病程短的患者优于程度重、病程长的患者。

（6）活血通窍法辨证治疗耳鸣的临床疗效观察——张盈

【目的】应用活血通窍法以四藤龙牡汤为主方辨证加减治疗耳鸣，与口服甲钴胺分散片、长春西汀片进行对比，观察治疗组和对照组治疗前后疗效的差异以及治疗组内各辨证分型疗效的差异，并分析年龄、病程、耳鸣严重程度及伴或不伴听力损失与临床疗效的关系，进一步论证活血通窍法辨证治疗耳鸣的有效性及可行性。

【方法】将 2015 年 1 月—2015 年 12 月就诊于天津中医药大学第一附属医院耳鼻喉科门诊，确诊为耳鸣并符合纳入、排除标准的 340 例耳鸣患者，按照随机数字表法将其分为对照组和治疗组，治疗组和对照组各 170 例。治疗组以活血通窍为主要治则，采用四藤龙牡汤（鸡血藤 20克，钩藤 20 克，络石藤 20 克，首乌藤 20 克，龙骨 30 克，牡蛎 30 克）为主方辨证加减；对照组予口服甲钴胺分散片、长春西汀片进行治疗，7天为 1 疗程，治疗 4 个疗程。治疗前后观察并记录两组患者耳鸣严重程度积分的变化及不良反应，并对获取的数据进行统计学处理和治疗效果分析。

【结果】

①治疗组总有效率为 72.72%，对照组总有效率为 63.97%，经统计学分析，差异具有统计学意义（$P < 0.05$）。

②治疗组治疗前耳鸣严重程度积分为 14.77 ± 4.39，治疗后积分为4.19 ± 3.48；对照组治疗前耳鸣严重程度积分为 14.04 ± 4.30，治疗后积分为 7.12 ± 3.94。经统计学分析，两组组内及组间差异均具有显著统计学意义（$P < 0.01$）。

③治疗组内痰湿困结型、肝气郁结型、脾胃虚弱型、肾元亏损型、心神不宁型治疗总有效率分别为 80.00%，86.11%，62.50%，57.58%，50.00%，经统计学处理，差异具有显著统计学意义（$P < 0.01$），且治疗组内各证型与疗效的关系依次为肝气郁结型＞痰湿困结型＞脾胃虚弱型＞肾元亏损型＞心神不宁型。

④观察两组年龄与疗效的关系发现，年龄在 15 ～ 35 岁疗效最好，依次优于 36 ～ 55 岁，56 ～ 75 岁，差异具有显著统计学意义（$P < 0.01$）。

⑤观察两组病程与疗效的关系发现，病程在 3 ～ 6 月疗效最好，依次优于 6 ～ 9 月，9 ～ 12 月，差异具有显著统计学意义（$P < 0.01$）。

⑥观察两组耳鸣分级与疗效的关系发现，疗效依次为Ⅰ>Ⅱ>Ⅲ>Ⅳ>Ⅴ，差异具有显著统计学意义（$P < 0.01$）。

⑦观察两组伴或不伴听力损失与疗效的关系发现，不伴听力损失者疗效优于伴听力损失者，差异具有统计学意义（$P < 0.05$）。

【结论】活血通窍法辨证治疗耳鸣的疗效优于西医治疗对照组；耳鸣严重程度积分的变化优于西医治疗对照组；肝气郁结型疗效最好，依次优于痰湿困结型、脾胃虚弱型、肾元亏损型、心神不宁型，实证疗效优于虚证；年龄越小，疗效越好；病程越短，疗效越好；耳鸣严重程度越轻，疗效越好；不伴听力损失者疗效优于伴有听力损失者。

【小结】编者认为耳窍喜气血充足、舒畅调达而忌壅塞瘀阻，头面为诸阳之所聚，耳位于头之两侧，属阳的部位，为清阳之气上出之处，乃肾之开窍与心之寄窍，有喜温而恶寒，喜通而厌滞，喜清而恶浊之生理特性，且窍道易畅通而不宜塞滞，总以通为用。

耳鸣日久，气机闭阻日深，使血液瘀滞不行，壅滞耳窍；或是脏腑气血益虚，血液生化乏源，无以鼓动血液之运行，血液停滞脉道，凝而不流，均致瘀阻耳窍，滞涩脉络，形成一种血瘀闭阻耳窍的发病机制。故治疗耳鸣的关键是活血通窍，以"四藤龙牡汤"为主方，不同证型辨证施治加减用药。该方用药精简，切中病机，共奏活血通络、重镇潜阳安神之功，从而使耳窍之气行血活，通窍开闭，达到减轻或消除耳鸣的目的。

现代药理研究发现，四藤龙牡汤具有扩张外周血管、抗血小板凝集、抗血栓、改善微循环、镇静安神以及增强机体免疫功能等作用，可有效改善耳周灌注、减轻和防止耳蜗组织过氧化损伤，从而能够减轻或消除耳鸣以及其负面效应。临床疗效肯定。

（7）化痰通窍方联合长春胺缓释胶囊治疗特发性耳鸣的临床疗效观察——赵月惠

【目的】观察化痰通窍方联合长春胺缓释胶囊治疗痰火郁结型耳鸣的临床疗效，分析影响疗效的相关因素。对化痰通窍方联合长春胺缓释胶囊治疗痰火郁结型耳鸣的有效性及安全性进行科学、客观的评价。

【方法】将符合纳入及排除标准的 68 例痰火郁结型耳鸣患者，随机分为治疗组 32 例与对照组 36 例。对照组予口服长春胺缓释胶囊，治疗组基于此联合采用自拟化痰通窍方。观察连续治疗 4 周后的疗效、治疗前后两组 TEQ（耳鸣评价量表）积分、中医症状积分的变化及不良反应，并对搜集的数据进行统计学处理和疗效分析。

【结果】

①治疗组 29 例（纳入 32 例，脱失 3 例），其中治愈 4 例（13.79%），显效 12 例（41.38%），有效 9 例（31.03%），无效 4 例（13.79%），总有效率 86.21%（25/29）；对照组 30 例（纳入 36 例，脱失 6 例），其中治愈 0 例，显效 2 例（6.67%），有效 18 例（60%），无效 10 例（33.33%），总有效率 66.67%（20/30）。经统计学分析，差异具有显著统计学意义（$P < 0.01$）。

②治疗后 TEQ 总分及各指标积分：耳鸣对生活工作影响积分两组间无差异（$P > 0.05$）；治疗组 TEQ 其他指标积分及 TEQ 总分均低于对照组，差异有统计学意义（$P < 0.05$）。

③治疗后中医症状积分：治疗组耳鸣主症积分以及次症中头晕目眩、胸脘满闷、咳嗽痰多、口苦、二便不畅积分均低于对照组，差异具有显著统计学意义（$P < 0.01$）；耳中胀闷积分两组间无差异（$P > 0.05$）。

【结论】针对痰火郁结型耳鸣采用化痰通窍方联合长春胺缓释胶囊治疗，不仅可以显著改善耳鸣这一主症，针对头晕目眩、耳中胀闷等头面部局部症状及胸脘满闷、咳嗽痰多、口苦、二便不畅等全身症状均起到良好的治疗作用。

【小结】采用化痰通窍方联合长春胺缓释胶囊治疗痰火郁结型耳鸣临床疗效满意。痰火郁结型耳鸣，病之标在痰火，病之根在脾胃，化痰通窍方可化湿兼以清热祛痰，健脾兼活血通窍，标本同治，以达其效。现代药理研究发现，该方具有扩张血管、保护神经、镇静安神、增强免疫的作用。临床研究证实，化痰通窍方联合长春胺缓释胶囊可显著改善耳鸣，并对头晕目眩、耳中胀闷等头面部局部症状及胸脘满闷、咳嗽痰多、口苦、二便不畅等全身症状具有改善作用。

（8）补肾宁心通窍方联合长春胺缓释胶囊治疗心肾不交型耳鸣的临床疗效观察——陶唯

【目的】观察补肾宁心通窍方联合长春胺缓释胶囊治疗心肾不交型耳鸣的临床效果。

【方法】对天津中医药大学第一附属医院门诊纳入的 60 例确诊为心肾不交型耳鸣的患者，随机分为 2 组，各 30 例。对照组用长春胺缓释胶囊口服，治疗组在此基础上联合补肾宁心通窍方（山药、酒萸肉、茯苓、泽泻、牡丹皮各 10 克，熟地黄、钩藤、首乌藤、鸡血藤、络石藤、酸枣仁各 15 克，煅龙骨、煅牡蛎各 20 克，百合 30 克，炙甘草 6 克）。4 周为 1 疗程，治疗 2 个疗程后，根据耳鸣评分量表（TEQ）及耳鸣残疾评估量表（THI）进行评估，探讨补肾宁心通窍方联合长春胺缓释胶囊的临床疗效。

【结果】治疗组 TEQ 评分及 THI 评分均低于对照组（$P < 0.05$），治疗组总有效率优于对照组（$P < 0.05$）。

【结论】补肾宁心通窍方联合长春胺缓释胶囊治疗心肾不交型耳鸣效果良好，临床值得推广。

【小结】补肾宁心通窍方以六味地黄丸为基础方，合用编者多年临床治疗耳鸣经验总结之四藤龙牡汤进行加减。全方着眼于补肾填精、宁心安神、活血通窍，以补肾滋阴治本，宁心安神治标，标本兼治，心肾两顾，从而达到水火既济、阴阳平衡、耳窍得通的目的。长春胺缓释胶囊可提高神经元对于葡萄糖以及血氧的利用率，有效扩张毛细血管以及脑部血管，恢复缺血区域正常血流量。研究发现，本药对患者不良情绪也有明显改善功能且提高睡眠质量。故二者联合使用可明显提高临床疗效。

### 二、宣肺健脾通窍法治疗小儿耳胀经验

#### 1. 概述

耳胀是指因外邪、湿浊上蒙清窍所致的以耳内胀、闷、堵塞感为主要特征的疾病。相当于西医的分泌性中耳炎。

古时对该病又有"风聋"之称，如晋代《小品方·卷第十》中"风聋者，掣痛"，所指便是听力下降及耳内闷胀。隋代《诸病源候论·卷二十九》中记载"风入于耳之脉，使经气痞塞不宣，故为风聋"，并对耳内胀闷感做出了具体描述，"手太阳厥而聋者，其候聋而耳内气满"。《景岳全书·卷二十七》将耳聋分为火闭、气闭、邪闭、窍闭、虚闭五种，认为"凡火闭者，因诸经之火壅塞清道……或胀，或闷，或烦，或热，或兼头面红赤者是也"，指出因火热外袭致耳聋兼耳内胀闷烦热的症状类似于本病。清代《医学读书记·续记》已认识到耳窍与鼻窍的关系，从肺治耳，"肺经风热，痰涎闭郁之证，肺之络会于耳中，其气不通，故令耳聋，宜治其肺，使气行则聋愈"。

此病有虚实之分。实证多为风邪趁虚袭肺，耳窍经气痞塞所致，风邪外袭多有兼夹，其属性不外寒热两类。风寒外袭，肺失宣降，津液不布，聚湿为痰，积于耳窍而为病；若风热外袭或风寒化热，循经上犯，结于耳窍，致耳窍痞塞不通而为病。治疗宜宣肺疏风通窍。虚证多为脾脏运化输布水谷精微失常，脾失健运，水湿不化，黏浊不去，酿成痰湿，痰湿上泛，蒙蔽清窍，困结耳脉而为病。治疗宜宣肺健脾通窍。

现代医学认为耳胀的发生多与病毒、炎症、咽鼓管功能发育不良等因素相关。目前，临床上常采取抗炎、滴鼻、鼓膜穿刺等方式进行治疗，虽然取得一定的成效，但易反复发作。长期使用抗生素还易产生耐药性。

编者在临床实践中发现，耳胀是"痰湿"作祟，与水液代谢障碍密切相关，水液代谢障碍主要责之于肺、脾二脏功能失常。肺为水之上源，主通调水道；脾为水之中州，主运化水湿。因小儿形气未充，肺脏娇嫩，风邪袭肺，致肺脏宣发肃降失调；脾脏运化输布水谷精微失常，脾失健运，水湿不化，黏浊不去，滞于络中，酿成痰湿。痰湿上泛，蒙蔽清窍，困结

耳脉。治宜"宣肺通窍，健脾渗湿"，自拟宣肺健脾通窍汤治疗本病，收效明显。

**2. 组方与方解**

【组方】

| | | | |
|---|---|---|---|
| 炒苍耳子 10 克 | 辛夷 10 克包煎 | 白芷 10 克 | 薄荷 6 克后下 |
| 猪苓 10 克 | 茯苓 10 克 | 泽泻 10 克 | 白术 10 克 |
| 炒紫苏子 10 克 | 炒莱菔子 10 克 | 炒白芥子 10 克 | 桃仁 10 克 |
| 香附 10 克 | 柴胡 10 克 | 川芎 10 克 | 炙甘草 6 克 |

【方解】详见本书第二章第二节中"宣肺健脾通窍方"。

**3. 相关研究**

宣肺健脾通窍法治疗小儿耳胀疗效观察——欠雅蓉

【目的】应用"宣肺健脾通窍法"治疗小儿分泌性中耳炎，以中草药提取物"欧龙马滴剂"作对照，观察两组治疗后有效率、症状体征积分情况、声导抗结果、部分患儿听力变化情况及远期疗效，对"宣肺健脾通窍法"治疗小儿分泌性中耳炎的有效性进行科学、客观评估，为中医治疗小儿分泌性中耳炎提供临床参考。

【方法】将符合纳入标准的 130 例分泌性中耳炎患儿随机分为观察组 65 例和对照组 65 例。观察组采用宣肺健脾通窍法治疗。宣肺健脾通窍法所用方剂是编者自拟方，治以"宣肺通窍，健脾利湿"，以其煎汤共 200 mL，分早晚 2 次服用。对照组采用欧龙马滴剂口服治疗。欧龙马滴剂产自德国比奥罗历加制药有限公司，以 3 ～ 6 岁 15 滴 / 次（1 mL）的剂量口服，7 ～ 12 岁 25 滴 / 次（2 mL），3 次 / 日。两组患儿均以诺通滴鼻液滴鼻，3 岁以上每次每侧鼻腔 1 滴～ 2 滴，每日 2 次，每连续用药 7 天，停用 1 ～ 2 天后继续用药。7 天为 1 个疗程，治疗 3 个疗程后观察疗效。

【结果】

①观察组显效 28 例，有效 22 例，无效 10 例，总有效率 83.33%；对照组显效 18 例，有效 23 例，无效 19 例，总有效率 68.33%，差异有统计学意义（$P < 0.05$）。

②观察组和治疗组治疗前后症状及体征积分均有显著下降，差异具有显著的统计学意义（$P < 0.01$）；两组治疗后症状体征积分差异具有统计学意义（$P < 0.05$）。

③观察组和治疗组治疗后声导抗情况、听力状况比较，差异均具有统计学意义（$P < 0.05$）。

④治疗结束后3个月进行随访，观察组和对照组症状体征积分分别为$6.10 \pm 2.95$、$7.45 \pm 3.57$，差异具有统计学意义（$P < 0.05$）。

【结论】宣肺健脾通窍法治疗小儿分泌性中耳炎总疗效优于欧龙马滴剂；两者均可改善分泌性中耳炎患儿的症状及体征，且宣肺健脾通窍法优于欧龙马；本法对分泌性中耳炎患儿的声导抗改善情况优于欧龙马滴剂；对分泌性中耳炎患儿的听力改善情况优于欧龙马滴剂；治疗小儿分泌性中耳炎的远期疗效优于欧龙马滴剂。

【小结】编者认为小儿形气未充，属"稚阴稚阳"之体，其发病有着与成人不同的特点，中耳病理状态下形成的积液属祖国医学之"痰湿"，它是水液代谢障碍产生的病理产物。痰湿致病，若壅于上焦，可使肺气痹阻，气滞不畅；若阻于中焦，则使湿气困脾，运化失调。同时因其具有重浊黏滞之性，会影响脏腑气机，加重水液代谢障碍，以此恶性循环。故其发病，病势缠绵，难以速愈。任何对水液代谢有影响的致病因素都会是形成痰湿的初始病因。编者以宣肺为切入点，并辅以健脾渗湿，自拟宣肺健脾通窍方，就是抓住本病小儿的发病机制，使治疗有的放矢。通过现代药理研究发现，该方具有改善鼻腔通气、改善咽鼓管功能、抗炎抑菌、调节免疫、防止粘连等作用。

### 三、耳眩晕治疗经验

#### 1. 概述

耳眩晕是临床常见多发病，眩是指眼花或眼前发黑，晕是指头晕，甚或感觉自身或外界景物旋转，轻者闭目即止，重者如坐车船，旋转不定，不能站立，或伴有恶心、呕吐、汗出等症状。

眩晕最早见于《黄帝内经》，称之为"眩冒""耳眩晕"。对于眩晕的病因病机，历代医家的认识不尽相同，如《素问·至真要大论》云"诸风掉眩，皆属于肝"；《灵枢》曰"髓海不足，则脑转耳鸣，胫酸眩冒"；《金匮要略》载"心下有支饮，其人苦冒眩，泽泻汤主之"；《丹溪心法》中指出"无痰则不作眩"，强调痰饮致眩的重要性；《景岳全书》则曰"无虚不能作眩"，主张治疗从虚论治。

编者根据多年临床经验，认为"脾"在耳眩晕的辨证治疗中起到了重要作用，现代人饮食营养丰富，多食肥甘油腻，易内生痰湿，而"脾为生痰之源"，若脾虚失于健运，水液不能正常输布，滋生痰浊，痰浊邪气可随气机升降，流窜全身，困遏清阳导致头晕目眩。《素问·玉机真藏论》所说："脾不及，则令人九窍不通。"朱震亨认为"头眩，痰夹气虚并火……无痰则不作眩"。对于痰湿致眩的治疗，朱氏提出"治痰法，实脾土，燥脾湿是治其本""善治痰者，不治痰而治气"的基本法则，并针对痰的不同性质，病证的不同部位，结合正气的盛衰，加减化裁。编者在此基础上自拟四皮泽泻定眩汤加减治疗，以达健脾利湿、化痰定眩之效。

### 2. 组方与方解

【组方】

| 冬瓜皮 15 克 | 大腹皮 15 克 | 地骨皮 15 克 | 生桑白皮 15 克 |
|---|---|---|---|
| 泽泻 15 克 | 法半夏 10 克 | 天麻 10 克 | 白术 15 克 |
| 茯苓 15 克 | 陈皮 10 克 | 竹茹 10 克 | 旋覆花 10 克包煎 |
| 牡蛎 30 克先煎 | 龙骨 30 克先煎 | 大枣 3 枚 | 炙甘草 6 克 |

【方解】详见本书第二章第二节中"四皮泽泻定眩汤"。

### 3. 相关研究

自拟四皮泽泻定眩汤治疗痰浊中阻型耳眩晕临床观察——王丹丹

【目的】分析观察自拟四皮泽泻定眩汤论治痰浊中阻型耳眩晕的疗效。

【方法】将门诊患者，按就诊顺序，采用 1：1 比例分为两组，治疗组 32 例，以自拟四皮泽泻定眩汤辨证加减治疗；对照组 32 例，用敏使朗，每次 6 mg，每日 3 次。7 天为 1 个疗程，共治疗 4 个疗程，疗程结束后统计疗效。

【结果】治疗组总有效率为96.9%，优于对照组总有效率65.6%（$P < 0.05$）。

【结论】运用自拟四皮泽泻定眩汤论治痰浊中阻型耳眩晕疗效显著。

【小结】本研究运用四皮泽泻定眩汤论治痰浊中阻型耳眩晕临床疗效肯定，全方共奏健脾利湿、化痰定眩之效，诸药合用使脾气得健，气行湿散，痰浊以消，阴翳得散，清窍得养，眩晕自除。现代药理研究表明四皮泽泻定眩汤之组方中药味具有促消化、化痰、利尿、镇静、改善微循环的作用，与中医健脾利湿、化痰定眩相吻合，为运用该方辨证治疗痰浊中阻型耳眩晕提供了依据。

# 第二节 鼻部疾病

## 一、鼻鼽治疗经验

### 1. 概述

鼻鼽是以阵发性和反复发作的鼻痒、打喷嚏、流清涕为主要特征的疾病，又称鼽、嚏、鼽涕等。祖国医学对鼻鼽的认识由来已久，鼻鼽之名首见于《黄帝内经》，现代医学的过敏性鼻炎等疾病可参照本病进行论治。

现代医学对于过敏性鼻炎的治疗包括避免或减少对已知阳性变应原的接触，加强对患者的宣传教育，养成戴口罩、勤洗鼻的习惯，同时根据病情酌情选择药物治疗、免疫治疗或外科治疗。药物治疗以抗组胺药、糖皮质激素、减充血剂等药物为主。虽然现代医学治疗方法众多，各有利弊，但该病仍不能得到有效根治。

历代医家对鼻鼽病因病机的研究多从虚实两方面入手，实者多因肺经有热，邪热上犯鼻窍所致，虚者多因肺气虚寒、脾气虚弱、肾阳不足而致。当代医家在总结前人经验的基础上，将鼻鼽的病因病机归纳为肺气虚寒型、脾气虚弱型、肾阳不足型、肺经伏热型四种证型。

编者认为鼻鼽的发病多为脏腑虚损，正气不足，卫表不固，外邪侵袭而致，尤与肺、脾、肾三脏关系密切。鼻为肺之外窍，肺气充沛，宣发肃降协调，则鼻窍功能得以正常发挥；脾为后天之本，气血生化之源，脾气旺盛则营卫充盈，脾气散精则腠理致密可抵御外邪；肾为主水液之脏，水液的正常输布有赖于肾气及肾阳的温煦及推动。肺、脾、肾等脏腑功能的异常使机体水液代谢、防御外邪等生理功能出现异常而致病。经多年临床实践，总结"止鼽单元疗法"，可达标本兼治的功效，既减轻患者症状，又降低本病的复发。

**2."止鼽单元疗法"**

"止鼽单元疗法"是编者经过 40 多年的临床经验总结，针对鼻鼽一病创立的综合疗法，包括内服中药、针刺治疗、耳针治疗、直流电药物离子导入、伏九穴位贴敷，共奏益气活血、通窍止鼽之功，以下是本单元疗法的详细介绍。

**（1）内服中药**

编者根据证型分别予以补益肺脾、温肾助阳、清宣肺热的方剂以治其本，结合鼻鼽多为气血津液运行不畅、邪滞鼻窍的病机特点，在基础方上依症加入通窍、止涕、止痒药物以治其标。本虚标实的病理特点决定鼻鼽用药不宜过于寒凉，应以固护阳气为主，即便是肺经伏热之证，往往也是一时之象，故用药时可酌情在清热方剂中适量加入黄芪、党参之品以固护阳气，一旦热象消退，应转为补气温阳方剂为主。如患者局部鼻塞等症状明显，可嘱患者在内服中药的同时配合局部熏蒸，使含有挥发油的中药有效成分通过蒸气直接作用于鼻窍，直达病所，收效迅速，可提高治疗效果。

肺脾气虚型：以玉屏风散合补中益气汤为基础方加减治疗。其中玉屏风散大补脾肺之气，固表御邪，治腠理不固易感风邪者，似予其铠甲护其体虚；补中益气汤健脾益气，升举清阳，加强气血运行荣养鼻窍；两方合用，肺脾同调，内外兼治。

肾阳不足型：以肾气丸为基础方加减治疗。肾气丸是六味地黄丸纳附子、肉桂，方中重用地黄滋阴补肾为君，山茱萸、山药补肝肾而益精血为臣；配伍泽泻、茯苓利水渗湿泻浊，牡丹皮清泻肝火，并有防滋阴药之腻滞的功效。附子、肉桂辛温性热，于大量滋阴药中以生微微之火，助命门温阳化气，以达阴中求阳、阴阳双补、摄涕止鼽之效。

肺经伏热型：以辛夷清肺饮合苍耳子散为基础方加减治疗。其中辛夷清肺饮清肺泻热，为肺经湿热郁结、肺失宣降、鼻窍不利之常用方；苍耳子散散风邪，通鼻窍。

临证加减：鼻流清涕量多者，可加乌梅、五味子、诃子肉酸敛止涕；鼻痒难忍、喷嚏不止者，加地龙、蝉蜕止痒除嚏；鼻塞者加炒苍耳子、细辛、白芷、鹅不食草宣通鼻窍，鼻塞较重者加桃仁、红花活血化瘀，通利鼻窍。

（2）针刺治疗

【常规针刺法】

编者治疗鼻鼽以"补肺固表，宣通鼻窍"为原则。选取百会、印堂、迎香（双侧）、上迎香（双侧）、合谷（双侧）。针刺得气后，运用补法。

选穴依据：鼻为肺之外窍，鼻疾为病，首当治肺，肺与大肠相表里，手阳明大肠经"络肺下膈属大肠""最后抵于鼻旁"。百会位居巅顶，为百脉之宗，诸阳之会，善通达阴阳脉络，益气升阳，调节阴阳平衡之首选；印堂为督脉之穴，位于两眉之间，督脉沿额正中下行至鼻柱，至鼻尖端，为通利鼻窍之要穴；迎香位于鼻翼外缘中点旁，为手足阳明两经会于鼻窍之穴，属手阳明大肠经，主"鼻鼽不利，窒洞气塞"，大肠与肺相表里，肺卫不固等肺经疾病选取此穴，具有宣肺通鼻窍之功；上迎香为经外奇穴，于迎香穴上方，善清利鼻窍，疏风通络，为治鼻疾要穴；"面口合谷收"，合谷为四总穴之一，是治疗颜面五官疾患之要穴，且为手阳明大肠经之原穴，可解表祛邪，治疗外感鼻疾等与肺相关的病症。

【蝶腭神经节针刺法】

详见本书第四章第一节中"蝶腭神经节针刺法"。

（3）耳针疗法

《灵枢·口问》言："耳者，宗脉之所聚也。"耳针治疗是将王不留行籽贴敷于耳穴表面，通过耳部穴位的刺激，使全身气血得到运行，周身经络之气得以激发，起到对脏腑及经络调节、治疗和预防疾病的作用。治疗鼻炎常选用内鼻、外耳、耳尖、内分泌、肾上腺、风溪、肺、脾等。详见本书第四章第二节中"鼻炎"。

（4）直流电药物离子导入

直流电药物离子导入疗法是利用直流电中阴离子和阳离子定向移动的规律，将带有阴阳离子的药物通过特定部位的皮肤及黏膜导入体内以达到治疗目的的一种方法。应用如下：

将浸有化瘀通脉汤剂的药棉分别置于患者双侧劳宫穴及肺俞穴，并将双侧同名穴位作为一组分别接通离子导入仪的正负两极，将电流强度调至以患者舒适为宜。

化瘀通脉汤是天津中医药大学第一附属医院院内制剂，具有活血化瘀、温经通脉之功，通过直流电的刺激及导入，可促进全身血液循环及局部小血管的扩张，调节脏腑官窍的功能。劳宫穴可开窍醒神，肺又开窍于鼻，因此劳宫与肺俞穴合用可将中药作用内达脏腑，外通于鼻，使肺气宣通，鼻窍畅利，气血正常运行，鼻窍得以滋养。

（5）伏九贴

伏九中药穴位敷贴是在中医整体理论指导下，将"天人相应"与"子午流注、适时开穴"理论与现代医学中"透（经）皮给药系统"理论相融合，充分发挥"冬病夏治""夏病冬防"的祖国医学治未病的优势，以辛温走窜的中药敷贴于人体腧穴，随经络循行和气血运转将药物送达病所，激发脏腑之气，振奋人体阳气，提高人体免疫力的一种中医外治疗法。详见本书第四章第五节中"伏九贴"。

**3. 相关研究**

（1）补肺健脾通窍法治疗肺脾气虚型鼻鼽的临床疗效观察——王平平

【目的】探讨补肺健脾通窍法治疗肺脾气虚型鼻鼽的临床疗效。

【方法】将 2019 年 1 月—2019 年 12 月就诊于天津中医药大学第一附属医院耳鼻喉科，符合纳入及排除标准并确诊为肺脾气虚型鼻鼽的 120 例患者，按照其就诊日期及当日就诊顺序编号，使用随机数字表进行随机数字分组，分为对照组和治疗组，每组各 60 例。对照组采用丙酸氟替卡松鼻喷雾剂（葛兰素史克公司生产，进口药品注册证号 H20140117，规格 50 μg/ 喷）喷鼻治疗，1 喷 / 侧，2 次 / 日；治疗组在对照组基础上，运用补肺健脾通窍法，自拟补肺健脾通窍方（药物组成：炙黄芪 15 克，防风 10 克，炒苍耳子 10 克，炒白术 10 克，茯苓 10 克，辛夷 10 克<sub>包煎</sub>，白芷 10 克，薄荷 6 克<sub>后下</sub>，乌梅 10 克，五味子 10 克，地龙 10 克，当归 10 克，陈皮 10 克，升麻 5 克，柴胡 10 克，炙甘草 6 克）治疗，150 mL/ 次，2 次 / 日。1 周为 1 疗程，共治疗 4 个疗程，分别于治疗 2 周后、4 周后观察疗效。

【结果】

①对本研究 117 例患者进行其周围环境情况及家族史调查显示：装修占 22.22%、烟草暴露占 56.41%、饲养宠物占 23.07%、养植花草占 14.52%、粉尘及化工环境占 20.51%。仅母亲患过敏性鼻炎（allergic rhinitis，AR）占 27.35%、仅父亲患 AR 占 23.93%、父母均患 AR 占 41.88%、父母均未患 AR 占 6.83%。

②治疗 2 周后，治疗组显效 23 例，有效 22 例，无效 13 例，总有效率为 77.58%；对照组显效 12 例，有效 21 例，无效 26 例，总有效率为 55.93%。经统计学分析，差异有统计学意义（$P < 0.05$）。治疗 4 周后，治疗组显效 30 例，有效 19 例，无效 9 例，总有效率为 84.48%；对照组显效 15 例，有效 23 例，无效 21 例，总有效率为 64.40%。经统计学分析，差异有统计学意义（$P < 0.05$），治疗组优于对照组。

③治疗 2 周后、4 周后，两组喷嚏、流涕、鼻塞、鼻痒及体征积分均低于治疗前，经统计学分析，差异有统计学意义（$P < 0.05$）；治疗 2 周后，治疗组与对照组中鼻塞、流涕、体征两组间积分比较，经统计学分析，两组间差异有统计学意义（$P < 0.05$），治疗组优于对照组；治疗 4

周后，治疗组与对照组鼻部各症状、体征积分比较，治疗组优于对照组，经统计学分析，两组间差异有统计学意义（$P < 0.05$）。

④治疗 2 周后、4 周后，治疗组内头昏沉、四肢倦怠、纳差、便溏积分均低于治疗前，经统计学分析，差异有统计学意义（$P < 0.05$）；治疗 2 周后，对照组头昏沉、四肢倦怠、纳差、便溏积分与治疗前比较，差异无统计学意义（$P < 0.05$）；治疗 4 周后，对照组内头昏沉积分较治疗前比较，经统计学分析，差异有统计学意义（$P < 0.05$）；治疗 2 周后，治疗组与对照组中头昏沉两组积分比较，治疗组优于对照组，经统计学分析，两组间差异有统计学意义（$P < 0.05$）；治疗 4 周后，治疗组与对照组中头昏沉、四肢困倦、纳差、便溏两组间积分比较，经统计学分析，治疗组优于对照组，两组差异有统计学意义（$P < 0.05$）。

⑤观察治疗组性别、年龄与疗效关系，差异无统计学意义（$P > 0.05$）。

⑥观察治疗组病程与疗效的关系，差异有统计学意义（$P < 0.05$）。

【结论】鼻鼽发病与周围环境及家族遗传史有着密切联系；补肺健脾通窍法联合丙酸氟替卡松鼻喷雾剂治疗肺脾气虚型鼻鼽，疗效优于对照组；可有效改善喷嚏、流涕、鼻塞、鼻痒等鼻部症状体征；可有效改善头昏沉、四肢倦怠、纳差、便溏等兼症；疗效与性别、年龄无关；病程越短，疗效越好。

【小结】编者认为鼻为肺之外窍，为肺之属。鼻喜畅通，恶室塞。若肺气亏虚，肃降失司，浊气停滞鼻窍而致鼻塞、喷嚏、流涕。肺在体合皮，其华在毛，肺气亏虚，卫表不固，腠理疏松，外感邪气入侵，正邪交争而发鼻痒、喷嚏。脾气虚弱，健运失常，清阳不升，浊阴上乘，停滞鼻窍而致鼻塞、流涕等症。脾属土，肺属金，肺脾为子母之脏。鼻鼽日久，肺气虚损，子盗母气而致脾气虚弱，健运失常，反过来进一步加重肺气不足，或脾本虚弱，母病及子，终致肺脾两虚，卫表不固，风寒异气之邪侵袭而发。因而肺脾两脏在鼻鼽发病占有重要位置，临床上以肺脾气虚型最为多见。

补肺健脾通窍方中，黄芪、防风、炒苍耳子为君药，补肺健脾，疏风通窍；白术、茯苓、辛夷、白芷、薄荷、乌梅、五味子、地龙为臣药，健脾通窍，敛肺止涕；当归、陈皮、升麻、柴胡为佐药，补气健脾，升阳通窍；炙甘草为使药。诸药合用，使肺脾得以补益，鼻窍得以宣通，诸症得以痊愈。现代药理研究显示，本方具有抑制变态反应、调节免疫平衡、增强免疫力的作用。临床研究证实，补肺健脾通窍方可有效改善患者鼻部症状、体征及中医兼症，取得较好的临床效果。

（2）清热通窍法治疗肺经伏热型鼻鼽临床疗效观察——杨飞强

【目的】调查天津地区鼻鼽的发病情况及相关因素，观察组运用清热通窍法以辛夷清肺饮为主方辨证加减治疗肺经伏热型鼻鼽，与口服香菊胶囊进行对比，观察两组治疗前后疗效的差异，结合临床资料，分析其相关影响因素，并分析性别、年龄、病程、鼻鼽严重程度与临床疗效的关系，以及记录本试验研究过程中出现的不良反应情况。

【方法】将 2016 年 2 月—2016 年 12 月就诊于天津中医药大学第一附属医院耳鼻喉科门诊，并符合纳入、排除标准，被确诊为肺经伏热型鼻鼽的患者，对其发病情况及相关因素进行问卷调查，并记录其发病及家族患病情况，日常接触的环境、饮食等相关因素。按照随机数字表法将其分为观察组及对照组，观察组及对照组各 60 例。观察组运用清热通窍法，以辛夷清肺饮加减治疗（药物组成：黄芩 15 克，栀子 15 克，石膏 30 克先煎，知母 30 克，桑白皮 10 克，炒苍耳子 10 克，辛夷 10 克包煎，白芷 10 克，薄荷 6 克后下，升麻 6 克，五味子 10 克，乌梅 10 克，地龙 10 克，乌梢蛇 10 克，甘草 6 克）；对照组口服香菊胶囊。两组均以两周为一个疗程，连续治疗两个疗程，治疗前后观察并记录两组患者鼻部症状、眼部伴随症状及其严重程度评分的变化及不良反应，对获得的临床数据进行统计学处理，进行临床疗效分析。

【结果】

①对参与本研究的 113 例患者进行发病情况及相关因素调查显示：父母均患过敏性鼻炎（AR）时，患病率高达 49.6%，而母亲或父亲一方患

有 AR 时，患病率分别为 24.8%、20.4%。尘螨（85.0%）、季节（86.7%）、冷热（81.4%）、粉尘（75.0%）、雾霾（71.7%）、花粉（70.8%）、装修（62.0%）、刺激味（62.0%）、宠物（58.4%）等因素均能够引发鼻鼽发作。患者食入性变应原主要为虾（24.8%）、鱼（21.2%）、贝类（16%）、坚果（15%）、桃子（12.4%）、鸡蛋（9.7%）、牛奶（6.2%）、其他（8.8%）。

②观察组总有效率 92.8%，对照组总有效率 78.0%，观察组优于对照组，经统计学分析，差异具有统计学意义（$P < 0.05$）。

③治疗后两组组内鼻部症状严重程度评分比较有差异性，经统计学处理，具有显著统计学意义（$P < 0.01$）；治疗后两组间评分比较有差异性，具有统计学意义（$P < 0.05$）。

④治疗后两组内眼部症状严重程度评分比较有差异性，经统计学处理，具有显著统计学意义（$P < 0.01$）；治疗后两组间评分比较有差异性，具有统计学意义（$P < 0.05$）。

⑤观察性别、年龄与疗效关系发现，差异无统计学意义（$P > 0.05$）。

⑥观察两组病程与疗效关系发现，病程在 2 ～ 4 年疗效最好，依次优于 5 ～ 7 年，8 ～ 10 年，差异具有显著统计学意义（$P < 0.01$）。

⑦观察观察组鼻鼽严重程度与疗效的关系发现，疗效依次为：重度＞中度＞轻度，差异具有显著统计学意义（$P < 0.01$）。

【结论】过敏性鼻炎患者具有明显家族聚集倾向性，环境、饮食等因素为鼻鼽发病的主要相关因素；清热通窍法治疗肺经伏热型鼻鼽的疗效优于对照组；治疗后观察组鼻部症状严重程度评分、眼部症状严重程度评分的改善优于对照组；两组年龄的差异与临床疗效无相关性；中青年是其发病主要人群，发病率较高；病程越短，疗效越好；鼻鼽严重程度越重，疗效越好。

【小结】《古今医统大全·鼻证门》言："鼽涕者，热客太阴肺之经也。盖鼻者足阳明胃经所主，阳明脉左右相交注于鼻孔。"揭示了鼻鼽的发生多与热客太阴肺经、阳明胃经有关。《医碥》："常流清涕名鼻鼽，肺热者，肺热则气盛，化水成清涕，其不为稠浊者，火性急速，随化随流，不及浊也。"论述了肺经有热亦可导致鼻鼽发生。编者认为鼻鼽发病一方面由机体内热引起，另一方面为自然界六淫之火热之邪引发，肺经伏热亦为鼻鼽发作的原因之一，热邪久伏，灼伤津液，导致鼻鼽的发生。临床运用清热通窍法治疗肺经伏热型鼻鼽，以辛夷清肺饮为主方清热宣肺，加苍耳子散通利鼻窍；现代药理研究证实，本方主要从增强机体免疫力、抑制过敏反应、减轻过敏症状发挥作用，取得较好临床疗效。

（3）温肾止涕方治疗肾阳不足型鼻鼽临床研究——李雅欢

【目的】本研究旨在观察温肾止涕方治疗肾阳不足型鼻鼽的临床疗效。

【方法】将 64 例符合纳入与排除标准的患者随机分为治疗组与对照组各 32 例，两组同时使用丙酸氟替卡松鼻喷雾剂治疗，治疗组给予温肾止涕方口服，2 周 / 疗程，各治疗 2 疗程。每个疗程结束后记录症状评分并进行统计学分析。

【结果】

①临床疗效：治疗 2 周后，治疗组（80.00%）高于对照组（53.33%）；治疗 4 周后，治疗组（90.00%）亦高于对照组（66.67%），组间均有统计学差异（$P < 0.05$）。

②主症观察：治疗 2 周及 4 周后，主症（鼻塞、鼻痒、喷嚏、流涕及体征）评分均比治疗前降低，且治疗组 4 周低于 2 周，组内比较均有统计学差异（$P < 0.05$），提示两组治疗后各主症均有改善，且治疗组 4 周优于 2 周。治疗 2 周后，组间无明显差别（$P > 0.05$）；4 周后，治疗组在改善患者各主症方面优于对照组（$P < 0.05$）。

③VAS 评分：治疗 2 周及 4 周后，两组鼻部总体症状 VAS 评分均较治疗前降低，且治疗 4 周优于治疗 2 周，均有显著差异（$P < 0.01$）。治疗 2 周后，VAS 评分组间无统计学差异；治疗 4 周后，治疗组评分低于对照组，有显著统计差异（$P < 0.01$），治疗组改善鼻整体情况上优于对照组。

④中医兼症观察：治疗组 2 周及 4 周后，中医兼症积分均低于治疗前，且 4 周优于 2 周，有显著统计差异（$P < 0.01$）。2 周及 4 周后的组间比较均有显著统计差异（$P < 0.01$），提示治疗组在中医兼症方面效果明显

优于对照组。

【结论】温肾止涕方联合丙酸氟替卡松鼻喷雾剂可有效改善肾阳不足型鼻鼽患者各主症（鼻塞、鼻痒、喷嚏、流涕及体征）、中医兼症及鼻部总体症状，疗效均优于对照组，且疗效与性别、年龄无关，病程越短，疗效越好。

【小结】温肾止涕方是针对肾阳不足型鼻鼽的临床症状及病因病机创立的经验方。全方以肾气丸去牡丹皮、茯苓为基础方，加入补骨脂、肉豆蔻增强益肾温阳之功，注重整体与局部相结合，在温补肾阳基础上，加入通利鼻窍、酸敛止涕之药物，使全方对于肾阳不足型鼻鼽之病症靶向明确，更具针对性。现代药理研究显示，本方主要通过抗炎治疗、抑制变态反应及增强免疫力达到治疗疾病的目的。通过临床研究证实，温肾止涕方在改善患者鼻塞、鼻痒、喷嚏、流涕及体征方面，优于对照组。

（4）益气温阳通窍止涕方治疗变应性鼻炎的疗效及对血清 IgE、EOS 的影响——葛仪方

【目的】探讨益气温阳、通窍止涕方联合盐酸左西替利嗪片治疗变应性鼻炎的疗效及对血清 IgE、嗜酸粒细胞（EOS）的影响。

【方法】将 2019 年 1 月—2020 年 12 月收治的 120 例变应性鼻炎患者随机分成对照组和研究组，各 60 例。对照组给予常规西医治疗，即睡前口服盐酸西替利嗪片（商品名：西可新；苏州东瑞制药有限公司；国药准字 H20060333）治疗，10 mg/ 次，1 次 / 天。研究组在对照组基础上给予益气温阳通窍止涕方（药物组成：生黄芪 30 克，炒白术 10 克，防风 10 克，太子参 15 克，补骨脂 10 克，附子 10 克先煎，辛夷 10 克包煎，炒苍耳子 10 克，白芷 10 克，细辛 3 克，乌梅 10 克，蝉蜕 6 克，地龙 10 克，五味子 6 克，诃子肉 10 克，知母 10 克，黄芩 10 克，炙甘草 6 克）联合治疗，煎制 300 mL 药液，分早晚 2 次温服。治疗 4 周，观察两组治疗前后主要症状积分和血清 IgE、EOS 计数变化，并比较临床疗效和随访 6 个月复发情况。

【结果】

①治疗 4 周后，两组喷嚏、清涕、鼻痒和鼻塞症状积分以及血清

IgE、EOS 水平有明显下降（$P < 0.05$）。与对照组比较，研究组治疗后上述指标下降更为显著，差异有统计学意义（$P < 0.05$）。

②研究组治疗总有效率（91.67%）高于对照组（76.67%），随访 6 个月复发率（9.09%）低于对照组（23.91%），差异有统计学意义（$P < 0.05$）。

【结论】益气温阳通窍止涕方能有效缓解变应性鼻炎的临床症状，降低血清 IgE、EOS 水平，且能减少复发。

【小结】益气温阳通窍止涕方全方配伍合理，肺脾同治，共奏温补肺脾、益气温阳、通鼻窍止涕的功效。现代药理学证实，方中多味中药有改善机体免疫、减轻炎性反应/变态反应、抑菌和抗过敏等作用。通过治疗，两组血清 IgE、EOS 均下降，且研究组优于对照组，与单纯西医治疗比较，联合益气温阳通窍止涕方治疗效果显著，能有效减轻患者鼻部不适症状和增益临床疗效。

（5）针刺传统穴位联合蝶腭神经节治疗肺脾气虚型鼻鼽的临床疗效观察——郑妍妍

【目的】应用针刺传统穴位联合蝶腭神经节治疗肺脾气虚型鼻鼽，与单独运用针刺穴位和针刺蝶腭神经节分别进行比较，观察三组治疗后的总有效率，并对相关影响因素与疗效之间的关系进行探讨。对针刺传统穴位联合蝶腭神经节治疗肺脾气虚型鼻鼽的安全性进行客观评估。

【方法】将 2018 年 1 月—2018 年 12 月就诊于天津中医药大学第一附属医院耳鼻喉科门诊，符合纳入标准的肺脾气虚型鼻鼽患者 90 例，采用随机数字表进行分组，分为传统穴位针刺组（传统组）、蝶腭神经节针刺组（蝶腭组）和传统针刺联合蝶腭神经节组（联合组），每组各 30 例。每周治疗 2 次，1 周为 1 个疗程。共治疗 4 个疗程。患者若治疗中途痊愈，则停止治疗。观察并记录治疗前、每个疗程治疗后患者鼻部症状体征、眼部症状、全身症状、睡眠、日常活动、情感及调查表总分的变化情况。

【结果】

①联合组显效 18 例，有效 6 例，无效 5 例，总有效率 82.76%；蝶腭组显效 10 例，有效 11 例，无效 8 例，总有效率 72.41%；传统组显效 2 例，有效

16 例，无效 11 例，总有效率 62.07%。差异具有显著统计学意义（$P < 0.01$）。

②三组鼻部症状体征、眼部症状、全身症状在治疗第 1、2 个疗程后，联合组与蝶腭组均无明显差异（$P > 0.05$），均优于传统组，差异具有统计学意义（$P < 0.05$）；第 3、4 个疗程后，联合组均优于蝶腭组，差异具有统计学意义（$P < 0.05$），蝶腭组均优于传统组，差异具有统计学意义（$P < 0.05$）。

③三组睡眠情况、日常活动影响上、情感情况在第 1、2 个疗程后，联合组与蝶腭组均无明显差异（$P > 0.05$），均优于传统组，差异具有统计学意义（$P < 0.05$）；第 3、4 个疗程后，联合组均优于蝶腭组，差异具有统计学意义（$P < 0.05$），蝶腭组均优于传统组，差异具有统计学意义（$P < 0.05$）。

④观察联合组性别、年龄与疗效的关系发现，不同性别、年龄间疗效无统计学差异（$P > 0.05$）。

⑤观察联合组病程与疗效的关系发现，病程在 2～7 年疗效最好，依次优于 8～13 年、14 年以上，差异具有显著统计学意义（$P < 0.01$）。

【结论】针刺传统穴位联合蝶腭神经节治疗肺脾气虚型鼻鼽，疗效优于针刺蝶腭神经节，优于传统针刺；对鼻部症状体征的改善、对眼部症状的改善、对全身症状的改善均优于针刺蝶腭神经节，优于传统针刺；对睡眠情况的改善程度、对日常活动的改善程度、对情感问题的改善程度优于针刺蝶腭神经节，优于传统针刺。性别、年龄与临床疗效无相关性。病程越短，疗效越好，安全性高。

【小结】研究表明针刺传统穴位联合蝶腭神经节治疗肺脾气虚型鼻鼽较单纯针刺传统穴位和蝶腭神经节疗效具有显著优势。针刺传统穴位主选鼻周之穴，选取迎香、上迎香通利鼻周脉络，明目通鼻，印堂疏风通络，通鼻醒神，升提清阳之气，配以远端之合谷、足三里，激发机体原气，调动体内的正气以抗邪，同时兼顾调和气血，健脾益肺，扶正固本。针刺蝶腭神经节则直接作用于鼻部交感神经和副交感神经，调节血管收缩与舒张、腺体的分泌及神经的敏感性，对鼻塞等症状起效迅速，联合治疗优势明显。

## 二、清宣通窍法治疗鼻渊

### 1. 概述

鼻渊是以鼻流浊涕、量多不止为主要特征的疾病。临床常表现为鼻流大量浊涕、鼻塞、嗅觉减退，部分患者可伴有鼻窦区压痛，是鼻科的常见病、多发病之一，各年龄段均可发病。相当于西医的急慢性鼻窦炎。

鼻渊病名最早见于《黄帝内经》。《素问·气厥论》记载："胆移热于脑，则辛頞鼻渊，鼻渊者，浊涕下不止也。故得之气厥也。"古代医者认为脓涕来源于脑，故又将其称之为"脑漏""脑渗""脑泻""脑崩"。《素问·阴阳应象大论》云"清阳出上窍，浊阴出下窍"，胆热上扰，阻塞清窍，导致浊阴不降发为鼻渊。《素问·至真要大论》曰"少阴之复，懊热内作……甚者入肺，咳而鼻渊"，提出邪热犯肺的病因病机。

《外科正宗》记载"脑漏者，又名鼻渊，总因风寒凝入脑户与太阳湿热交蒸乃成"，提出了内因在致病中的作用，认为该病为机体素有湿热复感风寒而诱发。

《医醇剩义》中说："脑漏者，鼻如渊泉，涓涓流涕，致病有三：曰风也，火也，寒也。"明确提出鼻渊的主要致病因素为风、火、寒三种邪气。综上所述，历代医家对鼻渊病因病机的认识可概括为外感风火寒邪、邪热犯肺、湿热上扰，后世医家在此基础上进一步认识和发展，提出玄府郁闭、气机失常、阳虚湿聚等亦为鼻渊的病机关键。

编者在临床实践中发现急性鼻窦炎多为邪热蕴肺，宣降失常，上犯于鼻，酿生脓涕，壅滞鼻窍，肝胆郁滞，湿浊停聚于鼻窍，郁久化热，胆府郁热上移于脑，脑传热于鼻，蒸灼涕下而致。治宜"清热宣肺、通窍排脓"和"清泻胆热、宣通鼻窍"，自拟清宣排脓方、清胆通窍方治疗急性鼻窦炎取得了很好的临床疗效。

### 2. 组方与方解

（1）清宣排脓方

【组方】

辛夷 10 克<sub>包煎</sub>　　　白芷 10 克　　　生石膏 20 克<sub>先煎</sub>　　　炒苦杏仁 10 克

| 鱼腥草 15 克 | 炒冬瓜子 15 克 | 广藿香 15 克 | 石菖蒲 15 克 |
| 路路通 15 克 | 薄荷 6 克后下 | 金银花 15 克 | 连翘 15 克 |
| 黄芩 10 克 | 酒五味子 10 克 | 炙甘草 6 克 | |

【方解】详见本书第二章第二节中"清宣排脓方"。

（2）清胆通窍方

【组方】

| 龙胆 10 克 | 炒苍耳子 10 克 | 黄芩 10 克 | 栀子 10 克 |
| 白芷 10 克 | 辛夷 10 克包煎 | 薄荷 6 克后下 | 蔓荆子 10 克 |
| 鱼腥草 20 克 | 败酱草 20 克 | 泽泻 15 克 | 当归 10 克 |
| 生地黄 15 克 | 川芎 10 克 | 柴胡 10 克 | 炙甘草 6 克 |

【方解】详见本书第二章第二节中"清胆通窍方"。

**3. 相关研究**

（1）清宣排脓方治疗肺经风热型鼻渊的临床疗效观察——王丹丹

【目的】应用清宣排脓方治疗肺经风热型鼻渊，与口服鼻渊通窍颗粒进行对比，观察治疗组和对照组治疗前后的有效率、各症状体征积分情况，并就相关因素与疗效之间的关系进行分析探讨。对清宣排脓方治疗肺经风热型鼻渊的有效性、安全性，进行客观、科学的评估。

【方法】将 2016 年 1 月—2017 年 12 月于天津中医药大学第一附属医院耳鼻喉科就诊并确诊为肺经风热型鼻渊，符合纳入及排除标准的 62 例患者，按照随机数字表法分为治疗组和对照组，两组各 31 例患者。治疗组采用清宣排脓方，对照组予鼻渊通窍颗粒进行治疗，两组均以 7 天为 1 疗程，治疗 2 疗程后观察并记录患者症状体征积分及出现的不良反应，并对收集的数据进行统计学处理和疗效分析。

【结果】

①治疗组痊愈 4 例，显效 19 例，有效 6 例，无效 1 例，总有效率 96.67%；对照组痊愈 1 例，显效 8 例，有效 13 例，无效 8 例，总有效率 73.33%。经统计学分析，结果有统计学意义（$P < 0.05$）。

②治疗组和对照组治疗后 VAS 积分较治疗前明显降低，差异具有统

计学意义（$P < 0.05$）；两组间治疗后具有统计学意义（$P < 0.05$）。

③治疗组与对照组治疗后各症状体征均低于治疗前，经统计学分析，差异具有统计学意义（$P < 0.05$）。

④治疗后，两组主要症状、体征比较，鼻塞、鼻涕、鼻腔分泌物积分组间差异具有统计学意义（$P < 0.05$）；鼻黏膜充血、鼻甲肿大积分组间差异无统计学意义（$P > 0.05$）。

⑤治疗后，两组次要症状、体征比较，头痛、嗅觉下降、局部压痛、咳嗽、恶风积分两组间差异具统计学意义（$P < 0.05$）；舌质、舌苔及脉象积分两组间差异无统计学意义（$P > 0.05$）。

⑥观察治疗组性别、年龄与疗效的关系，经统计学分析，结果无统计学意义（$P > 0.05$）。

⑦观察治疗组鼻渊严重程度、病程、饮食偏嗜与疗效的关系，经统计学分析，差异有统计学意义（$P < 0.05$）。

【结论】治疗组清宣排脓方治疗肺经风热型鼻渊的疗效优于对照组鼻渊通窍颗粒；治疗组能有效改善肺经风热型鼻渊患者的主观感受，缓解该病给患者带来的痛苦；疗效与性别、年龄无关；鼻渊严重程度越轻，疗效越好；病程越短疗效越好；饮食越清淡疗效越好；安全且无不良反应。

【小结】清宣排脓方治疗鼻渊，有清热宣肺、通窍排脓之功，现代药理研究显示具有抗炎、稀释黏液、抗过敏、增强免疫的作用，能够有效改善鼻塞、鼻涕、鼻腔分泌物症状体征及头痛、嗅觉下降、咳嗽等症，疗效优于对照组，临床收效较好。

（2）清胆通窍方治疗胆腑郁热型鼻渊的临床疗效观察——李洋

【目的】观察应用清胆通窍方治疗胆腑郁热型鼻渊的临床疗效，分析相关影响疗效的因素，并对清胆通窍方的有效性和安全性进行客观评估。

【方法】选择符合纳排标准的62例患者，随机分为治疗组和对照组，各31例。治疗组采用自拟清胆通窍方，对照组采用藿胆丸，1周为1疗程，连续治疗4周后，记录两组治疗前后症状体征积分、鼻渊严重程度 VAS 积分及不良反应，对获得的数据进行统计学处理及疗效分析。

【结果】

①治疗前两组患者的性别、年龄、鼻渊各症状体征、鼻渊严重程度、病程、饮食偏嗜比较，差异无统计学意义（$P > 0.05$），具有可比性。

②治疗组治愈 3 例，显效 17 例，有效 6 例，无效 4 例，总有效率 86.67%；对照组治愈 1 例，显效 7 例，有效 11 例，无效 11 例，总有效率 63.33%，差异具有统计学意义（$P < 0.05$）。

③治疗后两组 VAS 积分均低于治疗前，差异具有显著统计学意义（$P < 0.01$）。

④治疗后两组各主要症状体征鼻塞、流浊涕、鼻黏膜充血、鼻甲肥大、鼻腔分泌物积分以及各次要症状体征嗅觉减退、头痛、烦躁易怒、口苦咽干、局部压痛积分均低于治疗前，差异具有统计学意义（$P < 0.05$）。

【结论】清胆通窍方可以改善患者鼻塞、流浊涕、鼻黏膜充血、鼻甲肿大、鼻腔分泌物，还可以缓解患者嗅觉减退、头痛、烦躁易怒、口苦咽干、局部压痛，且无明显的不良反应。

【小结】清胆通窍方具有清胆泻热、宣通鼻窍之功，能够有效治疗胆腑郁热型鼻渊，现代药理研究显示本方具有抗炎、抗菌、抗过敏、促进黏液排出、减轻黏膜充血、增强机体免疫力的作用，可有效改善患者鼻塞、流浊涕、嗅觉减退、头痛、烦躁易怒、口苦、鼻窦局部压痛等症状，总体疗效优于对照组，且安全性高，无不良反应。


### 三、熏蒸法治疗儿童腺样体肥大经验

#### 1. 概述

腺样体肥大是以鼻塞、打鼾、张口呼吸为主要特征的疾病，中医可归类为"鼾眠""鼻窒""痰核"等。

现代医学认为感染是导致腺样体肥大的主要原因，腭和咽扁桃体的隐窝是病毒和细菌的宿主，是其发病的潜在原因。此外有研究认为白三烯是

参与腺样体肥大的炎症介质之一，白三烯 B4 的升高水平与腺样体肥大的程度有关；而且幼儿时期腺样体增长迅速，6～7 岁时最为显著，12 岁后逐渐萎缩，有部分未完全退化，致部分残留，或相关结构先天发育异常，这些都可成为腺样体肥大的病因。

古代文献中未明确记载"腺样体肥大"这一病名。《灵枢·忧恚无言》载："颃颡者，分气之所泄也……人之鼻洞涕出不收者，颃颡不开，分气失也。"此所说之"颃颡不开""涕出不收"意指儿童腺样体肥大的临床表现。《诸病源候论》卷三十一载："鼾眠者，眠里喉间有声也。人喉咙，气上下也，气血若调，虽寤寐不妨宣畅；气有不和，则冲击喉咽，而作声也。其有肥人作声者，但肥人气血沉厚，追隘喉间，涩而不利亦作声。"由此可知，气血不调，亦可引起睡眠中鼾声时作。"鼾声"亦为腺样体肥大的常见症状之一。

《中医耳鼻喉口腔科临床手册》将该病之病因病机总结为脏气未充，外邪侵袭，失治或治之不当，邪留鼻咽交界之处，痰气结聚，腺样体增殖，颃颡不开，堵塞鼻窍而为病。并将其以"腺样体肥大"立名，并概括为三个方面："肾精亏损，虚火上炎""肺脾不足，痰湿困结""邪毒留滞，气血凝结"。

亦有医家从脏腑辨证入手，对儿童腺样体肥大的病因病机进行分析。肺、脾、肝功能失调导致津液失布，凝聚成痰，聚于鼻咽部可发为此病；患儿幼小，禀赋不足或后天失养，脾为生痰之源，脾失健运，致痰浊互结，上扰鼻咽部；肝气郁结，肝木克脾土，致脾虚湿困，湿聚成痰，与火热互结循经上扰咽喉亦可发为此病。

编者通过对本病多年的临床观察，发现腺样体肥大与痰瘀互结清窍密切相关，考虑小儿自身特点，立"芳香通窍，消瘀散结"为治则，结合中药药理，以辛芷方熏鼻进行治疗，取得良好效果。

**2. 组方与方解**

【组方】

辛夷 10 克<sub>包煎</sub>　　　白芷 10 克　　　薄荷 6 克<sub>后下</sub>　　　　鱼腥草 15 克

| | | | |
|---|---|---|---|
| 牡丹皮 10 克 | 赤芍 10 克 | 黄芩 10 克 | 石菖蒲 20 克 |
| 细辛 3 克 | 广藿香 15 克 | 鹅不食草 10 克 | 路路通 20 克 |
| 防风 10 克 | 荆芥 10 克 | 炙甘草 6 克 | |

【方解】详见本书第二章第二节中"辛芷方"。

**3. 相关研究**

辛芷方熏鼻治疗儿童腺样体肥大临床疗效观察——张鹏

【目的】应用辛芷方熏鼻治疗儿童腺样体肥大，与鼻腔雾化吸入用布地奈德混悬液进行比较，观察二者治疗效果、疗效影响因素及不良反应，并分析不同影响因素和临床疗效的关系。对辛芷方熏鼻治疗腺样体肥大的有效性、安全性进行科学性、客观性评估。

【方法】将 2017 年 1 月—2017 年 12 月就诊于天津中医药大学第一附属医院耳鼻喉科门诊，确诊为腺样体肥大并符合纳入、排除标准的患儿74 例，其中脱落 2 例，最终完成 72 例，采用随机数字表法进行分组，分为治疗组和对照组，各 36 例。治疗组以芳香开窍、消瘀散结为主要治疗原则，采用辛芷方熏鼻治疗；对照组采用鼻腔雾化吸入用布地奈德混悬液进行治疗。两组均以 7 天为一个疗程，共治疗 8 个疗程。治疗前后观察并记录两组患儿临床疗效、症状积分变化、腺样体厚度 / 鼻咽腔宽度比率（A/N 值）变化、儿童阻塞性睡眠呼吸暂停低通气综合征疾病特异性生活质量调查（OSA–18）量表总分及各维度积分变化，观察并记录年龄、性别、病程、疗程对疗效的影响及治疗组各证型疗效的比较，并对获取的数据进行统计学处理和治疗效果分析。

【结果】

①治疗组痊愈 10 例，显效 16 例，有效 4 例，无效 6 例，总有效率83.33%；对照组痊愈 3 例，显效 13 例，有效 11 例，无效 9 例，总有效率75.00%。经统计学分析，差异有统计学意义（$P < 0.05$）。

②两组治疗前后组内症状积分比较，差异有统计学意义（$P < 0.05$）；两组间治疗后症状积分比较，差异有统计学意义（$P < 0.05$）。

③观察两组治疗后 A/N 比值变化的情况可知，治疗组疗效优于对照

组，差异有统计学意义（$P < 0.05$）。

④治疗后两组内 OSA-18 调查表总积分比较，差异有统计学意义（$P < 0.05$）；治疗后两组间 OSA-18 调查表总积分比较，差异有统计学意义（$P < 0.05$）。

⑤观察两组年龄与疗效的关系发现，两组组内比较，可知年龄越大，治疗效果越好，差异具有统计学意义（$P < 0.05$）。

⑥观察两组性别与疗效的关系发现，治疗前后差异无统计学意义（$P > 0.05$）。

⑦观察两组病程与疗效的关系，病程在 1 周～2 个月疗效最好，优于 2～4 个月。差异有统计学意义（$P < 0.05$）。

⑧观察两组疗程与疗效的关系，治疗 4 个疗程与治疗 8 个疗程的疗效均具有显著统计学意义（$P < 0.01$）。

⑨观察治疗组各证型疗效比较，痰瘀互结型治疗总有效率为 94.74%；肺脾气虚治疗总有效率为 70.59%。两证型间比较，差异有统计学意义（$P < 0.05$）。且治疗组内证型与疗效的关系依次为痰瘀互结型＞肺脾气虚型。

【结论】辛芷方熏鼻治疗儿童腺样体肥大的疗效优于对照组雾化吸入用布地奈德混悬液；治疗前病情越轻，疗效越好；年龄越大，依从性越好，疗效越好；患儿病程越短，疗效越好；疗程越长，治疗效果越好；痰瘀互结型疗效优于肺脾气虚型；安全性高。

【小结】辛芷方熏鼻治疗腺样体肥大患儿，考虑小儿自身特点，结合中药功效及现代药理，结合临床实际，立芳香通窍、消瘀散结为法则，自拟辛芷方，采用患儿比较容易接受的鼻吸口呼之熏鼻法，可使有效成分通过药物产生的挥发油直达鼻咽部之腺样体处，促进颃颡局部之瘀滞消散，以达通颃颡、畅鼻窍之功。现代药理研究显示，本方具有抗炎、抗菌抗病毒、抗变态反应、提高免疫力、抗氧化的作用。临床研究取得良好效果，优于对照组布地奈德雾化吸入。且未出现鼻干、鼻出血、过敏等不良反应情况，安全性高。

# 第三节　咽喉疾病

## 一、养阴清金利咽法治疗慢喉痹

### 1. 概述

慢性咽炎是以咽部不适，咽黏膜肿胀或萎缩为特征的慢性疾病，主要以长期咽干，反复发作，伴咽痛、咽痒、咽异物感、咳嗽等为临床表现。

现代医学认为慢性咽炎主要与细菌感染有关，此外咽喉反流、职业暴露、过敏等因素也可引发此病。祖国医学对本病的描述最早可见于《阴阳十一脉灸经》。《黄帝内经》也多次论述了本病。历代诸多医家根据咽与经络脏腑的关系，认为咽喉与肺、脾胃、肾联系密切，若某一脏腑失司，咽喉受累，即可引发此病。近代医家对于本病的病因病机分为外邪侵袭、肺热壅盛、脾气虚弱、脾肾阳虚、肺肾阴虚、血瘀痰凝六型。

编者认为本病发病与肺阴亏损密切相关，无论是外邪侵袭、火毒上攻或是痰气交阻，日久皆致使脏腑虚损，气从鼻吸入，经喉入肺，咽部受邪、五脏受损尤以肺脏首当其冲。久病耗伤肺之阴液，阴虚水不制火，虚火上炎，致使咽喉失养，日久迁延不愈。故以养阴清金利咽法治疗慢喉痹。

### 2. 组方与方解

【组方】

| | | | |
|---|---|---|---|
| 生地黄 15 克 | 玄参 15 克 | 麦冬 15 克 | 浙贝母 10 克 |
| 黄芩 10 克 | 芦根 30 克 | 紫草 10 克 | 茜草 10 克 |
| 墨旱莲 10 克 | 地骨皮 15 克 | 青蒿 15 克后下 | 浮小麦 15 克 |
| 桔梗 6 克 | 甘草 6 克 | | |

【方解】详见本书第二章第二节中"养阴清金利咽方"。

### 3. 相关研究

养阴清金利咽法治疗肺阴亏损型慢喉痹的临床疗效观察——李莹

【目的】应用养阴清金利咽方治疗肺阴亏损型慢喉痹，与口服中成药养阴清肺糖浆进行比较，观察治疗组和对照组治疗前后的有效率、主观感受的 VAS 评分，并对相关影响因素与临床疗效之间的关系进行探讨。

【方法】将 2018 年 1 月—2018 年 12 月于天津中医药大学第一附属医院耳鼻喉科就诊，符合纳入标准并确诊为肺阴亏损型慢喉痹的 120 例患者，按随机数字表法分为治疗组和对照组，每组各 60 例。治疗组以滋阴润肺、清热利咽为治则，采用养阴清金利咽方；对照组予养阴清肺糖浆。两组均以 1 周为 1 个疗程，4 个疗程后观察疗效。治疗前后对两组患者症状体征积分的变化及不良反应进行观察与记录，并对获取的数据进行统计学处理和疗效分析。

【结果】

①治疗组脱失 1 例，治愈 13 例，显效 24 例，有效 12 例，无效 10 例，总有效率 83.05%；对照组脱失 2 例，治愈 6 例，显效 17 例，有效 14 例，无效 21 例，总有效率 63.79%。经统计学分析，差异具有显著统计学意义（$P < 0.01$）。

②治疗组与对照组治疗后 VAS 积分均低于治疗前，经统计学分析，差异具有显著统计学意义（$P < 0.01$）。

③治疗后，治疗组与对照组各主要症状、体征积分均低于治疗前，经统计学分析，差异有统计学意义（$P < 0.05$）。

④治疗后，治疗组与对照组次要症状比较，潮热、盗汗两组间积分，经统计学分析，两组间差异具有显著统计学意义（$P < 0.01$）；手足心热两组间积分，经统计学分析，差异无统计学意义（$P > 0.05$）。

⑤观察治疗组性别、年龄与疗效的关系发现，不同性别和年龄间差异无统计学意义（$P > 0.05$）。

⑥观察治疗组病程、饮食偏嗜与疗效的关系发现，不同病程、饮食习惯间差异具有显著统计学意义（$P < 0.01$）。

⑦观察治疗组用嗓情况、工作环境与疗效的关系发现，经常用嗓职业和非经常用嗓职业的患者、处于可接触粉尘或可闻及异味的工作环境和处

于干净无异味的工作环境的患者之间差异具有统计学意义（$P < 0.05$）。

⑧治疗组和对照组在治疗过程中均未出现任何明显不良反应。

【结论】养阴清金利咽方治疗治疗肺阴亏损型慢喉痹疗效优于对照组；治疗后患者的咽干、咽痒、咳嗽、潮热、盗汗等症状的改善均明显优于对照组；其疗效与性别、年龄无关；病程越短，疗效越好；饮食越清淡，疗效越好；职业用嗓越少，疗效越好；患者所处工作环境污染越少，疗效越好；临床安全性高，无不良反应。

【小结】养阴清金利咽方是以养阴清肺汤为基础方，在滋养肺阴的基础上加入宣肺止痒、清咽降火之药物，使全方针对肺阴亏损型慢喉痹之病症，靶向明确，更具针对性。现代药理研究显示，本方具有抗炎、抗细菌和病毒、止咳祛痰、抗变态反应和提高机体免疫力的作用。临床研究证实，养阴清金利咽方有效改善肺阴亏损型慢喉痹患者的主观感受，改善咽干、咽痒、咳嗽、潮热、盗汗等症状，优于治疗组，疗效确切，且未出现任何不良反应，安全性高。

## 二、化痰开音法治疗慢喉瘖

### 1. 概述

慢喉瘖是以声音嘶哑、反复发作、迁延不愈为主要特征的一类喉部疾病。临床上主要表现为慢性声音嘶哑、干咳、喉痛、喉部不适感、咳嗽咳痰等。

现代医学认为本病的发病与用声过度，长期吸入有害气体以及鼻腔、鼻窦、咽部和下呼吸道的慢性炎症有关。祖国医学对慢喉瘖的病因病机总结为虚实两类。实证者多由风寒、风热、痰热犯肺，肺气不宣，邪滞喉窍，声门开合不利所致，即所谓"金实不鸣""窍闭而瘖"。虚证者多由脏腑虚损，喉窍失养，声户开合不利所致，即所谓"金破不鸣"。近代医家多将此病分为风寒袭肺、风热犯肺、肺热壅盛、肺肾阴虚、肺脾气虚、血瘀痰凝六型。

编者认为患者患病日久，邪气滞留喉窍阻滞经络，脉络受损，喉部经气不利，气血运行不畅而成瘀，气滞水停而成痰，痰凝血瘀壅滞于声带，可致声带肥厚，声门开合不利而致声音嘶哑。故此病的病机关键为痰瘀互结，因此仅用化痰药或活血祛瘀药均不能有效治疗本病，故采用化痰开音法，在会厌逐瘀汤方的基础上合二陈汤进行加减治疗，旨在行气活血，化痰开音。

**2. 组方与方解**

【组方】

| 桃仁 10 克 | 红花 10 克 | 陈皮 10 克 | 法半夏 10 克 |
| 枳壳 10 克 | 柴胡 10 克 | 赤芍 10 克 | 当归 10 克 |
| 茯苓 10 克 | 竹茹 10 克 | 玄参 10 克 | 桔梗 6 克 |
| 甘草 6 克 | | | |

【方解】方中桃仁、红花、陈皮、半夏四味为君药，活血祛瘀，理气化痰。桃仁、红花此两味药均入肝经，相须为用，共奏活血散瘀、消肿止痛之功；半夏、陈皮二者味辛，功善燥湿化痰，陈皮亦可理气行滞，二者等量合用，不仅相辅相成，增强燥湿化痰之力，而且体现了"治痰先理气，气顺则痰消"之意。

枳壳、柴胡、赤芍、当归、茯苓、竹茹六味药为臣药，行气化痰，健脾和胃。枳壳、柴胡用以疏肝理气，行气宽胸，气为血之帅，血为气之母，气行则痰化，血行则瘀散，既可化痰又可助君药增强活血之效；赤芍、当归助桃仁、红花增强活血之功，当归活血之余，又善补血，可防诸活血药性猛而伤正，使活血破瘀而无耗血之虑；茯苓健脾渗湿，渗湿以助化痰之力，健脾以杜生痰之源；枳壳、半夏、陈皮、茯苓加竹茹合为温胆汤，既可增强化痰之力，又考虑到患者声音嘶哑日久，出现情志抑郁不遂、心烦不安等情况，故在祛痰同时加以除烦，使胆郁得舒。

玄参为佐药，宣肺化痰，利咽开音，同时具有滋阴之功，可起到反佐君药之效。本方君臣药多为味辛之品，用以活血行气化痰，但味辛之品过多恐伤机体之阴。而玄参味苦，滋阴，其性向下，可防辛药过燥，伤阴损气。桔梗引药上行，与甘草合为桔梗汤，利咽开音，可为佐使药助君、臣药宣肺化痰。甘草调和诸药。本方活血与行气化痰相伍，既行血分之瘀滞，又解气分之郁结，使痰结得化，且有开音补益之药，使行气活血而不伤正。合而用之使血活瘀化结散、气行痰消音开，标本兼治，则诸症自除。

**3. 相关研究**

会厌逐瘀汤合二陈汤加减治疗血瘀痰凝型慢喉瘖临床疗效观察——董彦春

【目的】应用会厌逐瘀汤合二陈汤加减治疗慢喉瘖，与口服黄氏响声丸进行比较，观察试验组和对照组治疗前后的有效率、症状体征积分情况，并分析不同影响因素与临床疗效的关系。

【方法】将 2016 年 1 月—2016 年 12 月就诊于天津中医药大学第一附属医院耳鼻喉科门诊，确诊为慢喉瘖并符合纳入及排除标准的慢喉瘖患者 120 例，按随机数表法分为试验组和对照组，试验组和对照组各 60 例患者。试验组以行气活血、化痰开音为主要治则，采用会厌逐瘀汤合二陈汤加减；对照组予黄氏响声丸进行治疗。两组均以 7 天为 1 个疗程，共治疗 4 个疗程。治疗前后观察并记录两组患者症状体征积分的变化及不良反应，并对获取的数据进行统计学处理和治疗效果分析。

【结果】

①试验组治愈 21 例，显效 18 例，有效 14 例，无效 5 例，总有效率为 89.00%；对照组治愈 14 例，显效 15 例，有效 11 例，无效 17 例，总有效率为 70.18%。经统计学分析，差异具有统计学意义（$P < 0.05$）。

②试验组与对照组治疗后症状体征平均积分均低于治疗前，经统计学分析，差异具有显著统计学意义（$P < 0.01$）；试验组和对照组治疗后症状体征积分的差异具有统计学意义（$P < 0.05$）。

③观察试验组性别、年龄与疗效的关系发现，不同性别和年龄间差异无统计学意义（$P > 0.05$）。

④观察试验组病程、饮食习惯、用嗓情况与疗效的关系发现，不同病程、饮食习惯、用嗓情况之间的差异具有统计学意义（$P < 0.05$）。

⑤观察试验组慢喉瘖病情严重程度分级与疗效的关系发现，不同病情

严重程度的差异具有统计学意义（ $P < 0.01$ ）。

⑥试验组和对照组在治疗过程中均未出现任何明显不良反应。

【结论】会厌逐瘀汤合二陈汤加减治疗慢喉瘖的疗效优于对照组黄氏响声丸；可改善慢喉瘖患者的症状及体征；病程越短疗效越好；用嗓越少疗效越好；饮食越清淡疗效越好；病情程度越轻，疗效越好；安全性高。

【小结】会厌逐瘀汤合二陈汤加减治疗血瘀痰凝型慢喉瘖临床疗效确切。慢喉瘖的病理产物属痰瘀之范畴，在活血祛痰时又要考虑到不伤其正，故标本兼治才是最佳选择，由此会厌逐瘀汤合二陈汤加减治疗本病有明显优势。现代药理研究显示，本方具有扩张血管、改善微循环，抗炎抑菌，抑制纤维变性，刺激腺体分泌的作用。通过观察发现，运用该方可有效改善慢喉瘖患者声音嘶哑、声带充血、声带水肿或肥厚及咽喉干燥、疼痛等症状，优于治疗组，且未出现任何不良反应，安全性高。

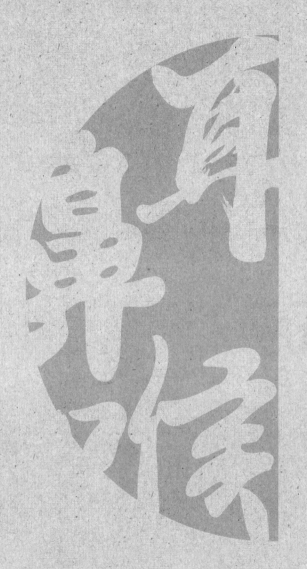

第六章

典型医案

术精岐黄惠民众

**病案一：耳鸣——心肾不交证**

霍某，女，75岁，退休。

**初诊：** 2022年6月5日。

**主诉：** 双耳鸣，持续性蝉鸣音1月余。

**现病史：** 患者1个月前无明显诱因出现双耳鸣，持续性蝉鸣音，伴双耳堵闷感，听力下降。心烦焦虑，情志不畅。纳可，寐差、多梦易醒，大便干。

**检查：** 耳镜检查示双外耳道畅，鼓膜完整，标志可。纯音听阈检查示重度感音神经性聋，双耳平均听阈为65 dB。声导抗示双耳A型图。

**舌脉：** 舌红，少苔，脉沉。

**西医诊断：** 耳鸣（双侧），感音神经性聋（双侧）。

**中医诊断：** 耳鸣，耳聋。证属心肾不交。

**治则：** 补肾宁心，通窍息鸣。

**处方：** 补肾宁心通窍方加减。

| | | | |
|---|---|---|---|
| 熟地黄15克 | 黄连6克 | 肉桂6克后下 | 山药10克 |
| 酒萸肉10克 | 泽泻10克 | 牡丹皮10克 | 茯苓10克 |
| 鸡血藤15克 | 络石藤15克 | 钩藤15克 | 首乌藤15克 |
| 煅龙骨20克先煎 | 煅牡蛎20克先煎 | 炙甘草6克 | |

7剂，每日1剂，水煎取汁300 mL，早晚各150 mL，温服。

**二诊：** 2022年6月12日。

**主诉：** 双耳鸣减轻，间歇2天未发，双耳堵闷、听力如前。心烦焦虑，情志不畅。纳可，寐差、多梦易醒稍好转，大便干。

**舌脉：** 舌淡红，少苔，脉沉。

**处方：** 上方加葛根15克、酸枣仁15克、百合30克、大枣10枚，继服7剂，煎服法同上。

**三诊：** 2022年6月19日。

**主诉：** 双耳鸣时有时无，近3天未发作，双耳堵闷感时有反复，听力如前。心烦焦虑好转。纳可，寐安，二便调。

**舌脉：** 舌淡红，苔薄白，脉沉。

**处方：** 上方加石菖蒲、路路通各15克，继服7剂，煎服法同上。

**四诊：** 2022年6月26日。

**主诉：** 双耳鸣及双耳堵闷感基本消失，听力如前。心烦焦虑好转。纳可，寐安，二便调。

**舌脉：** 舌淡红，苔薄白，脉沉。

**处方：** 效不更方，继服7剂巩固疗效后停药。嘱患者避风寒，调情志，慎起居，不适随诊。

**按语：** 肾藏精主水，开窍于耳，肾之精气上通于耳，主耳窍生长发育。心藏神主血脉，而心所藏之神为君火所主，与肾主水藏精密切相关，只有心肾相交，水火既济，才能使清窍得养，听觉聪敏。

本案患者年老肾亏，肾阴不足，肾气不能上奉于心，致使心火偏亢；平素思虑过度，情志抑郁化火伤阴，心火内炽，不能下交于肾，肾水独寒，水火既济失调，清窍失司，发为耳鸣；髓海不足，经脉空虚，故耳堵闷感，听力下降；心火独亢，扰乱心神，心神不宁，故心烦焦虑，情志不畅，寐差多梦易醒。以补肾宁心、通窍息鸣为治疗原则，自拟补肾宁心通窍方治疗。

方中熟地黄入肾经，滋阴补肾、填精益髓；黄连入心经，清心降火除烦；肉桂引火归元，兼制黄连苦寒伤中，三者合为君药。山药健脾固肾，补后天以充先天；酒萸肉补养肝肾，二者合为臣药。泽泻利水渗湿，防熟地黄滋腻碍脾；牡丹皮清泄相火，凉血清肝而泻阴中伏火，制酒萸肉之温涩；茯苓渗湿健脾，既助山药补脾，又助泽泻利水，且防熟地黄滋腻有碍运化，三者合为佐药。炙甘草补脾和中，调和诸药，为使药。

此外，患者肾精不足，脉络失养，气血运行无力，久病因虚致瘀，虚实夹杂。因此，于补肾宁心的基础上合用四藤龙牡汤以活血通络，镇惊安神，通窍息鸣。鸡血藤、络石藤入肝、肾两经，合用以活血补血通络；钩藤、首乌藤以镇惊养血安神，四药合用，取类比象，发挥了藤类药物的通络作用。煅龙骨、煅牡蛎镇惊安神，平肝潜阳。二诊时，患者耳堵闷、心烦焦虑如前，故加葛根以升阳通脉、清利耳窍；酸枣仁、百合入心经以助黄连、肉桂养心宁神、清心除烦；大枣补脾益气、养心安神。三诊时，患者耳堵闷、心烦焦虑均较前好转，故加石菖蒲、路路通以加强通络开窍之力。四诊时，患者明显好转，故效不更方继服以巩固药力。

（陶唯整理）

**病案二：耳鸣——脾气虚弱证**

赵某，女性，46 岁。

**初诊：** 2022 年 6 月 10 日。

**主诉：** 双耳鸣，呈电流音，间断发作 1 月余。

**现病史：** 患者 1 个月前因劳累发病后就诊于某院，诊断为"神经性耳鸣伴突聋"，予灯盏花注射液、前列地尔静脉滴注，长春胺缓释胶囊、血府逐瘀胶囊、银杏叶片口服，经治疗后听力恢复，耳鸣改善不明显。今为求中医治疗就诊我科。现双耳鸣，呈电流音，间断发作，每遇劳累、思虑过多或休息欠佳时加重。伴左耳耳后紧缩感，神疲乏力。不欲饮食，寐安，二便调。

**检查：** 耳镜示双外耳道畅，鼓膜完整，标志尚清。纯音听阈检查示双耳听力大致正常。声导抗示双耳 A 型图。

**舌脉：** 舌淡红，苔薄白，脉沉细。

**西医诊断：** 神经性耳鸣（双侧）。

**中医诊断：** 耳鸣，证属脾气虚弱。

**治则：** 健脾益气，通窍息鸣。

**处方：** 健脾通窍息鸣方加减。

| | | | |
|---|---|---|---|
| 黄芪 15 克 | 党参 10 克 | 茯苓 10 克 | 炒白术 10 克 |
| 炒白扁豆 10 克 | 薏苡仁 10 克 | 砂仁 6 克后下 | 山药 10 克 |
| 莲子 10 克 | 鸡血藤 15 克 | 钩藤 15 克 | 络石藤 15 克 |
| 首乌藤 15 克 | 龙骨 15 克先煎 | 牡蛎 15 克先煎 | 葛根 20 克 |

地龙 10 克　　　丝瓜络 10 克　　　炙甘草 6 克

7 剂，每日 1 剂，水煎取汁 300 mL，早晚各 150 mL，温服。

**二诊：** 2022 年 6 月 17 日。

**主诉：** 双耳鸣声音较前减轻，由电流声转为沙沙声。乏力较前减轻，时有头痛，头部紧缩感，左耳耳后紧缩感，颈肩部僵硬。纳可，寐安，二便调。

**舌脉：** 舌脉同前。

**处方：** 上方去莲子、薏苡仁，加天麻、川芎各 10 克，继服 14 剂，煎服法同上。

**三诊：** 2022 年 7 月 1 日。

**主诉：** 双耳鸣明显减轻，仅劳累时发作。乏力消失，头痛及头部紧缩感减轻，左耳耳后紧缩感间歇发作。纳可，寐安，二便调。

**舌脉：** 舌脉同前。

**处方：** 上方去砂仁，加香附 10 克、丹参 15 克、藁本 10 克，继服 14 剂，煎服法同上。

**四诊：** 2022 年 7 月 14 日。

**主诉：** 双耳鸣、头痛消失，间歇左耳耳后紧缩感。纳可，寐安，二便调。

**舌脉：** 舌脉同前。

**处方：** 上方去天麻、藁本、党参，加牡丹皮、赤芍、白芍各 10 克。嘱患者继服 14 剂巩固疗效后可停药。

**按语：** 耳鸣，又名"苦鸣""蝉鸣"。早在《黄帝内经》中就明确指出脾胃虚弱可以导致耳鸣，《灵枢·口问》云："耳者，宗脉之所聚也，故胃中空则宗脉虚，虚则下溜，脉有所竭者，故耳鸣。"脾为中土，是后天之本，生化有源，输布有常，则阳气清轻上升，滋养七窍；脾虚失运，气血津液输布失常，停聚日久则化湿困脾，阻遏脾阳，难以上行濡养耳窍。思虑过度、起居无常、暴饮暴食、嗜食辛辣刺激肥甘厚味之品，久则伤及脾胃，清阳不升，浊阴上逆，湿邪上犯耳窍，则耳鸣阵阵。

本案患者平素劳倦，思虑过多，每遇情绪急躁，压力过大或休息欠佳时，耳鸣加重。故其耳鸣病机在于劳倦、忧思伤脾，脾虚不足，升降失常，致耳窍失养，耳失通利。脾气亏虚，气血生化无源，耳窍失于濡养，经脉空虚，则耳鸣、左耳耳后紧缩感；气虚不固，气不摄津，津液输布失常，四肢百骸失于濡养，则神疲乏力；脾失健运，运化无力，则不欲饮食；舌淡红，苔薄白，脉沉细均为脾虚证的表现。病变脏腑主要责之于脾，治法应重视固护脾胃，以温药和之，健脾益气，升清降浊，宣畅气机，通调耳窍。自拟健脾通窍息鸣方加减治疗。

全方以黄芪、党参、茯苓、白术益气健脾为君药。炒白扁豆补脾和胃，清暑化湿；薏苡仁清热渗湿，利水消肿；砂仁味辛、性温，醒脾化湿，兼可理气；山药甘平，莲子甘涩。五药合用补脾收涩，共为臣药。鸡血藤、钩藤、络石藤、首乌藤、龙骨、牡蛎合为四藤龙牡汤，活血通络、重镇潜阳、养血安神。地龙通络止痉；丝瓜络性甘平，通经活络；葛根升阳解肌，改善耳后紧缩感及头痛。三药与四藤龙牡汤共为佐药，以奏通络聪耳之功效。使药以炙甘草调和诸药。

综观全方，用药精准，切中病机，脾胃恢复运化之力，气血得以生化如常，耳窍方能通利。二诊时有头痛，头部紧缩感，故加天麻、川芎，二者合用活血通络以止痛。三诊头痛及头部紧缩感减轻，时有左耳耳后紧缩感，故加香附、丹参、藁本，增强行气活血、通络止痛之效。四诊患者耳鸣消失，头痛消失，故去天麻、藁本，加牡丹皮以活血，赤芍、白芍二者相伍，一散一收，共奏养血和营之效。

（张文华整理）

**病案三：耳胀——肺脾虚弱证**

赵某，男，7岁，学龄儿童。

初诊：2014年11月8日。

**主诉（家长代述）：** 双耳堵闷，听力减退1月余。

**现病史（家长代述）：**患儿1个月前于室外玩耍，感受风寒后，家长发现呼之不予理睬，遂至当地医院就诊，诊断为"分泌性中耳炎"，给予口服抗生素、黏液促排剂及外用激素鼻喷剂治疗，症状未见明显改善。为求进一步诊治，遂前来我院就诊。现双耳堵闷，耳内如物阻隔，听力减退，鼻塞，流白黏涕，夜间张口呼吸。伴面色不华，倦怠乏力，不思饮食，大便溏稀，一日2～3次，小便可，寐尚安。

**检查：**耳内镜检查示双外耳道畅，鼓膜完整、色橙黄，可见气液平面，标志不清。纯音听阈检查示双耳轻度传导性听力损失，双耳平均听阈30 dB。声导抗示双耳B型图。双侧鼻腔黏膜充血，双下鼻甲肿大，双侧下鼻道可见白黏性分泌物附着，双侧中鼻道及嗅裂欠通畅，嗅觉正常。

**舌脉：**舌淡白胖嫩，苔薄白微腻，脉细缓。

**西医诊断：**分泌性中耳炎。

**中医诊断：**耳胀，证属肺脾虚弱。

**治则：**宣肺健脾，利湿通窍。

**处方：**化痰利湿通窍方加减。

| | | | |
|---|---|---|---|
| 炒紫苏子12克 | 炒莱菔子12克 | 炒白芥子12克 | 茯苓10克 |
| 辛夷10克包煎 | 白芷10克 | 薄荷6克后下 | 泽泻10克 |
| 猪苓10克 | 炒苦杏仁6克 | 鱼腥草15克 | 石菖蒲10克 |
| 地龙6克 | 路路通10克 | 炒鸡内金10克 | 炒麦芽10克 |
| 炙甘草6克 | | | |

7剂，每日1剂，水煎取汁300 mL，早晚各150 mL，温服。

**二诊：**2014年11月15日。

**主诉（家长代述）：**双耳堵闷较前减轻，听力较前有所提高，流白黏涕基本消失，食欲明显提高，仍鼻塞，夜间张口呼吸，余症均较前减轻。寐安，大便溏稀有所改善，一日1～2次。

**检查：**双外耳道畅，鼓膜色淡黄，可见气泡影。双鼻黏膜淡红，下甲稍大。

**舌脉：** 舌脉同前。

**处方：** 上方去炒鸡内金、炒麦芽，继服 7 剂，煎服法同上。

**三诊：** 2014 年 11 月 22 日。

**主诉（家长代述）：** 双耳堵闷感消失，听力基本恢复正常，鼻塞、夜间张口呼吸较前明显减轻，倦怠乏力感减轻，面色红润。纳可，寐安，二便调。

**检查：** 双外耳道畅，鼓膜完整，标志尚可。纯音听阈检查示双耳听力正常。声导抗示双耳 A 型图。双鼻黏膜淡红，下甲可见。

**舌脉：** 舌淡红，苔薄白，脉细。

**处方：** 效不更方，继服 7 剂，以巩固疗效。

**四诊：** 2014 年 11 月 29 日。

**主诉（家长代述）：** 双耳堵闷感消失，听力恢复正常，鼻塞、夜间张口呼吸、乏力感消失。纳可，寐安，二便调。

**检查：** 双外耳道畅，鼓膜完整，标志可。双鼻黏膜淡红，下甲可见。

**舌脉：** 舌淡红，苔薄白，脉细。

**处方：** 目前症状消失，中病即止，故嘱患儿停药。

**按语：** 小儿具有"脏腑娇嫩，形气未充"的生理特点，五脏六腑的形态没有成熟、各种生理功能没有健全。明代医家万全提出"三不足，两有余"理论，即肺、脾、肾三脏不足更为突出。

肺本属"娇脏"，加上小儿形气未充，卫外功能较弱，易受外邪侵袭，由口鼻或皮毛腠理而入，闭塞肺气，气失宣降，耳咽管启闭功能失常，清不入浊不出，凝聚而生痰湿，痰湿之邪积聚耳窍，致耳窍痞塞不通。"脾常不足"，脾胃之体成而未全，脾胃之气全而未壮，加之饮食不知自调，易为乳食所伤，脾气失运，气机不畅，清阳不升，湿浊内生，聚而成痰，痰浊上犯，潴留鼓室，困结耳窍，耳窍痞塞不通，耳内如物阻隔。风寒外袭，肺失宣肃，壅塞鼻窍则鼻塞、夜间张口呼吸。肺主通调水道，通过宣发肃降作用将脾气转输而来的水液散布到全身，肺失宣降，脾失运化，水湿停聚，上犯鼻窍，则流涕。饮食入胃，脾气将其运化为精、气、血、津液，吸收并转输全身，内养五脏六腑，外养四肢百骸、皮毛筋肉，脾虚则运化失职，气血生化乏源，则面色不华、倦怠乏力。脾主运化食物，脾气促进食物的消化和吸收，脾失健运，水谷不化，则不思饮食，大便溏稀。舌淡白胖嫩，苔薄白微腻，脉细缓均为肺气失宣，脾虚湿困之象。故立宣肺健脾，利湿通窍治法，自拟化痰利湿通窍方治疗。

方中君药为炒紫苏子、炒莱菔子、炒白芥子、茯苓。炒紫苏子、炒莱菔子、炒白芥子合为"三子养亲汤"，三者相配，各司其职，各有所长，善去皮里膜外之痰以消耳中之"痰湿"。将此三味药置于方中，是考虑到小儿"脾常不足"，取其健脾消食之功，以充养其脾脏，使脾气健运，以复其正常的运化水液的功能。同时借其辛温之性味，燥其积聚于耳中之痰，可谓一石二鸟，标本兼治。茯苓因其味甘且淡，性平，善入脾经，渗湿健脾，祛邪而不伤中，与三子养亲汤共为君药，以使脾气渐复，水湿得消。

臣药为辛夷、白芷、薄荷、泽泻、猪苓。辛夷、白芷、薄荷归肺经，共奏疏风宣肺、开窍启闭之效，此三味药也是苍耳子散的组成部分，取其宣通鼻窍之功以开启郁闭之肺气。猪苓、泽泻佐君药以健脾渗湿，猪苓、泽泻利水渗湿之力较强，入肾经，属人体脏腑之下位，以此二味同用，属因势利导，引水下行，使体内的痰湿之邪有路可去。另外，耳为肾之外窍，肾水通利，肾之经气得以正常开阖，则痹阻耳窍之邪气可祛，以达聪耳之效。

佐药为炒苦杏仁、鱼腥草、石菖蒲、路路通、地龙、炒鸡内金、炒麦芽。其中炒苦杏仁、鱼腥草佐臣药以理肺通窍。本方君臣之药多为味辛之品，以燥湿化痰，但辛味太多恐伤肺之气阴，而炒苦杏仁味苦，其性向下，既可肃肺下气，用其性味以防辛药过燥，伤阴损气，又可利用其入大肠经润肠通便之功效，可降肠腑之气以达通其相表里的肺脏之经气的目的。石菖蒲，化湿醒脾，行气消胀，善除中焦之湿；路路通祛风通络，除湿通经；地龙善舒经通络，三者同用，旨在以石菖蒲为引经之药，使行气祛风、通经除湿之效入心经以达耳窍，从而起到通络启闭、舒经聪耳之效。炒鸡内金、炒麦芽，健胃消食，助脾运化，同泽泻、茯苓合用，以健脾开胃。炙甘草补脾益气，调和诸药而为使。整个治疗过程中，处方用药皆以宣肺健脾、化痰利湿为宗，辨证准确，用药得当，故疗效较好。

（张盈整理）

**病案四：失嗅症——血瘀鼻窍证**

刘某，女，52 岁，个体。

**初诊：** 2007 年 9 月 18 日。

**主诉：** 嗅觉丧失 4 月余。

**现病史：** 患者于 4 个月前感冒后出现嗅觉减退，鼻塞，流清涕，遇寒加重，未予重视，逐渐加重，遂前来就诊。现嗅觉丧失，鼻塞严重时头痛。纳可，寐安，二便调。

**检查：** 鼻内窥镜检查示双鼻黏膜慢性充血，双下甲稍肿大，鼻咽部未见异常。

**舌脉：** 舌暗红，苔白腻，脉涩。

**西医诊断：** 嗅觉失灵。

**中医诊断：** 失嗅症，证属血瘀鼻窍。

**治则：** 通窍活血。

**处方：**

1. 针刺治疗

**取穴：** 蝶腭神经节（单侧）、迎香（双侧）、印堂、合谷（双侧）、足三里（双侧）。

针刺蝶腭神经节（单侧）1 次，操作方法详见本书第四章第一节中"蝶腭神经节针刺法"。

针刺迎香（双侧）、印堂、合谷（双侧）、足三里（双侧）穴位，

1 次 / 天，12 天为 1 个疗程。以上常规穴位针刺得气后施捻转补法，然后将针柄与电针仪连接，疏密波，电流以患者能耐受为度，诱导 30 min。

2. 苍耳子散合四藤汤加减

| | | | |
|---|---|---|---|
| 炒苍耳子 10 克 | 辛夷 10 克<sub>包煎</sub> | 白芷 10 克 | 薄荷 6 克<sub>后下</sub> |

炒苍耳子 10 克　　辛夷 10 克包煎　　白芷 10 克　　薄荷 6 克后下

鸡血藤 10 克　　络石藤 10 克　　钩藤 10 克　　首乌藤 10 克

牡丹皮 10 克　　赤芍 10 克　　广藿香 10 克　　佩兰 10 克

细辛 3 克　　蜈蚣 2 条　　炙甘草 6 克

共 14 剂，每日 1 剂，水煎取汁 300 mL，早晚各 150 mL，温服。

**二诊：**2007 年 10 月 2 日。

**主诉：**嗅觉较前改善，能闻到浓烈刺激味道，如醋味、烟味。鼻塞、流涕好转。

**处方：**针刺治疗同前，其中蝶腭神经节取对侧。中药继服 14 剂。

**三诊：**2007 年 10 月 16 日。

**主诉：**嗅觉较前明显好转，能闻到如葱、蒜、炒菜、化妆品等气味。鼻塞、流涕消失。

**处方：**因患者交通不便，针刺治疗两个疗程后停止。中药继服 14 剂。

**四诊：**2007 年 10 月 30 日。

**主诉：**嗅觉基本恢复正常。

**处方：**嘱患者停药，不适随诊。

**按语：**现代医学认为，嗅觉丧失系嗅黏膜、嗅神经病变所致，多见于萎缩性鼻炎，慢性鼻炎等。中医学认为，本病多因清阳不升，湿浊阻窍；或血瘀阻窍；或血虚气血不荣鼻窍，致嗅觉丧失，鼻塞。患者因清阳不升，湿浊阻窍，且久病多瘀，属邪实，治疗重在通络开窍。针刺治疗以就近取穴为原则，辅以远部配穴，疏通经气，改善局部的血液循环，宣通鼻窍。蝶腭神经节、迎香以散风祛邪，宣通鼻窍；印堂为经外奇穴，可鼓舞阳气；远取合谷、足三里以解表祛邪，且合谷为四总穴，"面口合谷收"是治疗颜面、五官疾患之要穴；足三里为胃经之合穴，用本穴培土生金，补益脾肺之气。中药以苍耳子散合四藤汤加减，苍耳子散通窍止涕；四藤汤活血通络；赤芍活血化瘀；广藿香、佩兰芳香化湿；细辛散寒止痛；蜈蚣行气活血，通络止痛；甘草调和诸药。全方共奏通窍活血之效。

（葛仪方整理）

### 病案五：喉痹——肝郁脾虚证

邵某，女，32 岁，自由职业者。

**初诊：** 2022 年 3 月 18 日。

**主诉：** 咽部异物感反复发作 2 年余。

**现病史：** 患者 2020 年初因工作变故，赋闲在家，反复求职不果后，情绪逐渐低落甚则抑郁。2020 年 3 月出现咽部异物感、咽干等症，每于情绪波动后加重，常伴食欲不振。曾自行服用逍遥丸 1 月余（8 丸 / 次、3 次 / 日，仲景宛西制药股份有限公司生产，国药准字 Z41021831），间断饮用代茶饮半年余（药物成分：金银花、菊花、胖大海、枸杞等，剂量不详），症状未见明显好转，再未予其他治疗。自述平素性格内向、常易思虑过度。现咽部异物感，每于情绪波动后加重，咽干，偶有咽痛。四肢倦怠无力，少气懒言，易汗出，腹胀。平素思虑过重，郁郁寡欢。体态清瘦，精神欠佳，神情忧郁，面色萎黄。纳呆，寐欠安，入睡难，多梦，大便干燥，3 ～ 4 日一行。

**检查：** 喉镜示咽黏膜慢性充血，舌根及咽后壁滤泡增生。双侧室带黏膜光滑，双侧声带黏膜正常，活动可。

**舌脉：** 舌淡红，苔薄黄，脉弦缓。

**西医诊断：** 慢性咽炎。

**中医诊断：** 喉痹，证属肝郁脾虚。

**治则：** 疏肝健脾，散结利咽。

**处方：** 疏肝健脾利咽方加减。

| 柴胡 10 克 | 香附 10 克 | 白术 10 克 | 茯苓 10 克 |

| 当归 10 克 | 白芍 10 克 | 麦冬 15 克 | 芦根 30 克 |
| 厚朴 10 克 | 紫苏梗 10 克 | 山慈菇 5 克 | 合欢花 20 克 |
| 百合 30 克 | 柏子仁 30 克 | 浮小麦 15 克 | 炙甘草 6 克 |

7 剂，每日 1 剂，水煎取汁 300 mL，早晚各 150 mL，温服。

**二诊：** 2022 年 3 月 25 日。

**主诉：** 咽异物感、咽干较前略有减轻。四肢倦怠乏力、少气懒言改善。

**舌脉：** 舌脉同前。

**处方：** 效不更方，上方继服 7 剂。

**三诊：** 2022 年 4 月 1 日。

**主诉：** 咽干、咽痛好转，腹胀消失。

**处方：** 上方去厚朴，继服 14 剂，煎服法同上。

**四诊：** 2022 年 4 月 15 日。

**主诉：** 咽痛消失，咽部异物感减轻，时有咳嗽、咳痰。

**处方：** 上方加蜜紫菀、款冬花、桔梗各 10 克，继服 14 剂，煎服法同上。

**五诊：** 2022 年 4 月 29 日。

**主诉：** 咽异物感、咽干均较前明显减轻，咽痛偶有反复。易汗出消失、入睡难、多梦较前改善，大便干较前缓解。

**处方：** 上方去柏子仁、浮小麦，加金果榄、郁李仁各 10 克，继服 14 剂，煎服法同上。

**六诊：** 2022 年 5 月 13 日。

**主诉：** 咽异物感、咽干基本消失，入睡难、多梦消失，大便干消失。

**处方：** 上方去芦根、合欢花、郁李仁，继服 14 剂，煎服法同上。

**七诊：** 2022 年 6 月 22 日。

**主诉：** 近 20 天内，咽部异物感、咽干、咽痛未见发作，余症亦基本消失。患者外出旅游归来，情绪明显好转。

**处方：** 因患者各方面状态均明显改善，故不再用药。

**按语：** 咽喉的濡养，需要脾胃运化水谷精微，同时赖以肝主疏泄、调畅气机的功能，肝脏气机不畅，则脾胃运化失职，水谷精微聚而成痰，咽部痰气交阻而发病。肝气郁结，气机阻滞，津液不行，郁而生痰，痰气搏结于咽喉，故咽部异物感，且每于情绪波动后加重；肝喜条达而恶抑郁，肝经循行过咽喉，肝失疏泄，经气不利，故见咽干、咽痛；脾虚生化失源，不能充达四肢肌肉，故见四肢倦怠无力、体态清瘦；脾气虚，气血生化不足，故见少气懒言；脾属土，肺属金，土能生金，脾气虚则生化乏源，致肺气虚，腠理不固，加之气虚无力摄津，故津液外泄，易汗出；脾气虚弱，运化失职，输精、散精无力，水湿不运，故见腹胀、纳呆；气血不能上荣于面，故见面色萎黄；气虚血少，心血失于濡养，心神难安，故入睡难，多梦；肝气郁结，疏泄不及，脾胃中焦气机升降失调，无力推动水谷糟粕，滞于肠道而致便秘；舌淡红，苔薄黄，脉弦缓均为肝郁脾虚之象。故确立疏肝健脾治法，自拟疏肝健脾利咽方治疗。

方中以柴胡、香附、白术、茯苓为君药。柴胡味薄气升；香附辛香行散，味苦疏泄；白术益气补中、健脾燥湿；茯苓健脾补中、利水渗湿。四药合用，肝脾同调。

以当归、白芍、麦冬、芦根为臣药。当归补血活血，性温能散，散之缓之，肝性所喜；白芍养血柔肝，有补肝脾真阴、收脾气散乱、制肝气恣横之功。二者同归肝脾经，合用一能补血调经，助白术、茯苓健脾以补益气血，二能合柴胡、香附补肝体助肝用，气血兼顾，培土疏木。麦冬、芦根二药均入肺、胃经，益阴生津，助白术、茯苓健运脾胃，养肺阴以清金制木，养胃阴以培土疏木。

厚朴下气除满、紫苏梗理气宽中、山慈菇化痰散结，三药合用加强理气行滞、散结利咽之功；合欢花解郁安神、百合宁心安神、柏子仁养心安神、浮小麦养心敛汗，四味药均入心经，"心主神明，为五脏六腑之大主"，四药合用养心安神、调畅情志，以上七味药共为佐药。炙甘草调和诸药，为使药。诸药合用，共奏疏肝健脾、散结利咽之功。

二诊时咽部异物感、咽干减轻，故效不更方。三诊时腹胀消失，肝气疏则胀满消，故去厚朴。四诊时咽痛消失，咽部异物感减轻，时有咳嗽、咳痰，考虑气机升降出入与津液输布密切相关，"气能行津"，肝气疏则津液行，故加蜜紫菀、款冬花以润肺下气、化痰止咳，佐桔梗载药上行以宣肺祛痰、清利咽喉。五诊时咽异物感、咽干均较前明显减轻，入睡难、多梦较前改善，大便干较前缓解，易汗出消失，咽痛偶有反复，故去柏子仁、浮小麦，加金果榄利咽止痛，郁李仁润肠通便。六诊时咽异物感、咽干基本消失，入睡难、多梦消失，大便干消失，故去芦根、合欢花、郁李仁。历经六诊，患者咽部异物感、咽干、咽痛均基本消失，情绪明显好转，全身症状亦改善，已无碍日常生活，嘱停药观察，不适随诊。

编者不拘泥于固有思维及喉痹病常规辨证分型，"继承不泥古，创新不离宗"，完善并丰富中医的临床辨证体系的同时，临证综合分析患者症状，把握情志因素致病发为喉痹的辨治特点，施以抑木扶土法，肝脾同调，颇获良效。

（陶唯、杨仕蕊整理）

### 病案六：喉痹——肝郁血虚证

刘某某，男性，34岁，大学行政人员。

**初诊：** 2022年5月18日。

**主诉：** 吞咽时左侧咽疼3周。

**现病史：** 患者3周前因工作紧张过度劳累出现吞咽时左侧咽痛，症状未见好转，前来就诊。现吞咽时左侧咽部刺痛，向耳部放射。左侧颈部紧缩感、压迫感。急躁易怒，胃胀，乏力，纳可，寐差多梦，大便不成形，一天1～2次。

**检查：** 喉镜示咽黏膜淡红，会厌形态正常。双侧室带黏膜光滑，双侧声带黏膜正常，活动可，闭合可。双侧披裂及披裂会厌皱襞黏膜光滑，双侧梨状窝无分泌物潴留。疼痛VAS评分8分。

**舌脉：** 舌淡红，苔薄白，脉弱。

**西医诊断：**舌咽神经痛。

**中医诊断：**喉痹，证属肝郁血虚。

**治则：**疏肝养血，化瘀止痛。

**处方：**1. 疏肝养血汤

| | | | |
|---|---|---|---|
| 柴胡 10 克 | 当归 10 克 | 红花 10 克 | 醋香附 10 克 |
| 白芍 10 克 | 川芎 10 克 | 桃仁 15 克 | 清半夏 10 克 |
| 姜厚朴 10 克 | 炒白术 10 克 | 茯苓 10 克 | 酸枣仁 15 克 |
| 百合 30 克 | 炙甘草 6 克 | | |

7 剂，每日 1 剂，水煎取汁 300 mL，早晚各 150 mL，温服。

2. 针刺治疗：针刺蝶腭神经节（详见本书第四章第一节中"蝶腭神经节针刺法"）。

**二诊：**2022 年 5 月 25 日。

**主诉：**针刺后患者自觉针感向咽部放射，咽痛消失，当日未发作。次日起咽痛由治疗前每次吞咽疼转为间歇发作，情绪急躁、左侧颈部紧缩感及压迫感、胃胀、乏力、失眠多梦均较前减轻。大便不成形，偶有便溏。疼痛 VAS 评分 6 分。

**舌脉：**舌淡红，苔薄白，脉沉。

**处方：**予针刺左侧蝶腭神经节 1 次。上方去桃仁，加乳香、地龙各 10 克，继服 7 剂，煎服法同上。

**三诊：**2022 年 6 月 1 日。

**主诉：**患者吞咽时咽痛明显减轻，发作频率降低，吞咽初始 3 ～ 4 下疼，后续吞咽无疼痛，且向耳部放射消失。情绪急躁、左侧颈部紧缩感及压迫感、胃胀、乏力、失眠多梦好转，大便不成形。疼痛 VAS 评分 4 分。

**舌脉：**舌淡红，苔薄白，脉沉。

**处方：**予针刺右侧蝶腭神经节 1 次。效不更方，上方继服 7 剂。

**四诊：**2022 年 6 月 8 日。

**主诉：**患者连续吞咽时左侧咽疼 2 ～ 3 下，近 1 周连续加班后左侧颈部紧缩感及压迫感稍有反复，情绪急躁、胃胀、乏力、失眠多梦较前好转，大便不成形。疼痛 VAS 评分 3 分。

**舌脉：** 舌淡红，苔薄白，脉沉。

**处方：** 予针刺左侧蝶腭神经节 1 次。上方加郁金、佛手各 10 克，继服 7 剂，煎服法同上。

**五诊：** 2022 年 6 月 15 日。

**主诉：** 患者偶有吞咽时左侧咽疼，情绪急躁、颈部紧缩感、压迫感、胃胀消失，寐安，大便不成形，一日一行。疼痛 VAS 评分 1 分。

**舌脉：** 舌淡红，苔薄白，脉沉。

**处方：** 予针刺右侧蝶腭神经节 1 次。上方加补骨脂 10 克，继服 7 剂，煎服法同上。

**六诊：** 2022 年 6 月 22 日。

**主诉：** 患者吞咽时左侧咽疼消失，本周工作任务繁重，颈部紧缩感及压迫感、胃胀未反复，寐安，大便不成形，一日一行。疼痛 VAS 评分 0 分。

**舌脉：** 舌淡红，苔薄白，脉沉。

**处方：** 因症状基本消失，嘱其停药。

**按语：** 患者思虑过度，暗耗心血，心血亏虚，心神失养，舌咽功能失调，而生痛症。因此本病的发生，情志郁结与思虑过度为本，气滞血瘀与血虚失养并重。气机不调，津液运行不畅，聚而生痰，痰气互结，聚于颈部，则颈部紧缩感、压迫感；肝气不舒，则情绪急躁；肝郁乘克脾土，运化失职，则胃胀、大便不成形；血虚失充，四肢百骸失于濡养，则乏力；心神失养，则失眠多梦。究其病因，情志失调为根本，肝气郁结，气机阻滞，血行不畅，痰浊内生，气、瘀、痰互结，血虚失养，虚实夹杂，而生诸症。

针刺蝶腭神经节，其作用机制主要有两个：一是直接作用，针刺蝶腭神经节，直接刺激节后咽支神经的副交感、交感和躯体感觉纤维，促进交感和副交感的平衡，改善疼痛症状。二是整体调节作用，人体是一个完整的统一整体，通过神经系统的活动，尤其是高级神经活动——大脑皮层的机能调节，以保持机体的统一和平衡。针刺蝶腭神经节，其刺激可由感觉神经传入脑干，至大脑皮层，通过躯体内脏反射，以及神经内分泌的整体调节达到改善临床症状的作用。编者在治疗中发现，无论针刺患侧还是对侧的蝶腭神经节，都能缓解舌咽神经痛，也是对针刺整体调节作用的佐证。

方选自拟疏肝养血汤，柴胡、当归、红花为君药。柴胡性轻主升散，使肝气条达，以复肝用；当归入肝经，能养血柔肝，又防柴胡截肝阴，既养肝体又助肝用，同时具有活血之效；红花活血祛瘀，通经止痛。三者相合，疏肝养血，祛瘀止痛。

醋香附、白芍、川芎、桃仁共为臣药。醋香附助柴胡行气疏肝；白芍助当归养血敛阴，柔肝止痛；川芎为血中气药，具有活血行气之功，与醋香附、柴胡合用加强疏肝解郁之效，与当归、白芍合用出自四物汤，养血活血；桃仁助红花破血行滞而润燥。

佐药为半夏、厚朴、炒白术、茯苓、酸枣仁、百合。半夏化痰散结，降逆和胃；厚朴下气除满，与半夏合用，既散痰之结聚，又消胃之胀满；炒白术、茯苓健脾益气，既能使气血化生有源，又能实脾土以御木侮，改善腹胀及大便不成形；酸枣仁养血安神；百合清心安神。炙甘草调和诸药，兼为使药。全方共奏疏肝养血、化瘀止痛之效。

二诊患者大便偶有便溏，考虑桃仁有润肠通便之效，于原方去桃仁，加乳香行气止痛，地龙通络止痛。期间患者加班后颈部紧缩感及压迫感反复，加郁金、佛手加强疏肝解郁、行气止痛之效。患者大便持续不成形，加补骨脂补益脾气，涩肠止泻。在整个治疗过程中，以疏肝养血、化瘀止痛为主，同时兼顾化痰与健脾，辨证精准，故疗效满意。

（杨仕蕊整理）

**病案七：慢乳蛾——肺经伏热证**

张某，男性，7岁，学生。

**初诊：** 2022年4月26日。

**主诉：** 反复咽部疼痛、肿胀感4月，再发4天。

**现病史：** 患儿5个月前行睾丸附件扭转手术，术后恢复良好。术后1个月患儿因外感风热，出现高热，最高体温39℃，咽部疼痛，伴有恶心呕吐等症状，遂就诊于天津市儿童医院，诊断为"急性扁桃体炎"，予抗生素药物口服治疗3天，经治疗症状好转。痊愈后，患儿时常因外感风热，或饮食不节，出现咽部疼痛、肿胀感，伴有发热等症状，反复发作四个月，平均每月发作1次，曾至多家医院就诊，诊断为"急性扁桃体炎"。每每遵医嘱使用解热镇痛药、抗生素药物治疗后，症状有所缓解。近日患儿咽部症状及发热再次发作，自服解热镇痛药后发热消失，仍有咽部疼痛、肿胀难忍，再用头孢类抗生素无效，遂来我院就诊。现咽部疼痛、肿胀感，伴不欲饮食。体态清瘦，精神欠佳，语声低微，爪甲无华。寐安，大便时干，每日1～2次。

**检查：** 咽黏膜充血，双侧扁桃体Ⅱ度肿大，充血。

**舌脉：** 舌淡红，苔薄黄，脉浮细数。

**西医诊断：** 慢性扁桃体炎。

**中医诊断：** 慢乳蛾，证属肺经伏热。

**治则：** 清热解毒，散结利咽。

**处方：** 解毒利咽汤加减。

| | | | |
|---|---|---|---|
| 连翘15克 | 金银花15克 | 荆芥10克 | 淡豆豉10克 |
| 赤芍6克 | 牡丹皮6克 | 银柴胡10克 | 山慈菇5克 |
| 薄荷6克后下 | 炒牛蒡子10克 | 淡竹叶10克 | 芦根15克 |
| 桔梗6克 | 净山楂10克 | 炒麦芽10克 | 菊花10克 |
| 炙甘草6克 | | | |

5剂，每日1剂，水煎取汁300 mL，早晚各150 mL，温服。

**二诊：** 2022 年 5 月 1 日。

**主诉：** 咽部疼痛、肿胀感均较前减轻。

**舌脉：** 舌淡红，苔薄白，脉细。

**处方：** 上方加荔枝核 10 克、甜叶菊 1 克，继服 14 剂，煎服法同上。

**三诊：** 2022 年 5 月 16 日。

**主诉：** 咽部无明显不适，就诊前一日因饮食生冷出现恶心、呕吐，不欲饮食。

**舌脉：** 舌淡红，苔薄白，脉细。

**处方：** 上方加炒六神曲 10 克，继服 8 剂，煎服法同上。

**四诊：** 2022 年 5 月 24 日。

**主诉：** 患儿因饮食生冷后，再次出现咽部疼痛、肿胀 3 天，轻度发热未服用解热镇痛药，服用前方后发热已退。

**检查：** 见喉核红肿，其上可见黄白色脓点。

**舌脉：** 舌淡红，苔薄黄，脉细。

**处方：** 上方去金银花、连翘，加牛膝 10 克，继服 6 剂，煎服法同上。

**五诊：** 2022 年 6 月 30 日。

**主诉：** 咽部症状均已好转，大便稍干，余无明显不适。

**舌脉：** 舌淡红，苔薄白，脉细。

**处方：** 上方去赤芍、牡丹皮、柴胡、牛膝，加酒大黄 6 克，继服 7 剂，煎服法同上。

**按语：** 小儿属"纯阳"之体，成而未全，全而未壮，具有"稚阴稚阳"的生理特点。患儿术后正气耗伤，肺卫不固，加之脏腑、阴阳、气血娇嫩稚弱，且冷暖不自知，故易感外邪，致邪盛正伤。

本病初起系风热之邪乘虚外袭，肺气不宣，肺经风热循经上犯，结聚于喉核，发为乳蛾。风热邪毒搏结于喉核，气血壅滞，故咽喉疼痛、肿胀。风热在表，正邪相争则发为高热。病后邪毒虽不重，但患儿因术后正气耗伤，祛邪能力不足，邪气留滞于咽喉，日久不祛而成伏邪，每遇风热侵袭均可引动伏邪，阻滞喉核经脉发而为病。因此患儿每每感受外邪，或饮食不节，均可致病情反复，临床表现可见发热，咽部干灼疼痛，喉核肿大。舌淡红，苔薄黄，脉浮细数均为风热在表之象。

首诊处方，以自拟解毒利咽汤加减为主，连翘、金银花辛凉解表，清热解毒，芳香避秽，共为君药。荆芥、淡豆豉发散表邪，透热外出，增强辛散透表之力；赤芍、牡丹皮清热凉血，清透里热；银柴胡透表泻热，清半表之邪，开邪热内闭；山慈菇消肿散结。六者共为臣药，以发散表邪，祛内伏邪毒外出。薄荷、牛蒡子疏散风热，解毒利咽，佐君药增强清热解表之力；淡竹叶、芦根清热生津；桔梗宣肺利咽；净山楂、炒麦芽健脾和胃；菊花引诸药上行。以上八味药同为佐药。炙甘草调和诸药为使。

二诊时咽部仍有轻微肿胀感，故加荔枝核以助行气散结；为改善患儿服药口感，故加甜叶菊。三诊时就诊前一日因饮食生冷出现恶心，呕吐，不欲饮食，故加炒六神曲以消食化积，和胃导滞；配合净山楂、炒麦芽健脾消积，防止内热从生，上攻咽喉。四诊时，患儿就诊前因饮食生冷，复感外邪，喉核红肿，其上可见黄白色脓点，考虑就诊时发热已退，遂去掉金银花、连翘；加牛膝以引火下行。五诊时无明显咽部不适，遂去除赤芍、牡丹皮、柴胡、牛膝清热凉血之品；大便干，加酒大黄泻热通便，因肺与大肠相表里，大肠濡润，使肺气得以宣发。整个治疗过程中，处方用药皆以清热解毒、散结利咽为主，祛伏邪以外出为根本。连续服药40剂后，患儿慢性扁桃体炎急性发作的间隔时间较之前的不足30天延长至40天，且急性发作时临床症状明显减轻，从之前胀痛难忍到现在疼痛感减轻；从之前的高热到现在的轻度发热，且未服用解热镇痛药后发热自行好转。依据中医"治未病"的理论，兼以健脾和胃之品，在慢性扁桃体炎无症状期予以一定的药物干预，提高机体免疫力，对其反复急性发作起到一定的防治作用。

（朱雯、张盈整理）

**病案八：喉瘤（声带白斑）——血瘀痰凝证**

王某，男性，70岁，退休。

**初诊：** 2021年4月2日。

**主诉：** 声音嘶哑3年，加重1月。

**现病史：** 声音嘶哑，咽干，咽异物感，堵闷不适，自觉咽中有痰难以咳出。反酸，烧心，纳可，寐安，二便调。患者3年前无明显诱因出现声音嘶哑症状，未予重视，因症状加重于2020年7月23日就诊于某医院，喉镜检查示双侧声带近全长黏膜隆起，表面发白，窄带成像内镜示右侧声带可见点状影。考虑"声带白斑"，予常规抑酸药物及雾化治疗未见明显改善。

**既往史：** 反流性食管炎病史30余年。长年吸烟史，确诊声带白斑后已戒烟。

**检查：** 喉镜检查示右侧声带近全长可见黏膜隆起，表面发白，左侧声带前端可见黏膜隆起，表面发白，双侧声带运动好，闭合尚可。

**舌脉：** 舌暗红，苔黄腻，脉沉弦。

**西医诊断：** 声带白斑。

**中医诊断：** 喉瘤，证属血瘀痰凝。

**治则：** 活血化痰，制酸开音。

**处方：** 消斑开音汤加减。

| | | | |
|---|---|---|---|
| 红花10克 | 丹参10克 | 法半夏10克 | 陈皮10克 |
| 当归10克 | 赤芍10克 | 竹茹10克 | 茯苓10克 |
| 海螵蛸15克 | 制吴茱萸3克 | 黄连6克 | 枳壳10克 |
| 紫苏梗10克 | 桔梗10克 | 玄参10克 | 昆布15克 |
| 夏枯草15克 | 炙甘草6克 | | |

7剂，每日1剂，水煎取汁300 mL，早晚各150 mL，温服。

嘱患者禁声或少言，禁食生冷、辛辣、油腻的食物及鱼虾等发物，避风寒，慎起居。

**二诊：** 2021年4月9日。

**主诉：**仍声音嘶哑，咽堵，咽干，咽中有痰难咳。反酸、烧心较前减轻。纳可，寐安，二便调。

**舌脉：**舌暗红，苔黄腻，脉弦。

**处方：**上方去夏枯草、桔梗，加山慈菇10克，继服14剂，煎服法同上。

**三诊：**2021年4月23日。

**主诉：**仍声音嘶哑，咽堵，咽干，咽中有痰、不易咳出。偶有返酸。纳可，寐安，二便调。

**舌脉：**舌暗红，苔薄黄微腻，脉弦。

**处方：**上方去山慈菇，加广藿香、佩兰各20克，继服14剂，煎服法同上。

**四诊：**2021年5月7日。

**主诉：**声音嘶哑，咽堵，咽干，咽中有痰、量少不易咳出均较前好转。反酸较前减轻。纳可，寐安，二便调。

**舌脉：**舌暗红，苔薄黄微腻，脉弦。

**处方：**上方去吴茱萸、黄连，加桑螵蛸10克，继服14剂，煎服法同上。

**五诊：**2021年5月21日。

**主诉：**声音嘶哑，咽堵，咽干，咽中有痰、量少不易咳出均较前好转。反酸较前减轻。纳可，寐安，二便调。

**检查：**复查喉镜示双侧声带前中1/3可见黏膜隆起，表面发白，运动好，闭合可。

**舌脉：**舌暗红，苔薄黄，脉弦。

**处方：**上方去赤芍，加芦根30克，继服14剂，煎服法同上。

**六诊：**2021年6月4日。

**主诉：**声音嘶哑，咽异物感，咽堵闷不适，咽干，自觉咽中有痰难以咳出等咽部症状基本消失。反酸、烧心症状明显好转。

**检查：**复查喉镜示双侧声带黏膜淡白，表面发白，运动好，闭合可。

**处方：**嘱患者停药后禁声或少言，戒烟忌酒，调整饮食结构，少量多餐、清淡饮食，禁食生冷、辛辣、油腻的食物及鱼虾等发物，避风寒，调情志，慎起居。

**随访：**半年后电话回访，已痊愈，未见复发。

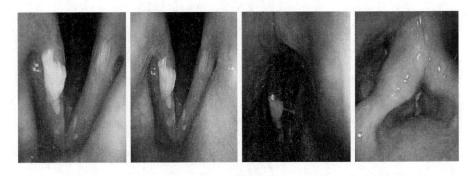

（2021-3-10，天津市第一中心医院）

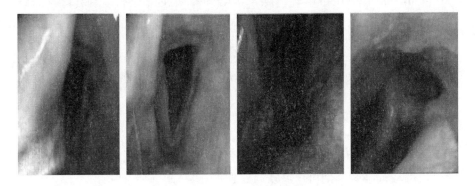

（2021-5-26，天津市第一中心医院）

**按语：**声带白斑以声带黏膜表面呈白色斑块状隆起或角状突起样病变为特征，临床以声音嘶哑、喉痒、咳嗽及喉部异物感为主要表现。本病具有一定的癌变倾向，临床上常称为喉癌的癌前病变。研究表明，烟、酒刺激及胃食管反流是声带白斑发病的重要化学因素。现代医学针对角化不伴有不典型增生的患者以保守治疗为主，但缺乏统一有效的治疗药物，且治疗周期长、病情易反复，对伴有不典型增生具有恶化倾向的患者则选用手术治疗，但可出现术后复发及声带粘连等并发症。中医学根据本病临床表现，将其归属于"喉瘖"范畴。

本病的病机之本为痰瘀互结，胃酸上逆为其重要致病因素，二者相合，影响声门正常功能，导致声音嘶哑，镜下白斑。同时，脾胃与咽喉生理病理关系密切，于经络循行，脾胃两经皆过咽喉，于生理功能，咽为胃之系，是人体"水谷之道路"，故咽喉疾病临证时需要与脾胃相联系，若脾胃不和，胃气不降反升，浊气上泛于咽喉，亦可致咽喉局部受损，加重咽喉不适之症。故喉瘖为病，可为津液运行障碍，痰饮内生，留滞咽喉，日久局部气机阻滞、经络不畅，瘀血形成，痰凝血瘀聚于咽喉，声门开合不利，加之胃中浊气上逆，与痰瘀互结，致其病程迁延难治。

患者既往脾胃受损、升降失调，脾胃为生痰之源，痰饮内生，流窜咽喉，日久成瘀，痰瘀结聚咽喉，声户开阖不利，发为喉瘖，症见声音嘶哑；痰凝喉内，则自觉咽异物感，咽部堵闷不畅；加之局部气机阻滞，津液需气以载之，故津液不畅，则咽干不适；且痰黏附于声带，难以咳出，自觉咳痰不爽。

患者反流性食管炎病史30余年，脾胃功能损伤，气机升降失常，胃中浊气上逆，可见反酸、烧心等症。故以活血化痰为基本治则，化痰不离祛瘀、祛瘀不忘化痰，自拟消斑开音汤加减治疗。

方中以红花、丹参、半夏、陈皮共为君药，活血祛瘀、理气化痰，同治痰凝日久、瘀血结聚之咽喉疾患。

当归、赤芍、竹茹、茯苓、海螵蛸、吴茱萸、黄连共为臣药。其中当归、赤芍助红花、丹参活血之功，当归养血活血，可防活血药性猛，使活血破瘀而不耗血；竹茹、茯苓均有化痰之效，且茯苓健脾利湿，以杜生痰之源；海螵蛸具有制酸之功；吴茱萸，黄连辛开苦降、降逆制酸，共治反酸、烧心胃部不适之症。

枳壳、紫苏梗、桔梗、玄参、昆布、夏枯草共为佐药。枳壳理气行滞、紫苏梗行气宽中，气行则血行，二者同助行气活血化痰；桔梗宣肺祛痰利咽，并助枳壳升降气机，引活血祛瘀药上达病所；玄参清热凉血散结，可制化痰药之过燥伤阴；昆布、夏枯草软坚散结，化喉部积聚。

甘草为使，调和诸药，与桔梗合用又为桔梗汤，可发挥消肿散结利咽之效。诸药合用，共奏活血化痰、制酸开音之功。本病痰饮贯穿疾病始终，痰浊易生，日久难化，故用山慈菇、夏枯草、昆布等消痰软坚散结，配伍枳壳、紫苏梗等行气之品，共消咽喉痰浊。正如《丹溪心法》所载："善治痰者，不治痰而治气。气顺则一身之津液亦随气而顺。"

（方择秀整理）

**病案九：口蕈——湿热郁结证**

王某，男，69 岁，退休干部。

**初诊**：2013 年 6 月 13 日。

**主诉**：进食辛辣时咽部、口腔疼痛 4 个月。

**现病史**：患者 4 个月前出现咽部、口腔疼痛，经某口腔医院诊断为"口腔扁平苔藓"，服用各种抗生素均无效，遂来我院门诊就诊。现进食辛辣时咽部、口腔疼痛。纳差，寐可，二便调。

**既往史**：口腔溃疡反复发作数十年。

**检查**：双侧颊黏膜可见散在溃疡，局部表面少许白膜覆盖，咽黏膜慢性充血。

**舌脉**：舌暗，苔黄腻，脉弦。

**西医诊断**：口腔扁平苔藓。

**中医诊断**：口蕈，证属湿热郁结。

**治则**：清热解毒，化痰利湿。

**处方**：温胆汤加减。

| | | | |
|---|---|---|---|
| 姜半夏 15 克 | 竹茹 10 克 | 陈皮 10 克 | 茯苓 10 克 |
| 炙甘草 6 克 | 胆南星 12 克 | 广藿香 10 克 | 佩兰 10 克 |
| 半边莲 10 克 | 半枝莲 10 克 | 白花蛇舌草 15 克 | 赤芍 10 克 |
| 牡丹皮 10 克 | 生石膏 30 克先煎 | 知母 10 克 | 牛膝 10 克 |

7 剂，每日 1 剂，水煎取汁 300 mL，早晚各 150 mL，温服。

**二诊：** 2013 年 6 月 20 日。

**主诉：** 症状稍缓，时有咽干。

**检查：** 双侧颊黏膜溃疡及白膜较前减少。

**舌脉：** 舌暗，苔黄微腻，脉弦。

**处方：** 予上方加石斛、玉竹、荆芥、牛蒡子各 10 克，继服 14 剂，煎服法同上。

**三诊：** 2013 年 7 月 5 日。

**主诉：** 咽干痛消失。

**检查：** 双侧颊黏膜溃疡及白膜均减少。

**处方：** 上方继服 14 剂。

**随访：** 2 个月后电话回访，患者自述咽部、口腔内已无明显不适，于某口腔医院复诊，已痊愈。

**按语：** 口腔扁平苔藓为慢性口腔黏膜皮肤疾病，因发病机制尚未完全明确，西医治疗疗效欠佳。

此病属于中医学"口蕈""口破"范畴。湿热内蒸，上灼口舌，损伤肌膜，则双侧颊黏膜可见散在溃疡，局部表面少许白膜覆盖。进食辛辣时咽部、口腔疼痛。湿浊中阻，郁而化热，热灼津伤，结聚成痰，阻碍气血，运行不畅，则舌暗，黄腻苔，脉弦。本病辨证属湿热内郁，用温胆汤加减主之。

全方以温胆汤化痰利湿，加广藿香、佩兰以清热化痰，清暑利湿；半边莲、半枝莲、白花蛇舌草清热解毒；赤芍、牡丹皮凉血活血；生石膏、知母滋阴清热；牛膝引热下行。二诊时咽部、口腔疼痛缓解，时有咽干，故加石斛、玉竹养阴生津，清热除烦；荆芥、牛蒡子解表清热，利咽消肿。三诊时咽干痛消失，双侧颊黏膜溃疡及白膜均减少，效不更方以巩固疗效，2 个月后患者痊愈。

（樊凌杉整理）

**病案十：黑舌病——痰湿上阻证**

陈某，男，65 岁，工人。

**初诊：** 2019 年 6 月 25 日。

**主诉：** 咽异物感 1 年，加重 1 周。

**现病史：** 咽部异物感，急躁心烦，纳可，寐安，二便调。

**既往史：** 慢性咽喉炎。吸烟史 20 余年，平均每天两包烟，饮酒史 20 余年。

**检查：** 喉镜检查示右侧舌根部可见一广基性隆起，表面可见大量黄褐须状物，牵拉易断。咽、喉黏膜慢性充血肥厚，舌根淋巴组织增生，会厌形态好。双侧室带黏膜光滑，喉室无膨隆，双侧声带黏膜慢性充血，活动好，闭合可。双侧披裂及披裂会厌皱襞黏膜光滑，双侧梨状窝黏膜光滑，无分泌物潴留。

**舌脉：** 舌淡红，苔棕黑呈竖条状，脉弦。

**西医诊断：** 慢性咽喉炎，黑毛舌。

**中医诊断：** 黑舌病，证属痰湿上阻。

**治则：** 清热化痰，燥湿解毒。

**处方：** 清气化痰丸加减。

| | | | |
|---|---|---|---|
| 胆南星 12 克 | 瓜蒌 30 克 | 法半夏 10 克 | 炒苦杏仁 12 克 |
| 陈皮 10 克 | 麸炒枳壳 10 克 | 黄芩 10 克 | 黄连 10 克 |
| 黄柏 10 克 | 茯苓 10 克 | 泽泻 15 克 | 猪苓 15 克 |
| 广藿香 30 克 | 佩兰 30 克 | 半枝莲 15 克 | 半边莲 15 克 |
| 白花蛇舌草 15 克 | | | |

7 剂，每日 1 剂，水煎取汁 300 mL，早晚各 150 mL，温服。

嘱患者勤漱口，保持口腔卫生，戒烟酒。

**随访：** 半月后随访，已痊愈。

**按语：** 黑舌病的形成与痰湿内阻，气机郁滞，化热生火，湿热上犯于舌有关。脾失运化，酿液为痰，聚而化火，痰火上扰心神，则急躁心烦。舌淡红，苔棕黑，脉弦同为痰热证之表现。治疗应以清热化痰，燥湿解毒为原则。

方药中以清气化痰丸为主方，有清热化痰、理气之功；黄芩、黄连、黄柏三者有清热燥湿、泻火解毒之效；茯苓、泽泻、猪苓为五苓散加减，可利水渗湿；广藿香、佩兰合用取其芳香化湿、健脾和胃之功；白花蛇舌草、半边莲、半枝莲清热解毒，利水消肿。此方以清热化痰为主，佐以燥湿解毒，顾护脾胃。黑毛舌在临床中很少见，利用整体观念和辨证论治的思维诊治此病，还需进一步探索。

（赵月惠整理）

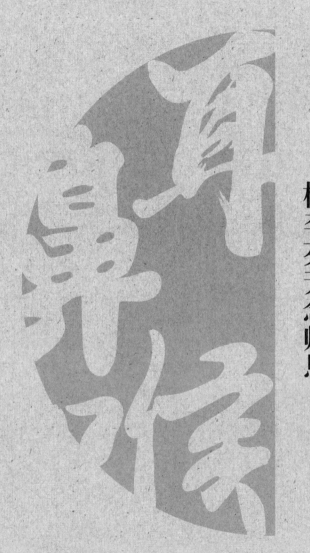

耳鼻悟

弟子感悟

桃李芬芳念师恩

津沽名医谯凤英耳鼻喉科临证感悟

作为硕士生导师、天津市中医药专家学术经验继承工作指导老师、第七批全国老中医药专家学术经验继承工作指导老师，谯凤英老师 40 多年来克己奉公，兢兢业业，在学习、工作、生活中践行习近平新时代中国特色社会主义思想和社会主义核心价值观，立德修身，守正创新，传道授业，潜心治学，把立德树人贯穿到教育教学全过程，因材施教，以身践行，传承岐黄薪火，弘扬国医精髓，引导学生全面发展，用心培养中医耳鼻喉科继承人，是人人称道的名医、人师。谯凤英老师自 2005 年以来培养硕士研究生 29 名，其中在职研究生 3 名、目前在读硕士研究生 5 名，培养第七批全国老中医药专家学术经验继承人 2 名、天津市中医药专家学术经验继承人 4 名。

### 【严谨治学，言传身教】

多年来谯老师指导学生们在中医、中西医结合耳鼻喉科领域开展各项学习工作。她严格要求学生，重基础、抓临床、严论文；她组建研究生培养团队，有针对性的布置学习任务，督促学生们不断学习；她经常不顾门诊劳累，为大家讲解病历书写的要点和常见病、多发病的辨证要点、药物加减，引导学生们对特殊病例加深认识；她定期抽查大家对临床操作技能的熟悉程度，手把手指导技能操作关键点；她每年带着学生们参加省市级、全国耳鼻喉学术会议，帮助大家开阔视野。

### 【指引方向，细致认真】

谯老师要求学生们仔细研读《细节决定成败》一书，教导学生"天下大事必做于细""医疗工作无小事"，使大家认识到注重细节至关重要，细节的积累贯穿于每日每时的工作、生活和学习中，为日后人生道路发展奠定基础。

谯老师要求学生们广泛阅读文献，了解所研究方向的最新进展，针对性的制定研究计划；定期撰写读书报告，汇报学习进展。她结合临床病例分析选药理由，引导学生们思考解决问题的方法。她经常修改学生的论文至半夜，从文章架构到字符标点，字字推敲，反复斟酌，直至满意。

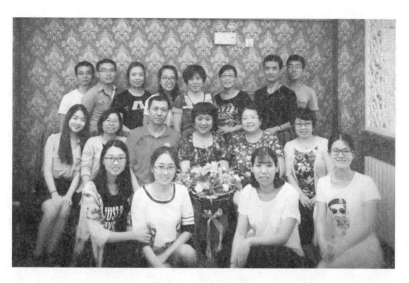

谯凤英（第二排右三）与部分学生及弟子合影

## 【无微关怀，情暖人心】

谯老师对学生们的关怀更是无微不至。在学习上，学生出现放松、懈怠甚至焦虑等不良情绪时，她总能从细微处察觉并给予正确引导，直至回归正常学习生活。在生活上，学生身体出现不适，她总能第一时间发现并及时帮助解决问题。尤其是在新冠疫情的特殊期间，她经常通过微信或电话慰问封控的学生，极大地安抚了学生的焦虑情绪。每逢佳节，她总是将独在异乡的学子们请到家中，欢聚一堂，感受到家的温暖。正是这些点滴关怀使得师生之间凝聚了深厚的感情。

谯老师严爱相济，润己泽人，以人格魅力呵护学生心灵，以学术造诣启迪学生智慧，把自己的温暖和情感倾注到每个学生身上。无论是研究生还是传承弟子，每个人都折服于她精湛的医术、高尚的医德、严谨的治学态度和豁达的心胸，深感能遇上这样的好老师，三生有幸。跟师期间所感所得，为各位弟子成就今后的事业发展起到了巨大作用。

## 谯凤英老师学生及弟子名单

2005 级：葛仪方

2006 级：韩　丽

2009 级：朱慧贤（在职）

2011 级：杨仕蕊、樊凌杉、张金梅（在职）

2012 级：刘胜楠、刘　鼎、王云建

2013 级：张　盈、欠雅蓉、宋军芬（在职）

2014 级：董彦春、杨飞强

2015 级：王丹丹、王生金、张　鹏

2016 级：李　莹、郑妍妍

2017 级：王平平

2018 级：李雅欢、李　洋、赵月惠

2020 级：陶　唯

2021 级：朱　雯、方择秀、张文华

2022 级：王骁勋

2023 级：董俊贤


**第七批全国老中医药专家学术经验继承人：**杨仕蕊、宋军芬

**第一批天津市中医药专家学术经验继承人：**赵　红、陈家麟

**第二批天津市中医药专家学术经验继承人：**葛仪方、陈　静

# 一、2005级　葛仪方

**葛仪方**　女，籍贯河南省，2005级中医五官科学专业型硕士研究生、第二届天津市中医药专家学术经验继承人。毕业论文：《针刺治疗肾精亏虚型耳聋疗效观察》。

现就职于天津中医药大学第一附属医院耳鼻喉科，主治医师。

## 【跟师感悟】

读研期间，谯老师在生活上对我们总是关怀备至。她把我们这些外地学生当成自己的孩子，做点好吃的总想着我们，听说我们宿舍没有空调，就把家中的电扇送给我们，让我们身在异地也倍感温暖。

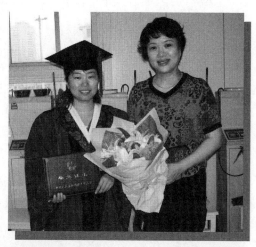

在学习期间，谯老师不仅要求我们认真学习，工作任务尽量往前赶，还教导我们要遵守医院纪律，尊重前辈。她常常叮嘱我们要有耐心，面对不同性格的患者要采取不同的沟通方式，避免医患纠纷。这些教诲深深地影响了我，让我在参加工作后少走了很多弯路。

现如今，老师在繁忙的工作之余，依然默默支持、关注着我，她会提醒我注意提升个人业务水平，会及时指出我在工作中的错误和不足之处，督促我进步，让我丝毫不敢懈怠。

如今我自己也成为临床带教老师，更能体会到教育和教学的不易。感谢老师的谆谆教诲。祝老师工作顺利，身体健康！

# 二、2006级 韩 丽

**韩 丽** 女，籍贯山西省，2006级中医五官科学专业型硕士研究生。毕业论文：《小醒脑针法治疗突聋后期的临床疗效观察》。

现就职于天津宝坻区中医医院耳鼻喉科，主治医师。

【跟师感悟】

在跟随谯老师的三年时间里，受益良多。

在学习方面，得益于谯老师的严格要求和耐心教导。在谯老师的悉心指导下，我逐步掌握了耳鼻喉科门诊的常规检查和治疗操作，从每一个细节中体会到了医学的严谨和细致。谯老师不仅教我如何操作，更教我如何观察、分析和判断，使我在实践中不断积累经验，提升自己的临床能力，领悟了门诊常见疾病如耳鸣、耳聋、鼻衄、喉痹等中医治疗优势病种的辨证治疗思路及内外施治要点。谯老师注重理论与实践相结合，通过生动的案例和丰富的临床经验，让我深刻理解了中医治疗的精髓和特色。在谯老师的指导下，我逐渐掌握了耳鼻喉科疾病的针灸治疗方法，并在实践中不断摸索和完善，如今已能够得心应手地运用针灸治疗这些疾病。谯老师在临床工作中总结了大量经验，形成了特色治法，对我倾囊相授，让我受益终身。

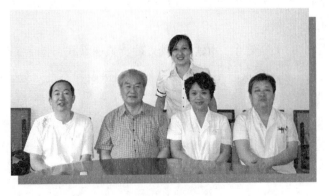

谯凤英（前排右二）、韩丽（后排）

谯老师无论在临床、教学还是在科研方面都非常认真。她始终坚守着医者的初心，对待每一位患者都充满耐心，仔细询问病情，全面检查，为患者提供精准的诊断和治疗方案。谯老师严谨治学，在我论文写作期间，大到论文立题目大纲，小到格式标点，她都逐一审核。谯老师还不断在中医治疗耳鼻喉领域探索新的治疗方法和手段，她对待科研工作的认真态度，也激励着我们不断进取。

谯老师不仅教授我知识，她诚实守信、知己律己、容人助人的品德也潜移默化地影响了我。生活方面，老师像大家长一般，用内心的热情温暖着我的起居日常、方方面面，让我们这些异地学子感到了家的温度。

桃李不言下自成蹊，是谯老师引领我们打开了耳鼻喉科的第一扇大门，她的辛勤工作诠释着崇高的医德和师德，她的无私奉献照亮了我们的前程，感谢谯老师对我的教育和关怀，愿老师安康！

# 三、2009级　朱慧贤

**朱慧贤**　女，籍贯天津市，2009级中医五官科学在职硕士研究生。毕业论文：《六味地黄汤合四藤汤治疗肾精亏虚型感音神经性耳聋的临床观察》。

现就职于天津中医药大学第一附属医院耳鼻喉科，副主任医师。

【跟师感悟】

2009年9月我报名考取了天津中医药大学中医五官科学专业的在职研究生。在完成了一年的研究生课程并通过专业考试后，开始了两年的跟师学习，跟诊过程中，通过与老师交流，让我开阔了视野，收获了很多课堂、书本上学不到的知识，老师专业的

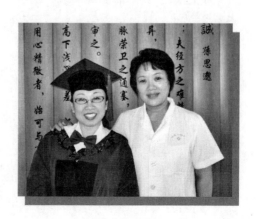

指导和教诲，使我拓宽了知识领域，加强了对中医文化的自信。她不仅传授给我中医的理论知识，更重要的是，她教会了我如何去看待生命、看待疾病，坚定了今后的学习方向。

记得有一次，我遇到了一个复杂的病例。病人的症状错综复杂，很难找到明确的病因。但是，恩师却以她丰富的经验和独特的视角，找到了疾病的症结所在。那次经历让我深深地认识到，中医不仅仅是一门科学，更是一门艺术。

"治病救人，不仅是医病，更是医心"，这句话是恩师经常挂在嘴边的教诲。它让我明白，中医不仅仅是治疗身体的疾病，更重要的是要疗愈病人的心。这个教诲，深深地影响了我，让我明白了中医的真谛。

跟师期间我认识到，在学习任何一门学科时，最珍贵的就是能得到前人的指导和教诲。这些宝贵的经验使我坚定了自己的学习目标和职业方向，加深了自己的理解层面，拓展了自己的知识领域。通过跟随老师去各科会诊，我掌握了许多疑难疾病的处理方法，知道了要从不同角度去考虑每一个问题，这对我今后的职业生涯起到了重要作用。在这里我要感谢我的老师，跟随您学习的点点滴滴使我受益终身！

## 四、2011级　杨仕蕊

**杨仕蕊**　女，籍贯河南省，2011级七年制中医外向英语专业型硕士研究生、第七批全国老中医药专家学术经验继承人。毕业论文：《耳鸣发病相关因素的探讨》。

现就职于天津中医药大学第一附属医院耳鼻喉科，主治医师。

**【跟师感悟】**

第一次见到谯老师，是2010年的冬天，老师在北院门诊扎针灸，满屋的患者，老师边扎针灸边开导病人，亲切和蔼，从此开启了师徒缘分。

潜心育人：记得初入临床，一片茫然，全靠老师手把手的指导，从疾病的诊断到软化耵聍配药，从前鼻镜的使用方法到内窥镜的检查操作，从问诊写病历到与患者沟通交流，从文章的构思到论文的完成，老师倾注了大量心血。

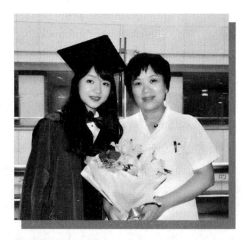

立德树人：老师不仅教会了我知识，她身上的优点更是潜移默化影响了我。工作认真负责，做每一件事情，大到统筹规划，小到细枝末节，都认真对待，以饱满的热情迎接工作。老师善于发现别人的闪光点，取其精华，精益求精。内心善良，无论他人怎样，老师都以和善的心对待别人，力所能及地帮助他人，而且不求回报。老师有太多闪光点，努力奋进、对工作全心全意、对患者和蔼热情等等，作为榜样，指引我成长。

关爱学生：在生活上，老师对我们像是自己的孩子一样，每次过节，都把我们这些独在异乡的学子带到家里，和赵叔叔亲自下厨，让我们感受到家的温暖。哪个学生身体不舒服了、哪个学生遇到困难了、哪个学生有情绪问题了，老师总能第一时间发现，亲切关怀，帮助大家。

转眼间跟师已逾十年，非常庆幸在人生最重要的塑型期遇到这么一位优秀的老师指导和引领着我前进，虽然学到的不及万分之一，在今后的道路中，我会跟着老师一路前行，不辜负您的期待，做一名优秀的医生！

## 五、2011级　樊凌杉

**樊凌杉**　女，籍贯河北省，2011级中医五官科学学术型硕士研究生。毕业论文：《针刺治疗肾精亏损型耳鸣的临床研究》。

现就职于天津中医药大学第一附属医院耳鼻喉科，主治医师。

**【跟师感悟】**

三生有幸，得遇恩师。谯老师未曾嫌弃我嘴笨眼拙、粗心大意，而是孜孜不倦、悉心教导，她是我人生的"贵人"，改写了我人生的轨迹。直到现在，跟师三年期间的一些"小事"仍然记忆犹新。

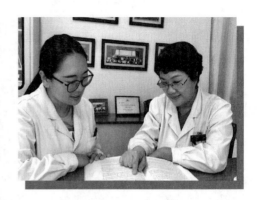

### 1. 规范称谓，一视同仁

初入临床，问诊时我会说：你怎么不舒服？谯师教导我：无论患者年龄、性别如何，都应该称呼为"您"，体现医者对患者的重视。这于我是非常重要的一课，哪怕是一个简单的称谓用法，都应该加以注意，避免给患者留下不好的印象。这让我受益匪浅，让我开始注意自己的问诊方法和沟通态度；作为一名医生，需要学习的不只是专业知识，还需要培养与人沟通、处理人际关系等多方面的经验。

### 2. 事无巨细，严谨认真

有一次，老师受邀参加电话采访栏目，收到邀请后就开始准备材料，整理材料字字斟酌修改，直到节目开始前仍在捧着材料默读。老师的辛苦准备收到了回报，节目播出后反馈良好，获得了大家的一致好评。谯师一直这般细化每一项工作、严谨认真对待每一项任务，多年如一日的坚持，让我钦佩，是我们学习的楷模！

### 3. 真心呵护，爱生如子

某年中秋，我没有买到回家的车票。老师知道后，叫我去她家里过节，并特意准备了我爱吃的菜品，饭后陪我唠唠家常、说说趣事。那种久违的、热闹的节日气氛让我非常感动。在她的眼中，我们不仅是她的学生，更像是她的孩子，她像对待自己的孩子一样爱护我们、照料我们。谯师爱生如子，精心育人，学习和生活上都默默关心、真心呵护，以自身言行潜移默化地影响着我们这些学生。

师恩似海，海纳百川，启迪智慧，润泽心灵。谯师多年来待人以诚，无私奉献，我为有这样一位德高望重、医术精湛又和蔼可亲的老师而自豪！

# 六、2011级 张金梅

张金梅　女，籍贯河北省，2011级中医五官科学在职研究生。毕业论文：《变应性鼻炎中医辨证分型与治疗的临床研究》。

现就职于天津市第一中心医院耳鼻咽喉头颈外科。

**【跟师感悟】**

作为一名西学中的在职研究生，我有幸跟随谯凤英老师学习。这段跟师经历不仅丰富了我的中医理论知识，更让我深刻体会到了中医的博大精深和实践的重要性。

中医理论体系独特，讲究整体观念和辨证论治，这与现代医学有着显著的区别。通过跟随老

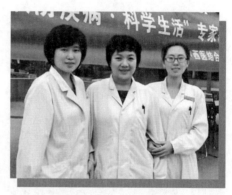

谯凤英（中）、张金梅（左一）

师学习，我对中医的基本理论、诊断方法、治疗原则有了更深入的理解，这让我更加坚信中医的价值和意义。

在临床跟诊过程中，通过观察老师的诊断过程、治疗方法以及与患者的沟通技巧，我深刻体会到了中医临床的复杂性和挑战性。谯老师严谨的教学态度和深厚的中医功底让我深深折服，门诊结束后，她总会将诊疗中的特色病例深入浅出地进行剖析，给我们以启发。在老师的引导下，我逐渐掌握了中医临证的技巧。

此外，在跟师学习的过程中，谯老师对待患者的耐心、关怀和责任感，让我明白了医者仁心的真谛，正所谓"仁心所至，患者之安"。看诊中不仅要关心患者的身体疾病，还要关注患者的心理状态，通过心理疏导和健康教育，帮助患者建立健康的生活方式来治疗和预防疾病。

最后，我要感谢谯老师，感谢她无私的教导和分享，不仅传授了我中医的知识和技能，更教会了我如何做人，如何做一名合格的医生。这段跟师经历将成为我人生中宝贵的财富，激励我在中医道路上不断前行！

## 七、2012级  刘胜楠

**刘胜楠**  女，籍贯内蒙古，2012级中医学专业型硕士研究生。毕业论文：《谯凤英主任治疗喉源性咳嗽学术经验探讨》。

现就职于 *American Journal of Biomedical Sciences* 期刊，编辑。

【跟师感悟】

在读期间，谯老师对我们从基础知识的学习、临床接诊能力到医患沟通技巧，每一方面都严格要求。每当出现不足之处，她都会及时指出，督促我及时改正，正是因为有谯老师的耐心教导和付出，让我在临床中快速成长，顺利完成研究生阶段的学习任务。

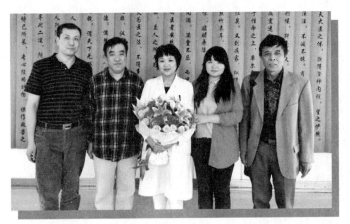

谯凤英（中）、刘胜楠（右二）

中医学习除了课本知识，更宝贵的是临床经验。谯老师在临床中积累了大量宝贵的经验和特色治法，对我们毫无保留倾囊相授。初入临床难以适应，谯老师帮我找到不足之处，寻找提升的方法，使我很快适应了临床学习。论文写作遇到困难，谯老师耐心细致地帮我批改，从框架到标点，无一遗漏。生活上遇到麻烦，谯老师总能及时发现，帮助我解决。谯老师还教育我们事事以患者为先，替患者考虑。她常常对我们说，不仅要技术精湛还要医德高尚，才能成为一名优秀的医生！

谯老师严谨的治学态度，认真的工作精神，诚恳的处事方式对我产生了深远地影响。她不仅引领我成长，还温暖我的心田。她的关怀和爱护犹如阳光一般温暖，使我们感受人间的美好。感谢谯老师的付出，祝身体健康、事事顺遂！

## 八、2012级　刘　鼏

**刘　鼏**　男，籍贯河南省，2012级中医五官科学专业型硕士研究生。毕业论文：《"小醒脑"针刺法治疗感音神经性聋的临床疗效观察》。

现就职于天津中医药大学第一附属医院耳鼻喉科，主治医师。

**【跟师感悟】**

跟随导师学习的三年研究生时光匆匆而过，却是我人生中不可多得的宝贵阅历。

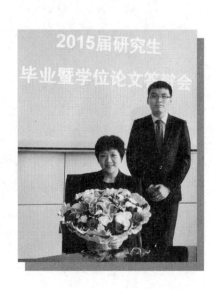

初入师门，感受到的是，师恩如父如母，含辛茹苦。恩师对我们这些外来的学子关怀备至，让我感受到家的温暖，帮助我们快速融入临床学习中。常言道，父母之爱子，则为之计深远，恩师在我们初入师门之际，就着手从为我们的成长成材做规划。从入门必读的

《细节决定成败》，到耳提面命的谆谆教诲，再到为人处世的言传身教。恰如"鹤发银丝映日月，丹心热血沃新花。"恩师从医技、医德各个方面为我们指明了如何成为一名合格的医者。

跟师一两载，感受到的是，师恩如丝如缕，润物无声。恩师在医教研的工作中时刻秉持着严谨求实的治学态度、积极昂扬的工作热情、一丝不苟的工作作风，在临床带教中也始终教导我们要奉行坚守"宝剑锋从磨砺出，梅花香自苦寒来"这样埋头深耕的求学态度，为我们日后的成长打下了坚实的基础。

毕业至今，感受到的是，师恩如山似海，巍巍浩瀚。导师当初之严厉与谆谆教诲是我至今深感宝贵之处，因为在今后漫漫人生之路，再也不会有人这般不辞辛劳地点醒我之得失，再也不会有人这般不计回报地倾注这诸多心血。

感念吾师之教诲，感恩吾师！

## 九、2012级　王云建

**王云建**　男，籍贯江西省，2012级中医五官科学专业型硕士研究生。毕业论文：《"小醒脑"针刺法联合金纳多治疗气滞血瘀型暴聋的临床观察》。

现就职于江西省中西医结合医院耳鼻喉科，主治医师。

### 【跟师感悟】

犹记得初到门诊，我被谯老师的门诊量震惊，怎么能有这么多"粉丝"？！通过慢慢跟诊体会到，是谯师渊博的知识、高超的医术让患者信服，是谯师良好的口碑、高尚的医德让患者折服。

自从跟随谯师以来，我的临床思维更加的开阔。临床中，谯师常常教导我们，中医耳鼻喉这门学科与中医内科的临床辨证有所不同，因为中医内科学侧重于患者的整体辨证，而中医耳鼻喉需要将整体辨证与局部辨证相结合，加之耳鼻喉解剖部位的特殊性，更需要利用相应的诊察仪器来增强患者诊断的直观性，同时也为临床辨证提供客观依据。因此，谯师在临床中非常注重培养我们学生的整体与局部辨证相结合的临床思维。每次为患者诊治前，她都会让我们提前问病史、写病历、拟定治疗方案，然后在诊治过程中进行评价、改正。通过这样学以致用的方式，极大地提升了我们的中医临床功底。

谯师是我遇到的最负责的指导老师，她手把手、不厌其烦地

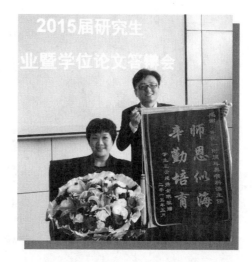

教我怎么写病历、开医嘱，纠正我马马虎虎的行为习惯，帮助我建立中医诊疗思维，这对我今后的职业生涯起到了非常关键的作用。非常感谢老师的付出，此番师恩永远铭刻在我心中！

## 十、2013级 张 盈

张 盈 女，籍贯河南省，2013级中医五官科学专业型硕士研究生。毕业论文：《活血通窍法辨证治疗耳鸣的临床疗效观察》。

现就职于天津中医药大学第一附属医院耳鼻喉科，主治医师。

**【跟师感悟】**

十年前的初次相识，我仍记忆犹新，那是在考研复试的专业考场上。之前对老师的印象都是停留在学术专业的介绍和图片上，复试的那天，我怀着紧张忐忑的心情步入考场，看到了坐在面前神采奕奕的您，瞬间觉得自己也被注入了正能量。短暂的眼神交流，您仿佛读出了我的紧张，便示意我坐下，先询问了一下个人情况，从我最熟悉最放松的话题展开，慢慢地我开始放松，所有的焦虑紧张都消失了。当您得知我选报的是耳鼻喉专业后，提问了我一些专业知识，尽管回答的过程中遗漏了一些知识点，您还是循序渐进地引导我找到答案。就这样，一个紧张忐忑的4月午后在我

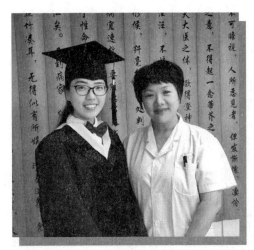

的脑海中烙上了深深的印记。

在学期间,您在专业学习上总是高标准、严要求,不容许出现半点差错。犹记得,刚开始跟您出门诊写病历的时候,因为不熟练不细心,总是出现错误,您总会在每次门诊结束后,耐心地指出我们每一个人的错误。也正是这样,我们才能在一次次的错误和失败后逐渐成长起来!

有时遇到身体不适,细腻的您总会第一时间发现并陪伴左右。记得研二的时候,有一次您带我们去一中心听学术讲座,我中途突然痛经难忍,被身旁的您发现了,您立即带我到妇科做了详细检查,在确认我没有问题后将我送回宿舍。正是这些生活中的一点一滴,让身在异乡求学的我感受到了家的温暖!

研究生阶段能遇上一位值得我一生尊敬的好导师,是幸运的。也许我不是您最好的学生,但您一定是我心中最好的老师。未来学习工作的道路还很长,有您的指引,纵使前路荆棘满布,我都会勇往直前。

# 十一、2013级  欠雅蓉

**欠雅蓉**  女,籍贯陕西省,2013级中医五官科学专业型硕士研究生。毕业论文:《宣肺通窍法治疗小儿耳胀疗效观察》。

现就职于西安中医脑病医院,主治医师。

【跟师感悟】

谯老师是一位可爱可敬的长辈,工作时她永远精神饱满、精力充沛。跟师3年,我印象最深刻的就是谯老师身为中医人对五官科疾病的励精图治。对待疾病,谯老师一直都愿意"试一试"。在诊疗中不断总结新经验、新方法，一切都是为了更好地服务患者。

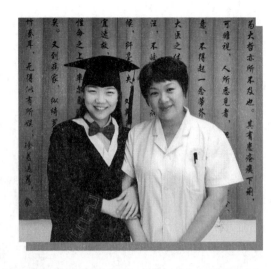

我犹记得，2014年的一个冬天，一位中年男性携家眷求诊，满面愁容，同时又满怀希望。满面愁容是因为在别家医院已经判定所患声带白斑已属"癌前病变"，满怀希望是因为听闻导师有妙手回春的本事、有不开刀就能治愈的希望。谯老师听闻患者就诊的意愿，不忍驳去患者的热切希望，告知患者每周调整方剂，坚持一两个月再复查。在这名患者就诊期间，谯老师和我们认真整理患者每次的症、脉及舌象变化，根据患者的病情变化遣方用药；两个月后，声带上的白斑真的消失不见了！我感动于患者对医者的信任，更震撼于导师对诊疗疾病的运筹帷幄。所谓金杯银杯，不如患者的口碑，那些每日早早等候在中医治疗室的耳鸣患者、无数想求取熏洗方改善腺样体肥大的患儿，他们离开诊室时满脸的笑容，自会告诉你谯老师有着多么精湛的医术。

"不忘初心，方得始终"，谯老师身为一个中医人，在万事求快的当代，还能守住一颗初心，万事以病人出发，从疾病本身出发，对疾病进行钻研是多么珍贵！这也不断的鼓励我，以谯老师为榜样，在职业道路上不断提高自己，做一名像谯老师一样的好医生。

## 十二、2013级　宋军芬

**宋军芬**　女，籍贯天津市，2012级中医五官专业在职研究生、第七批全国老中医药专家学术经验继承人。毕业论文：《疏肝理气法治疗肝郁气滞型梅核气临床观察》。

现就职于天津市南开区三潭医院五官科，副主任医师。

**【跟师感悟】**

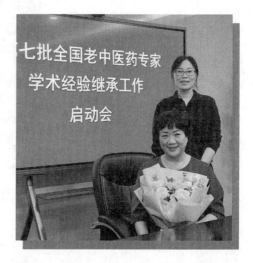

一直以来，谯老师渊博的知识、严谨求实的治学态度、一丝不苟的工作作风以及知行合一的处世态度，都让我折服和敬佩，我有幸成为谯老师的学术继承人，跟随谯老师侍诊抄方，亲临教诲，受益匪浅，受用终生！在临床实践中，谯老师擅长运用历代医家经典方剂，结合本科特色，凝练核心方剂、总结经验方剂，形成了一套辨证治疗耳鼻咽喉科疾病的完整思路与方法。中医博大精深，更是一门经验医学，讲究的是辨证论治，跟师学习的过程恰好印证了这一点，老师的指导让我少走很多弯路。跟师以前，我多从肾论治耳病的治疗；而谯老师指出，当前环境下耳病多与肝、脾、肾相关，甚至多责于肝脾。临床上常见的耳病辩证也以肝经风热、肝胆湿热、肝火上扰、肝气郁结、脾虚湿困、气滞血瘀证型多见，大部分耳病患者从肝脾论治，都取得了很好的效果。跟师过程中谯老师更是善于把自己行医多年的临床经验上升为理论，来指导我们的学习，使我拓展思路，更新了观念，逐步提升了自己的诊疗技术，坚定了对中医学习的信心。

# 十三、2014级 董彦春

**董彦春** 女，籍贯河北省，2014级中医五官科学专业型硕士研究生。毕业论文：《会厌逐瘀汤口服加熏蒸治疗血瘀痰凝型慢喉瘖临床观察》。

现就职于保定市第一中医院耳鼻喉科，主治医师。

**【跟师感悟】**

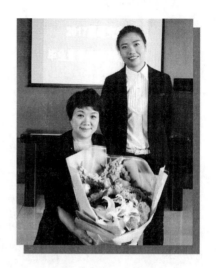

跟师三年，回想起过往的点点滴滴，犹在眼前。三年的时间里，我对中医有了更深的了解，纸上得来终觉浅，绝知此事要躬行，仅仅掌握理论知识是不够的，需要将理论与实践相结合，以理论支撑实践，以实践完善理论。学习的越深入，越发觉课堂上传授的知识是不够的，中医的精髓还源于师生之间的口口相传。通过与老师交谈，能够补充诊治病人的经验知识，加深在望闻问切中的理解，提高认知层次，扩展知识领域。

让我印象最深的并不是哪堂教学课，而是让我们研读《细节决定成败》这本书。老师说，没有一个成功的人是不注意细节的，注重细节并不是在小事上纠缠不清，而是一种用心的行为，是一种严谨的态度，更是一种认真的科学精神。对于医学生来说，细节甚至关乎于病人的生死，如果想要走得更远，必须先着眼于脚下的路；老师用最朴实、通俗的语言，给了我们极大的触动。老师不计个人得失的精神风貌，重视客观实际、实事求是的医疗作风，以及不断学习、精益求精的治学态度，在我心里深深扎下了根。这些收获都让我受益终身，并将时刻激励我，向着老师不断学习，向着人生道路不断前进。

## 十四、2014级 杨飞强

**杨飞强** 男，籍贯河南省，2014级中医五官科学专业型硕士研究生。毕业论文：《清热通窍法治疗肺经伏热型鼻衄临床疗效观察》。

**【跟师感悟】**

时光荏苒，转眼之间，我在临床工作已五年余，回首跟师学习点滴，一幕幕在脑海中浮现，感恩之情溢于言表。

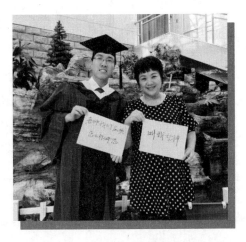

首先，衷心感谢恩师谯凤英教授，能够成为谯老师的研究生是我最大的荣幸。在学习中，每次指导和点拨都让我获益匪浅；在生活中，对我们关心备至，每年元宵节，都陪着我们没有回家的孩子一起过，让我们感受到家的温暖。

还记得研一时，我因肛周疼痛，行动不便，细心的老师观察到了我的身体不适。仔细询问后，随即带我到肛肠科诊治，诊为"肛周脓肿"，需要手术治疗，可是手术费用却让我犯了难。在看出了我的顾虑后，老师主动承担了手术费用，并嘱咐我安心养病，这使我倍感温暖，永生难忘。

恩师德艺双馨，渊博的学识、丰富的临床经验、严谨的学术风格、敢为人先的创新思维、精益求精的工作态度，都对我有着积极的影响。

有一次，家长带着4岁的男孩看病，孩子流脓涕、鼻腔异味，反反复复，辗转求医，无奈寻求中医。恩师仔细询问并耐心、细心检查，发现鼻腔脓涕包裹异物，鼻腔发炎导致异味。在诊断后，恩师细心处理，将异物取出，原来是孩子塞入鼻腔的纸团，病症已解，孩子父母露出了久违的笑容。

恩师创立的扁桃体割治法，成为我在临床中的"法宝"，取得了很好临床疗效，缩短急性扁桃体炎疗程，减轻患者痛苦。老师将其传授给我，同时也将继承和发展的接力棒交给了我，鼓励我成为像老师一样优秀的医生。

恩师谆谆教导，勤勉严谨，思考探索，使我脱离了懵懂、无知，成长为一个成熟、沉稳的青年；使我从只懂书本知识毫无动手能力的医学生，成长为将知识与临床实践相结合的临床医生。

在此，再次向我的恩师谯老师致以最深的敬意与祝福！

## 十五、2015级　王丹丹

**王丹丹**　女，籍贯山东省，2015级中医五官科学专业型硕士研究生。毕业论文：《清宣排脓方治疗肺经风热型鼻渊的临床疗效观察》。

现就职于北京解放军总医院第七医学中心，主治医师。

**【跟师感悟】**

感动难忘的是老师生活上的慈爱与关怀，受益铭记的是老师在工作学习上的严苛教导。

记得最深的是老师让我们读过《细节决定成败》一书，老师在工作中对细节完美的追求，以及对每件事情的步步落实，令我难忘也深深地影响着我。作为一名医生，在工作中的每个行为都与患者息息相关，细心注意每个细节，小者能为患者节约时

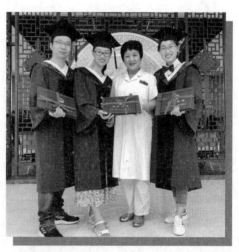

谯凤英（右二）、王丹丹（右一）

间、缓解焦虑情绪、融洽医患关系，大者关系到患者诊治疗效及疾病康复，越深入临床这些体会就越深刻。记得一次临床跟诊时，接诊了一位双耳堵闷的患者，外耳道比较弯曲。因为忙着处理其他事情，在清理完耵聍后，看到深部的反光点就草草下判断是光锥，就让患者去做声导抗检查，结果得出的报告被老师发现了问题。老师再次检查，发现是残留耵聍和水渍的反光，亲自为患者清理干净后进行了补查。此事后，老师虽未严厉的责备我，但对我来说是人生重要的一课，脑海里浮现老师"细节决定成败"的教导，一旦疏忽也许后果不可估量。临床每个诊疗细节都关

系到疾病的疗效，与患者的切身利益息息相关。因此，我时刻提醒自己凡事要换位思考、多想一步、想细一步，做好每一个细节。在读博以来参与了多个课题的申报和实验的实施。从一个想法到一个课题设计再到付诸实践验证，环环相扣，每一步都要仔细严谨，每一个细节都要认真落实，才能保证最后结果的科学准确，保证整个团队的科研计划顺利推进。因此很感激老师在读研期间对我细节态度的培养，让我受益匪浅！

## 十六、2015级　王生金

王生金　女，籍贯山西省，2015级中医五官科学专业型硕士研究生。毕业论文：《"消鸣单元疗法"的理论探讨与临床研究》。

现就职于潍坊高新技术产业开发区人民医院耳鼻喉科，主治医师。

**【跟师感悟】**

一朝沐杏雨，一生念师恩。教诲如春风，师恩似海深。

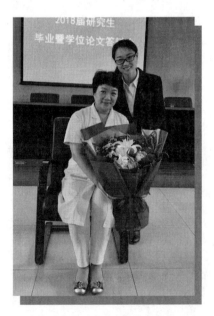

记得在2017年5月15日，我们住在天大宿舍，晚上距离我们很近的一栋宿舍楼着火了，那天正好有风，火势越来越大，现场气氛异常紧张。老师得知消息后，立即打电话，稳定我们的情绪。我们拉着简单的行李，来到马路边，看到老师和赵叔已经在学校附近的马路边等候，开车接我们到老师家里住下。烈火浓烟，警戒线外，一颗焦急的心，一双满含热泪的眼，让我终生难忘。其他室友都特别羡慕我们有这样的导师，在我们遇到困难的时候，导师就像父母对待自己的子女一样关心、呵护我们，让我在天津感受到了亲情，感受到家的温暖。另外，老师的平易近人同样也影响了我，和老师一起走在路上，老师会主动跟碰到的人打招呼，连保洁阿姨都不例外。到现在，我工作五年了，我也和当年的老师一样，不管在生活中还是工作上，与领导、同事们以及邻里，关系融洽。这是跟师三年，老师无形中对我的影响。父母赋予了我看世界的眼睛，而您，丰富了我看世界的维度。

## 十七、2015级 张 鹏

张 鹏 男，籍贯河北省，2015级中医五官科学专业型硕士研究生。毕业论文：《辛芷方熏鼻治疗儿童腺样体肥大临床疗效观察》。

现就职于北京中医药大学第三附属医院耳鼻喉科，主治医师。

**【跟师感悟】**

谯老师工作一丝不苟，看病认真，得到患者的广泛认可，每次开诊，都有全国各地的患者慕名而来。老师会在看病之余让我们熟读经典，例如背诵理解景岳全书的十问歌，《素问》里的咳论篇；给予我们相关指导讲解，用理论联系实际，帮助我们加深对知识的理解；会手把手教给我们某些器械的使用，并分享书本上没有的技巧总结；在聊天中提醒一些临床上的专业知识，并把自己的经验讲给我们听；还会经常带我们参加国家级、省市级的学术会议，帮助我们开阔视野，了解专业前沿知识。

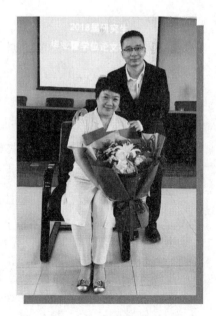

从谯老师的身上，不仅学会了专业知识，还学会了好多做人的道理。刚跟师学习时，老师让我们阅读《细节决定成败》，阅后与同学们分享心得，从一开始就让我们树立做事认真的观念；生活中，老师也给予我们很

大帮助，主动了解我们生活中的困难，力所能及帮助我们，有时还带我们去家中亲自做饭给我们吃。谯老师亦师亦友无论在学业上还是生活上，老师都对我们予以关切、照顾。得益于老师的言传身教，使我在日常学习及以后的工作中受益良多。

谯老师一直是我们做人做事的榜样，也是我日后努力的方向，希望能成为像谯老师一样优秀的医生！

## 十八、2016级 李 莹

李 莹 女，籍贯河北省，2016级中医五官科学专业型硕士研究生。毕业论文:《养阴清金利咽汤治疗肺阴亏损型慢喉痹的临床疗效观察》。

现就职于加拿大安大略省多伦多市 OS Wellness Health Center，中医针灸师。

**【跟师感悟】**

师恩如山，我心怀感激，回首与恩师相伴的日子，仿佛是一幅深沉而美丽的画卷。

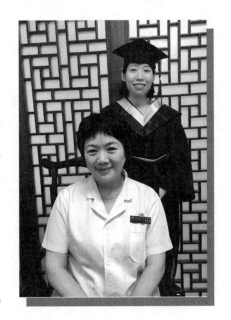

回想跟师学习的日子里，特别是每周的门诊，是老师带领我们临床实践的宝贵机会。老师总是不厌其烦地指导我们分析和修改病例，指出我们的不足，让我们在实践中不断提高。老师的严谨治学和精益求精的态度，深深地感染了我。

犹记得，一位患者因常年鼻塞医治无门来就诊。老师耐心地询问病史，细致地观察舌脉，最终给出了针灸和中药结合的治疗方案。在她的施针下，患者鼻塞的问题当即得到了缓解，后续老师又跟进这位患者的治疗，困扰多年的鼻塞难题得到了完全的解决。看到患者激动地对老师表示感谢，这让我真真切切地体会到了导师的深厚医术，和中医的博大精深，这激励我不断学习，一步一步登入中医的宝殿。

此外，我不仅学到了专业知识，还学会了如何成为一名优秀的医生。老师用身体力行，教导我们要有爱心、耐心和责任心，要关心患者的疾苦，用心去治疗每一个患者。这些教诲至今仍深深地烙印在我的心中。

在此，我要向我的恩师表达最真挚的感谢，您的关爱和指导将伴随我的一生，让我始终铭记在心。您的言传身教，让我不仅仅学到了临床技能，更懂得了医者仁心的真谛。在这片医学的田野上，我深深感受到了师恩的珍贵，也坚信能将这份医学的热情传承下去，这是我对师恩最真切的回馈。

愿恩师身体健康、工作顺利！愿我们能够继续在您的指导下茁壮成长！

# 十九、2016级　郑妍妍

**郑妍妍**　女，籍贯辽宁省，2016级中医五官科学专业型硕士研究生。毕业论文：《针刺传统穴位联合蝶腭神经节治疗肺脾气虚型鼻鼽的临床疗效观察》。

现就职于北京市大兴区中西医结合医院耳鼻喉科，主治医师。

**【跟师感悟】**

跟师读研三年，谯老师工作中的勤勤恳恳、谨言慎行，与患者沟通时的平易近人、从容缓和，都在潜移默化中影响着我，使我养成了良好的习惯。当我在临床操作中出现问题，老师会及时帮我指出，并督促我改正。临床上的谆谆教诲，令我受益良多、受用终生，至今还在工作中给予我指引。每每在临床工作中出现疑难，总还是请教老师。老师不管有多忙，都会抽出时间、不厌其烦地向我讲解事情的利弊以及最优处理的方法。老师

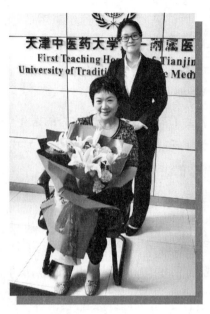

的耐心和事无巨细的工作态度，正是我们学习的榜样。

私底下，老师就像一个家长，关心着我们生活中的点滴。记得读研期间一场深夜的大火，当我们还在惊慌无助时，老师第一时间赶来找到我们并且收留了我们，师生见面的那一瞬间，令人触动、终生难忘。

参加工作后的临床工作中，我始终牢记老师的教诲，脚踏实地、谨言慎行，在中医药发展的道路上继续前行。不断提升自身技术水平完善自我，不辜负老师的期望，努力成为一名优秀的中医师，做好人民健康的守护者。

# 二十、2017级　王平平

王平平　女，籍贯湖南省，2017级中医五官科学专业型硕士研究生。毕业论文：《补肺健脾通窍法治疗肺脾气虚型鼻鼽的临床疗效观察》。

现就职于湖北省中医院耳鼻喉科，主治医师。

## 【跟师感悟】

研究生三年，有幸师从谯凤英教授。老师要求我们不断学习中医古籍，夯实理论基础，广泛阅读文献，扩宽自己的视野。见过许多疑难杂症或久治不愈的病例，在经过老师的治疗后，都能得到改善或治愈，使我感受到中医药学的博大精深，对中医治疗耳鼻喉疾病有了更深刻的认识和理解。

老师常常强调，耳鼻喉与五脏六腑、经络气血紧密相连，疾病的发生和发展，往往与全身的整体状况有关。整体与局部联系，望闻问切查，五诊合参。就以咽痛为例，每个人的身体状况、病情轻重、体质特点等都不同，因此治疗方法也应该因人而异。不能一味清热解毒利咽，更应结合患者五诊，辨证论治，可疏肝利咽，可滋阴利咽，亦可温阳利咽。治疗时要综合考虑患者的整体状况，才能事倍功半。

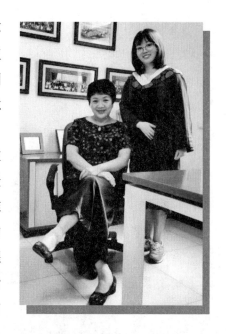

在跟师学习针灸时，老师强调在施针时，患者应摒弃杂念，认真感受针气，医生则结合患者个人情况，准确进针。以达到患者和医生之间的"针神合一"。临床中，无论是"小醒脑"针刺治疗耳鸣耳聋，还是针刺治疗鼻炎及咽喉部疾病都能取得良好的疗效。

因为耳鼻喉科疾病的特殊性，患者的不良情绪较多，时常出现医患矛盾。老师一直教导我们作为一名医生，要学会换位思考，有一颗体谅病人的心。同时教我们如何与患者交流，沟通不仅限于交代病情、指导用药，有效的沟通能减少医患之间的误会与矛盾，缓解患者恐慌、不安的情绪，起到抚慰患者的作用。

跟师三年，谯老师精湛的技艺、深厚的学识以及对待患者的真挚情感，都深深地影响了我，使我坚定了学习中医的信念，帮我顺利完成了从学生到医生的转变，找到了人生的方向！

## 二十一、2018级　李雅欢

**李雅欢**　女，籍贯河北省，2018级中医五官科学学术型硕士研究生。毕业论文：《谯凤英主任"通窍止鼽"学术思想探讨及治疗肾阳不足型鼻鼽的临床研究》。

现就职于天津市中医药研究院附属医院耳鼻喉科，主治医师。

**【跟师感悟】**

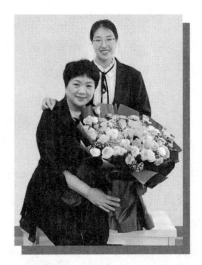

"师者，所以传道授业解惑者也"，这句话深刻形象地阐述了谯师对我的影响。

传道：谯老师医德高尚，医术高超，临床中充分发挥中医药优势，传播中医文化之道，影响着我今后的行医之路。谯老师在行医中不光体现出高水平的医术，更体现出对患者无微不至的关心，如诊室患者座椅保持最舒服的角度、问诊时缓解患者紧张焦虑情绪的交谈等等。

授业：谯老师行医40多年的经验加之不断地学习探索，形成了自信且严谨的行医风格，自创了行之有效的中医疗法。在传授给我们经验时，总是声情并茂地讲述原理，并使用易于记忆且通俗易懂的方式为我们讲述关键点。谯师在科研及教学方面更是兢兢业业、以身作则，经常批改论文到深夜，帮助我们顺利毕业。

解惑：谯老师会利用自己短暂的空闲时间为我们答疑解惑，分析问题出现的原因，寻找解决问题的方法。她不光在学术方面影响着我们，平时还时常关心我们的生活。经常会与同学在一起聊一聊生活的困难，解一解平素的心结。老师的惦念温暖了每一个人，让我们在他乡求学路上，感受到了家的温暖。

## 二十二、2018级 李 洋

李 洋　女，籍贯湖北省，2018级中医五官科学专业型硕士研究生。毕业论文：《清胆通窍方治疗胆腑郁热型鼻渊的临床疗效观察》。

现就职于湖北航天医院体检中心，主治医师。

**【跟师感悟】**

在与同学们的交谈中，大家都对谯老师有相似的评价：她课堂上一丝不苟，生活中平易近人，她亦师亦友，更是一位优秀的学科领路人。

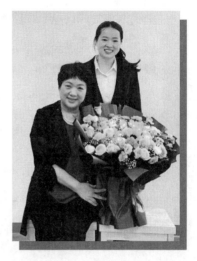

本科时，由于我的懒惰散漫，对于学习草草应付了事，带来的结果，自然是用糟糕都不足以形容。幸运的是，在日后的学习中，我遇到了谯老师。在她的循循善诱中，我慢慢地改变了自己。仍记得刚入校不久，我作为老师的助手，把患者输液单的用量开错了。这不是我第一次开输液单，但我并没有发现这个低级错误，细心的老师一眼就看出问题，立刻严肃地让我修改输液单，并对患者解释情况，安抚患者情绪。门诊结束以后，老师恨铁不成钢，严肃地批评了我，让我好好反思，如果病人按照错误用量用药，会产生什么后果。在这一刻，我意识到我的错误有多严重，以及作为医生肩负着什么样的责任。从这以后，我就谨记老师的话语，事事小心谨慎、认真负责。

这件事我人生中最重要的一课，没有老师的谆谆教诲，就不会有现在的我。师恩似海深，我虽不是谯老师最得意的学生，但谯老师是我最崇敬的老师。万分感谢您，我敬爱的谯老师！

## 二十三、2018级 赵月惠

**赵月惠** 女，籍贯河北省，2018级中医五官科学专业型硕士研究生。毕业论文：《化痰通窍方联合长春胺缓释胶囊治疗特发性耳鸣的临床疗效观察》。

现就职于上海市开元骨科医院疼痛科，主治医师。

**【跟师感悟】**

在我入学的第一天，老师让我们仔细阅读《细节决定成败》这本书。在三年的跟师过程中，老师一直把"细节决定成败"这句话贯穿在每天的看诊、治疗及科研过程中。而这些习惯也在潜移默化地影响着我。在临床中，有时犯一些错误，老师耐心教导我，实践就是由无数的细节组成的，要重视细节，再重视！认真，再认真！有时不免佩服老师，如何在这么多琐碎事情中仍然可以做到

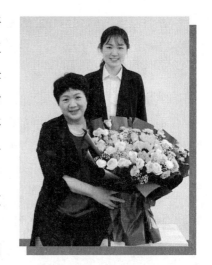

不出差错、临阵不乱。毕业后从事临床工作近两年中，越来越发现老师曾经一再嘱咐的细节有多么的重要，影响我在工作和生活中形成良好的习惯。尤其在临床看诊过程中，患者不经意的动作、语言都有可能影响到最后的疾病诊断和治疗。如果诊断不正确，何谈疗效。比如简单的腰痛，需要区分腰肌劳损、腰三横突综合征、梨状肌综合征、坐骨神经卡压、腰椎间盘突出等等多种疾病，准确的判断都需要在患者的口诉中和四诊合参的过程中灵敏地捕捉到关键信息，从而做出诊断。

三年的研究生生活是新鲜的、难忘的、不可复制的，这三年对我的人生观、价值观、世界观都有着正向的指导作用。将所有收获用到临床中，不仅有助于和病人的交谈、治疗，还有助于与同事、领导的沟通。注重细节可以帮我避免很多弯路，在患者和同事中得到好评！感恩老师，您辛苦了！

## 二十四、2020级 陶 唯

**陶 唯** 女，籍贯天津市，2020级中医五官科学专业型硕士研究生。毕业论文：《补肾宁心通窍方联合长春胺缓释胶囊治疗特发性耳鸣的临床研究》。

【跟师感悟】

时间如白驹过隙，有幸成为谯老师学生三载。初来之时，我就从老师身上感受到了"严谨"与"勤学多思"的优良品质。

老师常说，未学艺先做人，初入师门，首先阅读《细节决定成败》一书，认识到细节于事业于人生的重要性，这是跟师学习过程中，老师以身作则，给我上的第一课。

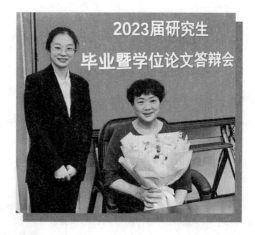

老师习惯于在临床实践中教导我们多思考多动手，不只是拘泥于教材课本上的基础知识，临床上遇到的任何一个细节都可以成为每日的学习内容。而中医的望闻问切并非字面意思那么简单，必须把课本的知识与当下的病症结合起来，并通过与患者即时的交流才能获取。很感谢老师给足了我们大胆尝试的机会，先让我们对来诊患者进行问诊，详细记录病症，再结合舌脉诊以及已有检查进行初步诊断，这使我们在日常接诊中逐步锻炼了自己的专业能力。曾有患者前来就诊，以为自己是梅核气，尝试过各种疏肝理气的方子，均无明显疗效。我预先问诊时也对此表示困惑，转而请教老师。在老师和患者交流时，发现了患者微不可察的脾胃症状，我才恍然大悟，原来病因并非单纯的肝郁气滞，而是肝木乘脾土导致的虚实夹杂。这次诊疗启示我：中医的临床辨证，应学会主动拓宽思路，不放过任何一个小细节，只有这样认真观察、认真总结，勤学多思，才能窥见真知。

我也认识到，医生与患者的沟通是有技巧的。耳鼻喉科疾病常是慢性病，很多患者前来就诊时是心情烦闷、脾气急躁的，如何安抚这样的患者，让他们正确认识疾病、树立信心、配合治疗，这些都是我入师门后从老师的言传身教中习得的。

一朝迈入杏林中，谆谆教诲忆师恩。三年求学路，幸得一良师，传道授业解惑，受益终身。

## 二十五、2021级 朱 雯

**朱 雯** 女，籍贯天津市，2021级中医五官科学专业型硕士研究生。研究生在读。

### 【跟师感悟】

时光荏苒，岁月如梭，三年匆匆而过，在我跟随谯凤英老师出诊学习期间，我深刻地体会到了中医的继承与创新。犹记得，有一次跟随老师出诊，接诊遇到一位年仅7岁的小朋友，行睾丸附件扭转手术后，扁桃体反复发炎4月余，使其与家长均困扰不已。谯老师在

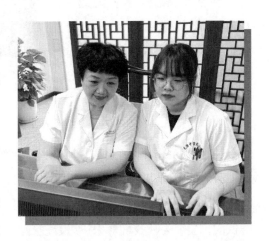

接诊时，抓住小儿术后正气耗伤、肺卫不固，加之小儿成而未全、全而未壮，具有"稚阴稚阳"的生理特点，为我们说明其病机是风热之邪乘虚外袭，肺气不宣，肺经风热循经上犯，结聚于喉核，遂发为乳蛾。病后邪毒虽然不重，但是患儿因术后正气耗伤，祛邪能力不足，邪气留滞于咽喉，日久不祛而成伏邪，每遇风热侵袭均可引动伏邪，阻滞喉核经脉发而为病。因此患儿每每感受外邪，均可致病情反复。

邪气入侵机体后，先伤肺络，因肺络狭小迂曲，决定了肺络伏邪具有

易滞易瘀、易入难出、易积成形的病机特性。《伏邪新书·伏邪病名解》中记载"有初感治不得法，正气内伤，邪气内陷，暂时假愈，后仍复作者，亦谓之曰伏邪。"谯凤英老师基于此，认为正气亏虚，伏邪内郁才是慢性扁桃体炎的病机所在。在治疗时，根据伏邪"伏时无机可循，发时有证可辨"的发病特点，进行分期论治。她认为小儿乳蛾初起时，以缓解症状、透邪外出为主要目的，针对患儿不同时期的具体情况，灵活进行药物加减，临床上获得较为满意的效果。

与谯老师学习的经历不止于此，每一件都值得回忆，老师是我职业生涯的重要领路人，也是我的榜样，鼓励着我肩负救死扶伤的责任、肩负继承与发展的使命。

## 二十六、2021级　方择秀

**方择秀**　女，籍贯安徽省，2021级中医五官科学专业型硕士研究生。研究生在读。

### 【跟师感悟】

非常有幸研究生阶段跟随谯老师学习，入师学习以来，老师诊病时一丝不苟、精益求精的态度及大医精诚的医德都使我深刻认识到：对待任何一件事，都需要有钻研的精神，我们需时时有所思考、事事有所进步、处处有所精进。

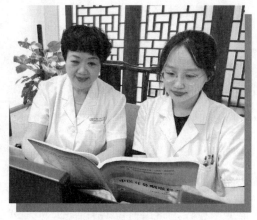

进入师门第一天，老师便让我们谨记"细节决定成败，成败系于细节"。细节虽小，可稍不留意，就会造成不可弥补的损失，尤其对于临床工作者，更应注重对于细致严谨能力的培养。谯师诊病时强调，耳、鼻、咽喉具有孔小洞深的特点，往往需借助专科器材得以观察，且相关专科技能操作要求高、频率多。因此，临床诊病过程中的任何一个环节都需细心慎重，切勿敷衍应对。老师的言传身教，让我认识到：不弃微末，久久为功，做好细小的事，需要我们从身边的点滴小事做起，并且有着一颗持之以恒的心。

在跟随老师门诊学习过程中，谨记老师所说，总结归纳诊疗思路，培养临证思维能力，不断提高临床实践水平。同时，时刻提醒自己作为一名中医学生，牢记守正创新，继承发展的职责，始终虚心学习、严谨细致、以小窥大，不断总结老师临床经验，以老师为榜样，坚守初心，牢记使命。

# 二十七、2021级　张文华

张文华　女，籍贯河北省，2021级中医五官科学学术型硕士研究生。现研究生在读。

【跟师感悟】

在一年的跟师过程中，深感谯老师的专业技能水平之高超，能贯穿中西医理论，结合中西医诊查手段，准确诊断疾病，用药精良。同时我也深深体会到谯老师高尚的医德与专业的技能、敬业的精神与耐心细致的工作态度。谯老师擅长运用针灸与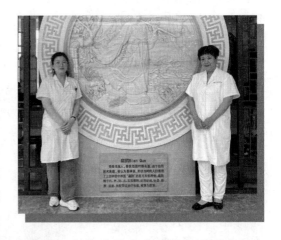中药相结合治疗耳鼻喉常见病、疑难病。每每在临床实践中，看到患者病情愈来愈轻，露出喜悦的笑容时，我在心里由衷的敬佩，也更加坚定了对中医药的信心。

老师让我们阅读的《细节决定成败》一书使我深刻认识到把每一件简单的事做好就是不简单，把每一件平凡的事做好就是不平凡。在中医知识方面谯老师也给予我们谆谆教导，常常告诉我们一定要多背多记，在中医的学习过程中记忆是基础，而且是最重要的，这样在临床实习中才能更充分地体会到书中的旨意。

在日常的跟诊中，老师对我们的严格要求，使我们成长迅速，也学到了很多书本上所学不到的知识。在工作中充分展示了她的耐心、细致、和蔼可亲。"学而不思则罔，思而不学则殆"，无数次去到老师的办公室，老师都在阅读古籍，整理笔记。让我看到了学无止境、勤则可达。这些无一不是我们要学习的。一有时间，老师会在临床中展开教学，遇到特殊病例，会耐心地跟我们讲解她的遣方用药，使我们受益匪浅。

正是由于谯老师这种开明包容、与时俱进、积极向上的心态，使她成为医学界经久不衰的常青树，在病人中有着良好的口碑。谯师常常教导我们"细节决定成败"，作为她的学生，我不仅能学到安身立命的一技之长，更领悟到了老师高尚的医德和强大的人格魅力。

## 二十八、2022级　王骁勋

**王骁勋**　男，籍贯天津市，2022级中医五官科学专业型硕士研究生。现研究生在读。

### 【跟师感悟】

研究生入学时，谯老师向我们推荐《细节决定成败》一书，并时常强调一定要关注工作、学习和生活中的细节。在纷繁复杂的临床工作中，我看到一个严谨细致而又不失人文关怀的谯老师。她敏锐地观察到耳鸣疾病逐渐低龄化，意识到这与当下青年人承受的生活和工作压力关系密

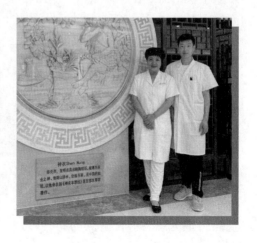

切。因此她在问诊时经常关心患者心理状态，先舒缓其精神压力，而后予患者汤药、针灸治疗，往往事半功倍。

谯老师治学严谨认真。在跟师学习的过程中，谯老师时常教导我们"千里之行，始于足下"，要打好基础，从点滴做起。我认识到学习是主动的、终身的、循序渐进的。只有不断学习，才能架起理论与实践的桥梁，才能最终实现治病救人的最终目标。

谯老师十分重视学生的自我管理，激励我们树立远大志向，并协助我们制定可行的学习计划。她强调时间管理的重要性，指导我们合理分配时间，避免拖延和懈怠。

我很荣幸能够成为谯老师的学生，她的教诲和指导让我受益匪浅。今后，我将继续向谯老师学习，不断提升自己的专业水平和人文素养。

## 二十九、2023级 董俊贤

**董俊贤** 男，籍贯天津市，2023级中医五官科学专业型硕士研究生。现研究生在读。

**【跟师感悟】**

跟随老师学习已有数月，时间虽然不长，但是在跟师过程中，已经深深感受到老师在工作中对病人关怀备至、仁心仁术，对学生言传身教、循循善诱。

老师的业务水平在患者之中有口皆碑，很多患者都跟我说过"一定要跟着谯老师好好学习"。而于我看来，我要学习的不仅仅是老师精湛的业务能力，更要学习老师不遗余力地为患者排忧解难的精神。

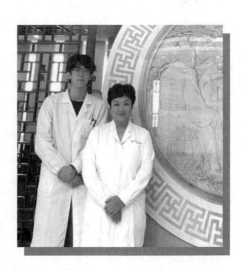

桃李不言，下自成蹊。哪怕老师的学生指不胜屈，但是对每一个学生的指导她都尽心尽力，对我们业务、科研、职业规划都有很大的帮助。而在日常的学习生活中，老师也有问必答，不厌其烦对我们提出的问题一一讲解。老师曾经给我们分享过一句话"医不叩门、师不顺路"，本意是希望我们能够积极主动地向老师学习，但虽然嘴上这么说，老师还是在不断地督促我们认真学习，希望我们有所学、有所成。老师希望弟子们出去每一个都是能够独当一面的优秀医生，不仅能够对病人负责，也能够对自己负责。

教诲如春风，师恩似海深。有幸跟随老师学习，我一定会珍惜这个机会，若能有所成，感念师恩，当然也努力将老师的优良传统发扬光大，一路传承下去。

为师者，传道受业解惑；为徒者，尊师守礼勤学。师徒一脉相承，生生不息。

# 三十、赵　红

**赵　红**　女，籍贯河北省，第一批天津市中医药专家学术经验继承人。毕业论文：《谯凤英老师运用综合疗法治疗鼻衄的经验总结》。

现就职于天津中医药大学第一附属医院耳鼻喉科，副主任医师。

**【跟师感悟】**

自 2014 年至 2016 年，吾有幸跟随恩师师带徒学习三年。恩师既是我学习生涯中的重要导师，亦是我成长道路上的引导者，不仅教会了我专业技能，更传递给我为人处世的智慧和勇气。恩师在学习上肯钻研、肯动脑、上进心强，工

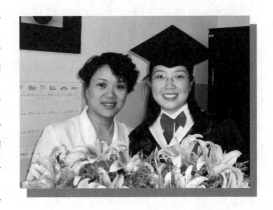

作之余经常翻阅专业文献和参考资料，积极参加各类继续教育学习和专业学术会议，及时了解学术动态，抓住学习机会不断"充电"。这种严谨的治学态度和钻研精神常令我钦佩不已，师带徒三年来不仅传授我专业知识，还时常分享临床经验和见解，耐心指导我实践技能操作，使我对专业知识的学习兴趣不断提高、专业技能的掌握日益熟练。恩师工作中勤恳耐劳、精益求精，时常强调"细节决定成败"，医疗工作中的"细节问题"可能会关乎患者的健康甚至生命，要始终保持警惕，认真对待每一个步骤、每一个流程，确保工作顺利进行。恩师以身作则诠释了医生的职业道德和责任，时常教导我要培养与患者的沟通能力，要有耐心、同理心地与患者交流，始终把患者的健康和福祉放在第一位。

恩师从事中西医结合耳鼻咽喉科医疗、教学、科研工作40余年，严谨的治学态度、一丝不苟的敬业精神、渊博的专业知识、高尚的医德、精湛的医术对我影响深远，言传身教的做人道理、处世哲学使我受益终身。

# 三十一、陈家麟

**陈家麟**　男，籍贯天津市，第一批天津市中医药专家学术经验继承人。现就职于天津市宁河中医院，耳鼻喉科主任，副主任医师。

【跟师感悟】

有幸师从于谯凤英老师。在临床跟师实践中，老师从不吝分享，利用空闲时间为我耐心解答疑惑，使我少走很多弯路。谯老师扎根中医，对中医及其发展前景充满了信心，并能从中医典籍中发掘出新的功效。例如温胆汤出自《三因极一病证方论》中的方子，谯老师根据辨证论治及异病同治原则，将此方灵活运用在本科耳鸣耳聋、眩晕、咽炎等疾病中，均收到良好效果。老师主张中西医结合，她注重中医辨证与西医辨病的结合，中西医检查手段的结合，中西药临床运用的结合，这种以患者疗效为先、不拘泥于一家之言的开明包容的临床治学之道，是我跟师期间的最大收获。

跟师学习转瞬即逝，通过这段时间的学习，我对于耳鼻喉疾病的中医诊治有了进一步的认知和体会，但仅仅这些是不够的，我将继续努力，提升自我，不辜负老师对我的谆谆教导和期望。

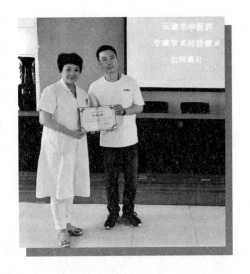

## 三十二、陈　静

**陈　静**　女，籍贯天津市，第二批天津市中医药专家学术经验继承人。

现就职于天津市武清区中医医院耳鼻喉科，主治医师。

**【跟师感悟】**

感恩有此机会师从于谯凤英主任，令我受益良多，受用终生！

在临床实践中，谯师擅长运用中医药治疗耳鼻喉科常见病、多发病及疑难杂病。跟师学习中，我深刻感受到中医的魅力。谯师常说："望、闻、问、切、查，每一个环节都不能马虎。"这不仅仅是对疾病的诊断方式，更是对患者的关心与尊重。根据患者的具体情况，采用不同的治疗方法，有时甚至需要综合考虑心理、环境等因素。这种个体化的诊疗方式，更加符合患者的需求，也更加人性化。

谯师的严谨治学态度和精益求精的处事态度，让我深深体会到学术的庄重与神圣。她对于每一个细节的追求，使我明白真正的学问在于积累，在于不断挖掘事物的本质。在研究过程中，谯师从不满足于浅尝辄止，而是鼓励我们深入挖掘，探寻真理。这种精神深深感染了我，使我对待学习

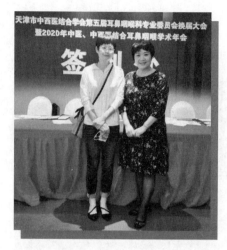

有了全新的认识。

谯师中西并重的诊疗理念开拓了我的临床视野，不拘泥于中医或西医的从医之道更新了我的临床观念，一切以患者疗效优先的治疗原则更是成为我临证的指导原则，一切有益于患者的治疗方法都是可以拿来运用的。

谯师的人格魅力，更是让我受益匪浅。她总是那么和蔼可亲，不论是对待患者还是对待学生，都充满了热情与耐心。在她的指导下，我不仅学到了知识，更学到了如何做人、如何待人。使我明白了，一个人的价值不仅在于她的才华，更在于她的人品和修养。

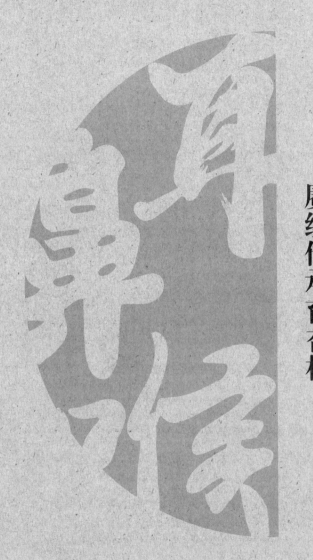

薪火相传

赓续传承育杏林

津沽名医谯凤英耳鼻喉科临证感悟

本部分所列论文，均为谯凤英和其指导下学生和弟子所作，是谯老师40多年临床经验的提炼、总结、归纳，体现了她对耳鼻咽喉科疾病的中医内治、外治及中西医结合治疗的方法与体会。谯老师不吝赐教，彰显大家风范，弟子虚心学习，不断继承发扬，如此薪火相传，弘扬中医药文化，促进中医耳鼻喉科发展。

## 第一节 期刊论文

### 一、耳科疾病

[1] 韩朝，唐旭霞，刘业海，等.中国中西医结合耳鸣治疗专家共识[J].中国中西医结合耳鼻咽喉科杂志，2024，32（1）：1-3.

[2] 张文华，谯凤英，蔡秋晗.经典名方温胆汤及其类方治疗眩晕的药理与临床研究进展[J].药物评价研究，2024，47（1）：204-210.

[3] 葛仪方，谯凤英，刘鼐.灵骨穴深刺结合小醒脑针刺法治疗难治性突发性耳聋28例[J].中国针灸，2022，42（9）：997-998.

[4] 葛仪方，谯凤英，韦升利，等.耳周五穴浅刺为主结合细辛外用治疗低频下降型突发性耳聋30例[J].中国针灸，2022，42（10）：1129-1130.

[5] 陶唯，谯凤英.补肾宁心通窍方联合长春胺缓释胶囊治疗心肾不交型耳鸣的临床疗效观察[J].中医耳鼻喉科学研究，2022，21（3）：31-33+38.

[6] 葛仪方，谯凤英，刘鼐，等.银杏叶片联合倍他司汀治疗良性阵发性位置性眩晕手法复位后残留症状的疗效观察[J].现代药物与临床，2021，36（11）：2370-2374.

[7] 李雅欢，谯凤英.谯凤英应用天王补心丹加减结合针刺治疗耳鸣验案1则[J].湖南中医杂志，2020，36（11）：106-107.

[8] 张盈，谯凤英，杨仕蕊，等.四藤龙牡汤辨证治疗耳鸣的临床研究[J].中国中西医结合耳鼻咽喉科杂志，2020，28（5）：342-344+323.

[9] 杨仕蕊，谯凤英，刘鼐，等.耳鸣的中西医研究现状[J].中国中西医结合耳鼻咽喉科杂志，2020，28（5）：386-390.

[10] 赵月惠，谯凤英.谯凤英主任治疗痰火郁结型耳鸣临床经验 [J]. 内蒙古中医药，2020，39（7）：89-91.

[11] 李雅欢，谯凤英.耳鸣与情绪因素相关性的研究进展 [J]. 中医耳鼻喉科学研究，2020，19（2）：43-46.

[12] 谯凤英，刘霂，张盈，等."小醒脑"针刺法在电针不同参数刺激下治疗感音神经性聋中的运用 [J]. 中医耳鼻喉科学研究，2019，18（4）：31-33+15.

[13] 谯凤英，王丹丹.谯凤英主任运用自拟四皮定眩汤治疗痰浊中阻型耳眩晕临床观察 [J]. 中医耳鼻喉科学研究，2019，18（1）：37-39+30.

[14] 张鹏，谯凤英.谯凤英运用通窍法论治耳科疾病经验举隅 [J]. 实用中医药杂志，2018，34（7）：852-853.

[15] 李莹，谯凤英.中医治疗分泌性中耳炎研究进展 [J]. 湖南中医杂志，2018，34（10）：220-223.

[16] 郑妍妍，谯凤英.中医治疗耳鸣临床研究近况 [J]. 实用中医药杂志，2018，34（4）：505-506.

[17] 王丹丹，谯凤英.拔罐法与针灸疗法结合治疗周围性面瘫的研究进展 [J]. 湖南中医杂志，2018，34（1）：188-190.

[18] 王丹丹，杨仕蕊，谯凤英.谯凤英治疗耳面瘫验案 2 例 [J]. 北京中医药，2017，36（12）：1145-1146+1151.

[19] 朱慧贤，谯凤英，张盈.前列地尔联合甲钴胺和长春西汀治疗急性耳鸣的疗效观察 [J]. 现代药物与临床，2017，32（8）：1556-1559.

[20] 张盈，谯凤英.天麻钩藤饮合四藤龙牡加减治疗肝阳上亢型眩晕 28 例 [J]. 湖南中医杂志，2016，32（8）：62-63.

[21] 刘霂，谯凤英.中药联合针刺治疗感音神经性聋的临床观察 [J]. 中医耳鼻喉科学研究，2016，15（2）：27-32.

[22] 刘霂，谯凤英.中药联合针刺治疗感音神经性聋的效果 [J]. 中国医药导报，2016，13（10）：88-91.

[23] 宋军芬，谯凤英.噪音性听力损伤分析及防范措施探究 [J]. 继续医学教育，2016，30（2）：100-102.

[24] 王云建，谯凤英.针灸治疗神经性耳鸣研究进展 [J]. 中华针灸电子杂志，2014，3（6）：22-24.

[25] 樊凌杉，谯凤英．针刺治疗神经性耳鸣 212 例 [J]．河南中医，2013，33（12）：2200-2201．

[26] 谯凤英，葛仪方．针刺治疗肾精亏虚型感音神经性耳聋 60 例 [J]．中医眼耳鼻喉杂志，2011，1（1）：45-46．

[27] 韩丽，谯凤英．小醒脑针法辅助治疗突聋后期的临床疗效观察 [J]．辽宁中医杂志，2009，36（4）：622-623．

[28] 谯凤英．中医药治疗神经性耳聋、耳鸣临床观察 [J]．中国中西医结合耳鼻咽喉科杂志，2002，12（4）：188-190．

## 二、鼻科疾病

[1] 方择秀，谯凤英．谯凤英运用通窍活血汤加减结合针刺治疗鼻窒验案二则 [J]．中医临床研究，2024，16（4）：56-59．

[2] 张颖，徐意，李红凯，等．小儿鼻炎片治疗儿童慢性单纯性鼻炎 319 例临床研究 [J]．中国中西医结合耳鼻咽喉科杂志，2023，31（2）：90-93．

[3] 葛仪方，谯凤英，赵铭辉，等．过敏性鼻炎中医诊疗研究进展 [J]．中国城乡企业卫生，2022，37（7）：40-42．

[4] 葛仪方，谯凤英，刘霈．益气温阳、通窍止涕方治疗过敏性鼻炎的疗效及对血清 IgE、EOS 的影响 [J]．辽宁中医杂志，2022，49（10）：90-93．

[5] 方择秀，谯凤英．慢性鼻炎中医外治法研究进展 [J]．中医耳鼻喉科学研究，2022，21（4）：4-9．

[6] 李雅欢，谯凤英．谯凤英教授从脾肾相关论治鼻鼽经验 [J]．四川中医，2021，39（10）：10-12．

[7] 许政敏，李博，张建基，等．鼻渊通窍颗粒治疗儿童鼻部炎症专家共识 [J]．中国实用儿科杂志，2021，36（8）：561-564．

[8] 朱慧贤，谯凤英，胡思源，等．鼻渊丸治疗急性鼻窦炎风邪犯肺证的多中心临床研究 [J]．中草药，2019，50（5）：1198-1203．

[9] 郑妍妍，谯凤英．谯凤英治疗鼻科疾病经验 [J]．实用中医药杂志，2018，34（3）：378-379．

[10] 朱慧贤，谯凤英，张盈．鼻敏康汤剂联合依巴斯汀治疗变应性鼻炎的疗效及血清炎症因子水平分析 [J]．中国现代应用药学，2018，35（2）：266-270．

[11] 乔静, 谯凤英. 谯凤英主任治疗儿童腺样体肥大临床经验介绍 [J]. 中医耳鼻喉科学研究, 2018, 17（1）: 26-27.

[12] 王生金, 谯凤英. 鼻腔异物误诊为鼻窦炎 1 例 [J]. 实用中医药杂志, 2017, 33（10）: 1220-1221.

[13] 赵红, 谯凤英. 谯凤英老师运用综合疗法治疗过敏性鼻炎 [J]. 中医耳鼻喉科学研究, 2017, 16（3）: 21-23.

[14] 张鹏, 谯凤英. 中药治疗腺样体肥大研究近况 [J]. 实用中医药杂志, 2017, 33（8）: 999-1000.

[15] 杨飞强, 谯凤英, 杨仕蕊. 中医治疗过敏性鼻炎的研究进展 [J]. 中医耳鼻喉科学研究, 2017, 16（2）: 5-9+4.

[16] 董彦春, 谯凤英. 自拟消腺方治疗小儿腺样体肥大 45 例疗效观察 [J]. 湖南中医杂志, 2017, 33（5）: 73-75.

[17] 刘胜楠, 谯凤英. 拔罐配合敷贴治疗过敏性鼻炎 90 例 [J]. 光明中医, 2014, 29（11）: 2336-2338.

[18] 谯凤英, 葛仪方, 刘霏, 等. 中医"治未病"之三伏天穴位敷贴治疗常年性变应性鼻炎 4200 例的疗效观察 [J]. 中国中西医结合耳鼻咽喉科杂志, 2014, 22（5）: 371-373.

[19] 张金梅, 谯凤英, 郝征, 等. 天津地区秋季变应性鼻炎中医辨证分型与变应原的相关性 [J]. 中国中西医结合耳鼻咽喉科杂志, 2014, 22（2）: 105-108+114.

[20] 张金梅, 马俊华, 谯凤英. 小续命汤治疗中重度持续性变应性鼻炎临床疗效观察 [J]. 四川中医, 2014, 32（4）: 132-133.

[21] 杨仕蕊, 谯凤英. 补中益气汤合苍耳子散治疗变应性鼻炎 1 例 [J]. 河南中医, 2013, 33（8）: 1358.

[22] 谯凤英, 葛仪方. 针灸治疗过敏性鼻炎的临床研究近况 [J]. 中医耳鼻喉科学研究, 2010, 9（4）: 2-7.

[23] 韩丽, 谯凤英. 穴位敷贴防治儿童过敏性鼻炎 30 例 [J]. 福建中医药, 2009, 40（3）: 15-16.

[24] 谯凤英, 赵红, 赵铭辉, 等. 针刺治疗常年性变应性鼻炎 214 例临床观察 [J]. 中医杂志, 2008（10）: 903-905.

[25] 葛仪方, 谯凤英. 针药并施治疗嗅觉丧失 [J]. 中医耳鼻喉科学研究, 2008（1）: 40.

[26] 葛仪方，谯凤英.三伏天穴位贴敷治疗过敏性鼻炎 60 例 [J].中医杂志，2008（2）：152.

[27] 谯凤英，朱慧贤，赵红.鼻敏康汤剂治疗常年性变态反应性鼻炎疗效观察 [J].中医耳鼻喉科学研究，2007（3）：3-4+14.

[28] 谯凤英.地榆油纱条填塞治疗鼻出血疗效观察 [J].天津中医，1999（5）：50.

[29] 谯凤英，吴绍培.He-Ne 激光治疗鼻中隔糜烂 38 例 [J].中国激光医学杂志，1999（1）：58.

### 三、咽喉科疾病

[1] 朱雯，谯凤英.谯凤英从伏邪论治小儿慢乳蛾验案 1 则 [J].山西中医，2023，39（4）：37+65.

[2] 朱雯，谯凤英.中医外治法治疗咽炎的研究进展 [J].中医耳鼻喉科学研究，2023，1：26-27.

[3] 葛仪方，谯凤英，张盈，等.谯凤英治疗嗓音病验案举隅 [J].湖南中医杂志，2021，37（4）：89-91.

[4] 李洋，谯凤英.谯凤英教授治疗梅核气经验 [J].中医耳鼻喉科学研究，2021，1：31-33.

[5] 李雅欢，谯凤英.通窍活血合会厌逐瘀汤治疗声带疾病验案举隅 [J].中医耳鼻喉科学研究，2020，3：37-38.

[6] 赵月惠，谯凤英.中药治疗黑毛舌一例报告 [J].中医耳鼻喉科学研究，2020，19（3）：49.

[7] 李洋，谯凤英.梅核气与情志因素的临床研究进展 [J].甘肃医药，2019，38（11）：968-970.

[8] 朱慧贤，谯凤英，张盈.逍遥散加减联合黛力新治疗肝郁气滞型梅核气临床观察 [J].湖北中医杂志，2019，41（7）：34-36.

[9] 杨仕蕊，谯凤英.谯凤英运用割治法治疗急性化脓性扁桃体炎临床观察 [J].中医耳鼻喉科学研究，2017，16（3）：9-12+8.

[10] 董彦春，谯凤英.谯凤英治疗声带息肉 2 例 [J].光明中医，2017，32（1）：27-28.

[11] 朱慧贤，谯凤英，胡思源，等.半枝莲总黄酮胶囊治疗急性咽炎肺胃实热证的Ⅱ期临床研究 [J].现代药物与临床，2017，32（7）：1259-1263.

[12] 欠雅蓉，谯凤英.谯凤英治疗声带白斑验案 2 则 [J].湖南中医杂志，2016，32（9）：111-112.

[13] 谯凤英，杨仕蕊，樊凌杉，等.割治法治疗急性化脓性扁桃体炎临床疗效、降低白细胞及体温的观察 [J].中医耳鼻喉科学研究，2016，15（1）：54-56.

[14] 朱慧贤，谯凤英.会厌逐瘀汤加减治疗声带小结 40 例 [J].江西中医药，2011，42（9）：45.

[15] 葛仪方，谯凤英，王军营.声带息肉验案 1 例 [J].江西中医药，2008（2）：30.

[16] 谯凤英.清音饮治疗慢性咽炎 1000 例疗效观察 [J].中国中西医结合耳鼻咽喉科杂志，2002（3）：128.

[17] 谯凤英，陈晓平，张玉敏，等.脑卒中急性期气管切开术应用的探讨 [J].中国中西医结合耳鼻咽喉科杂志，2000（4）：184-186.

[18] 谯凤英.云南白药局部压迫治疗扁桃体术后出血 58 例临床观察 [J].中国中西医结合耳鼻咽喉科杂志，1999（1）：22.

[19] 谯凤英.中医药治疗声带息肉、声带小结近况 [J].天津中医，1989（6）：47-48.

## 四、综合经验

[1] 葛仪方，谯凤英，刘霏.补中益气汤在耳鼻喉科的应用探析 [J].光明中医，2022，37（23）：4359-4362.

[2] 王生金，高兆清，谯凤英.清咽利膈汤加减治疗耳鼻喉科疾病临床经验举隅 [J].饮食保健，2021（40）：132-133.

[3] 李洋，谯凤英.谯凤英应用逍遥散验案举隅 [J].中国民间疗法，2021，10：108-109.

[4] 赵月惠，谯凤英.清气化痰丸临床应用体会 [J].实用中医药杂志，2021，1：145-146.

[5] 郑妍妍，谯凤英.银翘散加减治疗耳鼻喉科疾病验案举隅 [J].湖南中医杂志，2018，34（12）：78-79.

[6] 王平平，谯凤英.谯凤英应用龙胆泻肝汤治疗耳鼻喉科疾病经验 [J].实用中医药杂志，2018，34（12）：1534-1535.

[7]　李莹,谯凤英.通窍活血汤治耳鼻喉科病证体会 [J].实用中医药杂志,2018,
　　　34(4):497-498.

[8]　樊凌杉,谯凤英.谯凤英运用温胆汤治疗耳鼻咽喉疾病经验 [J].中国中西医
　　　结合耳鼻咽喉科杂志,2014,22(3):230-231.

[9]　杨仕蕊,谯凤英.谯凤英运用中药方剂治疗耳鼻咽喉疾病经验 [J].中国中西
　　　医结合耳鼻咽喉科杂志,2013,21(3):220-222.

[10]　朱慧贤,谯凤英.谯凤英运用六味地黄汤治疗耳鼻喉疾病经验 [J].四川中医,
　　　2011,29(11):10-11.

## ═ 第二节 会议论文 ═

### 一、耳科疾病

[1]　谯凤英.通窍息鸣法在耳鸣中的应用 [C]// 中华中医药学会耳鼻喉科分
　　　会.中华中医药学会耳鼻喉科分会第二十六次学术年会论文集.北京:中
　　　华中医药学会,2020:11.

[2]　张盈,谯凤英.耳鸣患者睡眠障碍的临床研究分析 [C]// 中华中医药学会耳
　　　鼻喉科分会、世界中医药学会联合会耳鼻喉口腔科专业委员会.中华中医
　　　药学会耳鼻喉科分会第二十五次学术年会暨世界中联耳鼻喉口腔科专业委
　　　员会第十一次学术年会论文集.北京:中华中医药学会、世界中医药学会
　　　联合会,2019:100-101.

[3]　赵月惠.谯凤英主任治疗痰火郁结型耳鸣的诊疗思路 [C]// 中华中医药学
　　　会耳鼻喉科分会、世界中医药学会联合会耳鼻喉口腔科专业委员会.中华
　　　中医药学会耳鼻喉科分会第二十五次学术年会暨世界中联耳鼻喉口腔科专
　　　业委员会第十一次学术年会论文集.北京:中华中医药学会、世界中医药
　　　学会联合会,2019:101.

[4]　谯凤英,刘霈.“小醒脑”针刺联合经络按摩治疗神经性耳鸣的观察 [C]//
　　　中华中医药学会鼻喉科分会、世界中医药学会联合会耳鼻喉口腔科专业委
　　　员会.中华中医药学会耳鼻喉科分会第二十五次学术年会暨世界中联耳鼻
　　　喉口腔科专业委员会第十一次学术年会论文集.北京:中华中医药学会、
　　　世界中医药学会联合会,2019:383.

[5] 谯凤英，刘霈．"小醒脑"针刺法在电针不同参数刺激下治疗感音神经性聋中的运用 [C]// 中华中医药学会耳鼻喉科分会、世界中医药学会联合会耳鼻喉口腔科专业委员会．中华中医药学会耳鼻喉科分会第二十三次学术年会、世界中联耳鼻喉口腔科专业委员会第九次学术年会论文集．北京：中华中医药学会、世界中医药学会联合会，2017：57-58．

[6] 李莹，谯凤英．洁尔阴治疗真菌性外耳道炎临床疗效观察 [C]// 中华中医药学会耳鼻喉科分会、世界中医药学会联合会耳鼻喉口腔科专业委员会．中华中医药学会耳鼻喉科分会第二十三次学术年会、世界中联耳鼻喉口腔科专业委员会第九次学术年会论文集．北京：中华中医药学会、世界中医药学会联合会，2017：118．

[7] 刘霈，谯凤英．不同波形"小醒脑"针刺治疗感音神经性聋的疗效观察 [C]// 中华中医药学会耳鼻喉科分会、世界中医药学会联合会耳鼻喉口腔科专业委员会．中华中医药学会耳鼻喉科分会第二十三次学术年会、世界中联耳鼻喉口腔科专业委员会第九次学术年会论文集．北京：中华中医药学会、世界中医药学会联合会，2017：119．

[8] 谯凤英，张盈．基于活血通窍法辨证治疗耳鸣临床疗效观察 [C]// 中华中医药学会耳鼻喉科分会、世界中医药学会联合会耳鼻喉口腔科专业委员会．中华中医药学会耳鼻喉科分会第二十三次学术年会、世界中联耳鼻喉口腔科专业委员会第九次学术年会论文集．北京：中华中医药学会、世界中医药学会联合会，2017：119-120．

[9] 张鹏，谯凤英．谯凤英主任运用通窍法辨证论治耳科疾病经验举隅 [C]// 中华中医药学会耳鼻喉科分会、世界中医药学会联合会耳鼻喉口腔科专业委员会．中华中医药学会耳鼻喉科分会第二十三次学术年会、世界中联耳鼻喉口腔科专业委员会第九次学术年会论文集．北京：中华中医药学会、世界中医药学会联合会，2017：122．

[10] 谯凤英，王丹丹．谯凤英主任运用自拟四皮定眩汤治疗痰浊中阻型耳眩晕临床观察 [C]// 中华中医药学会耳鼻喉科分会、世界中医药学会联合会耳鼻喉口腔科专业委员会．中华中医药学会耳鼻喉科分会第二十三次学术年会、世界中联耳鼻喉口腔科专业委员会第九次学术年会论文集．北京：中华中医药学会、世界中医药学会联合会，2017：122-123．

[11] 郑妍妍，谯凤英．中医治疗耳鸣的临床研究近况 [C]// 中华中医药学会耳鼻喉科分会、世界中医药学会联合会耳鼻喉口腔科专业委员会．中华中医药学会耳鼻喉科分会第二十三次学术年会、世界中联耳鼻喉口腔科专业委员会第九次学术年会论文集．北京：中华中医药学会、世界中医药学会联合会，2017：124．

[12] 谯凤英，樊凌杉．针刺治疗神经性耳鸣的临床疗效观察 [C]// 中华中医药学会耳鼻喉科分会．中华中医药学会耳鼻喉科分会第十九届学术交流会暨贵州省中西医结合学会耳鼻咽喉分会第二次学术交流会论文汇编．北京：中华中医药学会，2013：61-64.

[13] 谯凤英，赵铭辉，沈金城，等．中医药治疗久聋临床观察 [C]// 中国中西医结合学会耳鼻咽喉科专业委员会．第四届全国中西医结合耳鼻咽喉科学术会论文汇编．北京：中国中西医结合学会，2003：36-39.

## 二、鼻科疾病

[1] 谯凤英．小儿鼻炎片治疗慢性单纯性鼻炎（肺经风热证）多中心、随机、双盲双模拟、平行对照临床试验 [C]// 中华中医药学会耳鼻喉科分会．中华中医药学会耳鼻喉科分会第二十六次学术年会论文集．北京：中华中医药学会，2020:11.

[2] 杨仕蕊，谯凤英．参苓白术散加减治疗脾虚湿困型鼻渊疗效观察 [C]// 中华中医药学会耳鼻喉科分会、世界中医药学会联合会耳鼻喉口腔科专业委员会．中华中医药学会耳鼻喉科分会第二十五次学术年会暨世界中联耳鼻喉口腔科专业委员会第十一次学术年会论文集．北京：中华中医药学会、世界中医药学会联合会，2019：208.

[3] 杨仕蕊，谯凤英．妊娠期过敏性鼻炎的研究进展 [C]// 中华中医药学会耳鼻喉科分会、世界中医药学会联合会耳鼻喉口腔科专业委员会．中华中医药学会耳鼻喉科分会第二十五次学术年会暨世界中联耳鼻喉口腔科专业委员会第十一次学术年会论文集．北京：中华中医药学会、世界中医药学会联合会，2019：208-209.

[4] 郑妍妍，谯凤英．针刺传统穴位联合蝶腭神经节治疗肺脾气虚型鼻鼽的临床疗效观察 [C]// 中华中医药学会耳鼻喉科分会、世界中医药学会联合会耳鼻喉口腔科专业委员会．中华中医药学会耳鼻喉科分会第二十五次学术年会暨世界中联耳鼻喉口腔科专业委员会第十一次学术年会论文集．北京：中华中医药学会、世界中医药学会联合会，2019：387-388.

[5] 赵红，谯凤英．谯凤英老师运用综合疗法治疗过敏性鼻炎 [C]// 中华中医药学会耳鼻喉科分会、世界中医药学会联合会耳鼻喉口腔科专业委员会．中华中医药学会耳鼻喉科分会第二十三次学术年会、世界中联耳鼻喉口腔科专业委员会第九次学术年会论文集．北京：中华中医药学会、世界中医药学会联合会，2017：226-227.

[6] 乔静，谯凤英 . 谯凤英主任治疗儿童腺样体肥大临床经验介绍 [C]// 中华中医药学会耳鼻喉科分会、世界中医药学会联合会耳鼻喉口腔科专业委员会 . 中华中医药学会耳鼻喉科分会第二十三次学术年会、世界中联耳鼻喉口腔科专业委员会第九次学术年会论文集 . 北京：中华中医药学会、世界中医药学会联合会，2017：319.

[7] 王生金，谯凤英 . 分析鼻腔异物误诊为鼻窦炎 1 例 [C]// 中华中医药学会耳鼻喉科分会、世界中医药学会联合会耳鼻喉口腔科专业委员会 . 中华中医药学会耳鼻喉科分会第二十三次学术年会、世界中联耳鼻喉口腔科专业委员会第九次学术年会论文集 . 北京：中华中医药学会、世界中医药学会联合会，2017：225.

[8] 谯凤英，朱慧贤，赵红 . 鼻敏康汤剂治疗常年性变态反应性鼻炎疗效观察 ( 摘要 )[C]// 中国中西医结合变态反应专业委员会 . 第五届全国中西医结合变态反应学术会议论文集 . 北京：中国中西医结合学会，2011：217.

[9] 谯凤英，朱慧贤，赵红 . 鼻敏康汤剂治疗常年性变态反应性鼻炎疗效观察 [C]// 世界中医药学会联合会 . 中医耳鼻喉科学研究——世界中医药学会联合会耳鼻喉口腔科专业委员会成立大会暨第一届学术研讨会论文汇编 . 北京：世界中医药学会联合会，2006：10+144-147.

### 三、咽喉科疾病

[1] 谯凤英，刘霈，张盈 . 咽喉疾病治疗中如何发挥中医优势 [C]// 中华中医药学会耳鼻喉科分会、世界中医药学会联合会耳鼻喉口腔科专业委员 . 中华中医药学会耳鼻喉科分会第二十五次学术年会暨世界中联耳鼻喉口腔科专业委员会第十一次学术年会论文集 . 北京：中华中医药学会、世界中医药学会联合会，2019：289-290.

[2] 杨仕蕊，谯凤英 . 割治法治疗急性化脓性扁桃体炎临床观察 [C]// 中华中医药学会耳鼻喉科分会、世界中医药学会联合会耳鼻喉口腔科专业委员会 . 中华中医药学会耳鼻喉科分会第二十三次学术年会、世界中联耳鼻喉口腔科专业委员会第九次学术年会论文集 . 北京：中华中医药学会、世界中医药学会联合会，2017：320.

### 四、综合经验

[1] 杨仕蕊，谯凤英 . 哺乳期常见耳鼻喉疾病的中西医结合非药物疗法 [C]// 中华中医药学会耳鼻喉科分会、世界中医药学会联合会耳鼻喉口腔科专业委员会 . 中华中医药学会耳鼻喉科分会第二十五次学术年会暨世界中联耳鼻喉口

腔科专业委员会第十一次学术年会论文集.北京：中华中医药学会、世界中医药学会联合会，2019：508.

[2] 张盈.百合固金汤加减治疗腭扁平苔藓一例 [C]// 中华中医药学会耳鼻喉科分会、世界中医药学会联合会耳鼻喉口腔科专业委员会.中华中医药学会耳鼻喉科分会第二十三次学术年会、世界中联耳鼻喉口腔科专业委员会第九次学术年会论文集.北京：中华中医药学会、世界中医药学会联合会，2017：321.

[3] 樊凌杉.谯凤英主任运用养阴清肺合二陈汤加减验案两则 [C]// 中华中医药学会耳鼻喉科分会、世界中医药学会联合会耳鼻喉口腔科专业委员会.中华中医药学会耳鼻喉科分会第二十三次学术年会、世界中联耳鼻喉口腔科专业委员会第九次学术年会论文集.北京：中华中医药学会、世界中医药学会联合会，2017：383.

## 第三节 毕业论文

### 一、耳科疾病相关论文

2008 届　葛仪方——针刺治疗肾精亏损型感音神经性耳聋的临床观察

2009 届　韩　丽——小醒脑针法治疗突发性耳聋后期临床疗效观察

2012 届　朱慧贤——六味地黄汤合四藤汤治疗肾精亏损型感音神经性耳聋的临床观察

2013 届　杨仕蕊——耳鸣发病相关因素的探讨

2014 届　樊凌杉——针刺治疗肾精亏损型耳鸣的临床疗效研究

2015 届　刘　萧——"小醒脑"针刺法治疗感音神经性聋的临床疗效观察

2015 届　王云建——"小醒脑"针刺法结合金纳多注射液治疗气滞血瘀型暴聋的临床观察

2016 届　张　盈——活血通窍法辨证治疗耳鸣的临床疗效观察

2016 届　欠雅蓉——宣肺通窍法治疗小儿耳胀疗效观察

2018 届　王生金——"消鸣单元疗法"的理论探讨与临床研究

2021 届　赵月惠——化痰通窍方联合长春胺治疗特发性耳鸣的临床疗效观察

2023 届　陶　唯——补肾宁心通窍方联合长春胺缓释胶囊治疗特发性耳鸣的临床研究

2024 届　张文华——谯凤英主任"通窍息鸣十法"治疗耳鸣理论探讨及健脾通窍息鸣方联合长春胺缓释胶囊治疗脾胃虚弱型原发性耳鸣的临床研究

## 二、鼻科疾病相关论文

2014 届　张金梅——变应性鼻炎中医辨证分型与治疗的临床研究

2017 届　杨飞强——清热通窍法治疗肺经伏热型鼻鼽临床疗效观察

2018 届　王丹丹——清热排脓法治疗肺经伏热性鼻渊的临床疗效观察

2019 届　郑妍妍——针刺传统穴位联合蝶腭神经节治疗肺脾气虚型鼻鼽的临床疗效观察

2020 届　王平平——补肺健脾通窍法治疗肺脾气虚型鼻鼽的临床疗效观察

2021 届　李雅欢——谯凤英主任"止鼽单元疗法"理论探讨及温肾止涕方治疗肾阳不足型鼻鼽的临床研究

2021 届　李　洋——清胆通窍方治疗胆腑郁热型鼻渊的临床疗效观察

2024 届　方择秀——温肺止涕方联合丙酸氟替卡松喷雾剂治疗肺气虚寒型鼻鼽的临床研究

## 三、咽喉科疾病相关论文

2014 届　刘胜楠——谯凤英主任治疗喉源性咳嗽学术经验探讨

2016届　宋军芬——疏肝理气法治疗肝郁气滞型梅核气的临床观察

2017届　董彦春——会厌逐瘀汤合二陈汤加减治疗血瘀痰凝型慢喉喑临床疗效观察

2018届　张　鹏——辛芷方熏鼻法治疗儿童腺样体肥大临床疗效观察

2019届　李　莹——养阴清金利咽汤治疗肺阴亏损性慢喉痹的临床疗效观察

2024届　朱　雯——滋阴润肺止咳方联合复方甲氧那明胶囊治疗肺阴亏虚型喉源性咳嗽的临床研